村田流
リウマチ性疾患の読影法
―手，頚椎，腰椎，骨盤，足のXPから―

著

村田　紀和

大阪行岡医療大学 医療学部 特任教授

洋學社

七川歓次先生に捧ぐ

はじめに

　リウマチ性疾患の診察では，問診，視診，触診，血液検査とともにX線撮影は重要な一角を占める．運動器の異常を訴える患者を診察する際には，整形外科医はもとより内科，リウマチ医は身体所見や臨床検査の異常だけでなく，X線像（XP）を参照することが診断の第一歩となり重要である．勿論，XPだけで正確な診断名を確定することはできないが，様々なリウマチ性疾患およびリウマチ症状を呈する周辺疾患のXPの特徴を知ることから，的を絞ってその後の臨床検査，身体所見の聴取を進めることができ，確定診断につながると考える．

　勿論日常診療の場では，画像診断としてXPだけでは捉えにくい病態をCT，MRIさらにはシンチグラフィーで把握することもよくあることである．しかしXPの読影力を強化することで，余分な負担が軽減できる場合もかなりあると考えられる．本誌が皆様の日常診療の一助になれば幸甚である．

　ここで提示したXPは，七川歡次先生が1989～2015年に大阪で主催されていた中之島リウマチセミナーの際に設けられた企画「X線クイズ」に出題されたものが中心であるが，その他筆者の症例も一部含まれている．この場を借りて貴重な症例XPを「X線クイズ」に提出して戴いた諸先生方（特に吉川秀樹先生，西林保朗先生，後藤仁志先生）に深謝申し上げる．

目　次

はじめに ……………………………………… v
本誌の使い方 ………………………………… xii
単純 X 線写真の読影法 ……………………… xiii

第 I 部

1. 手の変化 ——————————— 3
■骨融解性変化 ……………………………… 4
　1）末節骨 ………………………………… 4
　2）関節近傍 ……………………………… 5
　3）骨幹部 ………………………………… 13
　4）手関節 ………………………………… 16
■骨増殖性変化 ……………………………… 18
　1）末節骨 ………………………………… 18
　2）関節近傍 ……………………………… 18
　3）骨幹部 ………………………………… 22
■骨萎縮性変化 ……………………………… 23
■骨硬化 ……………………………………… 24
　1）指節骨 ………………………………… 24
　2）手根骨 ………………………………… 26
■関節裂隙変化（関節軟骨変化）………… 27
　1）PIP 関節 ……………………………… 27
　2）MP 関節 ……………………………… 27
　3）CM 関節 ……………………………… 29
　4）手関節 ………………………………… 30
■軟部組織変化 ……………………………… 32
　1）軟部腫脹 ……………………………… 32
　2）石灰沈着 ……………………………… 35
■その他手に特異的変化がみられる疾患
　…………………………………………… 37
　1）手に限局したもの …………………… 37
　2）他の部位にも変化が及ぶもの ……… 39

2. 頚椎の変化 ——————————— 44
■開口正面像で読むべき所見 ……………… 46
　1）環軸関節の狭小化 …………………… 46
　2）歯突起の偏位 ………………………… 46
　3）歯突起の骨吸収 ……………………… 46
■前後屈位側面像で読むべき所見 ………… 48
　1）ADI …………………………………… 48
　2）垂直脱臼 ……………………………… 48
　3）下位頚椎の変化 ……………………… 49
　　①動揺性 ……………………………… 49
　　②椎体の骨吸収および圧潰 ………… 49
　　③骨増殖性変化 ……………………… 51
　　④椎体間骨架橋（靱帯骨化）……… 53
　　⑤後方関節の強直 …………………… 55
　　⑥棘間靱帯の骨化 …………………… 57
　　⑦棘突起の骨融解 …………………… 58
　　⑧椎体の硬化像（骨（髄）炎様像）… 58
■その他頚椎に特異的変化がみられる疾患
　…………………………………………… 59
　1）頚椎に限局したもの ………………… 59
　2）他の部位にも変化が及ぶもの ……… 60

3. 腰椎の変化 ——————————— 62
■動揺性 ……………………………………… 63
■骨増殖性変化 ……………………………… 63
　1）変形性腰椎症様変化 ………………… 63
　2）syndesmophyte ……………………… 64
　3）parasyndesmophyte ………………… 66
　4）ASH，DISH ………………………… 66
　5）SAPHO ……………………………… 67
　6）靱帯骨化症 …………………………… 67
　7）棘間靱帯ないし棘上靱帯の骨化 …… 68
　8）先端巨大症 …………………………… 68

- ■骨融解性変化 ················ 69
  - 1）付着部炎 ················ 69
  - 2）骨腫瘍 ·················· 69
- ■骨硬化変化 ·················· 70
  - 1）Paget 病 ················ 70
  - 2）骨腫瘍 ·················· 71
  - 3）感染 ···················· 71
  - 4）SAPHO ················· 72
- ■椎間板の変化 ················ 72
  - ●斜位像 ················· 74
- ■その他腰椎に特異的変化がみられる疾患 ···································· 75
  - 1）腰椎に限局したもの ······ 75
  - 2）他の部位にも変化が及ぶもの ···· 76

4. 骨盤の変化 ──────────── 79
- ■骨盤の骨実質の変化 ·········· 79
  - 1）骨硬化変化が優位な例 ······ 79
  - 2）骨融解性変化が優位な例 ···· 81
  - 3）骨萎縮性変化が強い例 ······ 82
- ■仙腸関節および恥骨結合のチェック ·· 85
  - 1）仙腸関節炎 ·············· 85
  - 2）腸骨硬化 ················ 87
  - 3）恥骨結合 ················ 88
- ■付着部炎のチェック ·········· 90
- ■股関節のチェック ············ 91
  - 1）RA ···················· 91
  - 2）JIA ··················· 92
  - 3）OA ···················· 94
  - 4）RDC（rapidly destructive coxarthrosis）急速破壊型股関節症 ········ 95
  - 5）AS ···················· 96
  - 6）単純性股関節炎 ·········· 98
  - 7）大腿骨頭壊死 ············ 99
  - 8）再発性多発性軟骨炎 ······ 100
  - 9）PsA ··················· 101
- ■その他股関節周辺に特異的変化がみられた疾患 ···························· 102
  - 1）股関節周辺に限局したもの ······· 102
  - 2）他の部位にも変化が及ぶもの ···· 102

5. 足の変化 ──────────── 107
- ●足関節 ················· 107
- ●前足部 ················· 111
- ■骨融解性変化 ················ 111
  - 1）末節骨および DIP 関節，PIP 関節 ··································· 111
  - 2）MTP 関節 ··············· 114
- ■骨増殖性変化 ················ 115
  - 1）末節骨 ·················· 115
  - 2）関節近傍 ················ 115
  - 3）骨幹部 ·················· 116
- ■骨萎縮性変化 ················ 117
- ■関節裂隙変化 ················ 118
- ■軟部組織変化 ················ 119
  - 1）軟部腫脹 ················ 119
  - 2）石灰沈着 ················ 120
- ■足に特異的変化がみられた疾患 ···· 121
  - 1）足に限局したもの ········ 121
  - 2）他の部位にも変化が及ぶもの ···· 122

第Ⅱ部　各論

①関節リウマチ ——— 131
（RA：rheumatoid arthritis）
1. ムチランス型関節変形 …… 131
2. 非定型例 …… 138
   A. 脊椎関節炎様変化 …… 138
   B. 非対称性 …… 139
   C. その他の稀な変化 …… 142
3. OA併発例 …… 144
4. 疲労骨折 …… 144

②若年性特発性関節炎 ——— 146
（JIA：juvenile idiopathic arthritis）
1. 手の変化 …… 146
2. 頚椎変化 …… 147
3. 骨盤および股関節 …… 149
4. その他 …… 151

③その他の膠原病 ——— 154
1. Sjögren症候群（SS） …… 154
2. 皮膚筋炎（DM） …… 156
3. 強皮症（SSc） …… 157
4. CREST症候群 …… 158

④脊椎関節炎（SpA：spondyloarthritis）および類縁疾患 ——— 160
A. 強直性脊椎炎 …… 160
   （AS：ankylosing spondylitis）
   1. 脊椎病変 …… 160
      【頚　椎】 …… 160
      【胸　椎】 …… 163
      【腰　椎】 …… 164
   2. 仙腸関節炎，恥骨結合炎 …… 169
   3. 股関節病変 …… 171
   4. 付着部炎 …… 173

P. 乾癬性関節炎 …… 174
   （PsA：psoriatic arthritis）
   1. 手の病変 …… 174
   2. 脊椎病変 …… 177
   3. 骨盤および股関節 …… 178
   4. 足 …… 181
S. SAPHO症候群 …… 183
   1. 前胸部 …… 183
   2. 脊椎 …… 185
   3. 骨盤および股関節 …… 188
   4. その他 …… 189
O. その他 …… 191
   1. 炎症性腸炎 …… 191
   2. 多発性付着部炎 …… 193
      《Polyenthesitis》多発性付着部炎 …… 194
   3. Condensans ilii …… 194
   4. ASH …… 195

⑤骨関節炎（OA：osteoarthritis）（変形性関節症） ——— 197
1. 手 …… 197
2. 股関節 …… 203
3. 膝関節 …… 204

⑥結晶沈着性疾患，石灰化をきたす疾患 ——— 205
1. 尿酸結晶沈着症（痛風） …… 205
2. ピロリン酸カルシウム（CPPD）結晶沈着症（軟骨石灰化症） …… 208
3. ハイドロキシアパタイト（HA）結晶沈着症 …… 213
4. その他 …… 215
   A. 関節周囲石灰化症 …… 215
   B. 腫瘍状石灰沈着症 …… 216
   C. 石灰沈着性腱炎 …… 217

⑦骨化異常，骨増殖をきたす疾患 ——— 218
1. 透析性脊椎炎 …… 218

2. 骨斑紋症（osteopoikilosis）……… 219
3. 骨化性筋炎，異所性骨化 ……… 219
4. 靱帯骨化症 …………………………… 221

⑧骨壊死，骨端症，骨梗塞をきたす疾患 ——————————— 222
1. 無腐性骨壊死 ………………………… 222
   A. 特発性大腿骨頭壊死 ……… 222
   B. 多発性無腐性骨壊死 ……… 224
   C. Freiberg 病 ………………… 224
   D. Kienbeck 病 ………………… 225
2. 急速破壊型股関節症（RDC）…… 225
3. 骨梗塞 ………………………………… 226
4. 離断性骨軟骨炎 …………………… 227

⑨骨系統疾患，先天異常症候群 — 228
1. carpal tarsal osteolysis ………… 228
2. Hadju-Cheney 症候群 …………… 229
   （特発性先端骨融解症）
3. infantil cortical hyperostosis … 229
4. Morquio 病 ………………………… 231
5. Klippel-Feil 症候群 ……………… 233
6. Werner 症候群 …………………… 233
7. SED tarda ………………………… 235
8. 骨形成不全症 ……………………… 236
9. Marfan 症候群 …………………… 236
10. 血友病 …………………………… 237
11. 流蝋骨症（melorheostosis）… 238

⑩代謝性疾患 ——————————— 239
1. Kashin-Beck 病 …………………… 239
2. Paget 病 …………………………… 240
3. オクロノーシス …………………… 243
4. ヘモクロマトーシス ……………… 245
5. クル病，骨軟化症 ………………… 245
   A. クル病 ……………………… 246
   B. 尿細管アシドーシス ……… 247
   C. 成人 Fanconi 症候群 ……… 248
   D. 腫瘍性骨軟化症（病的骨折）… 249

E. 低リン血症性骨軟化症 …… 251

⑪内分泌性疾患 ——————————— 252
1. 先端巨大症（Acromegaly）…… 252
2. 甲状腺機能亢進症 ………………… 254
3. 副甲状腺機能亢進症 ……………… 255
4. 性腺機能低下症 …………………… 256

⑫腫瘍性疾患 ——————————— 257
B. 良性腫瘍 …………………………… 257
1. 類骨骨腫 …………………………… 257
2. 骨軟骨腫症（外骨腫）…………… 257
3. 多発性内軟骨腫（Ollier 病）… 259
4. Maffucci 症候群 ………………… 260
5. 軟骨芽細胞腫 …………………… 261
6. 滑膜骨軟骨腫症 ………………… 261
7. 皮膚骨腫（osteoma cutis）… 263
8. 線維性骨異形成 ………………… 263
9. 骨巨細胞腫 ……………………… 264
10. Gorham 病（大量骨融解症）… 266
11. リンパ管腫 …………………… 266
12. 好酸性肉芽腫 ………………… 268
    （eosinophilic granuloma）
13. 血管腫（hemangioma）…… 269
14. 神経線維腫症 ………………… 269
    （neurofibromatosis）
15. 黄色肉芽腫症 ………………… 270
    （xantogranulomatosis）
    《Xantogranulomatosis》…… 271
    黄色肉芽腫症

M. 悪性腫瘍 …………………………… 272
1. 骨肉腫 …………………………… 272
2. 軟骨肉腫 ………………………… 277
3. 滑膜肉腫 ………………………… 278
4. 骨髄異形成症候群 ……………… 279
5. リンパ腫 ………………………… 280
   A. 非ホジキンリンパ腫 ……… 280
   B. Diffuse large B-cell リンパ腫
      ……………………………… 280

        6. 多発性骨髄腫 ・・・・・・・・・・ 281
    T. 転移性骨腫瘍 ・・・・・・・・・・・・・・ 281
        1. グラビッツ腫瘍 ・・・・・・・・・ 281
        2. 前立腺癌 ・・・・・・・・・・・・・・ 282
        3. 卵巣癌 ・・・・・・・・・・・・・・・・ 283
        4. 乳癌 ・・・・・・・・・・・・・・・・・・ 284
        5. 食道癌 ・・・・・・・・・・・・・・・・ 287
    O. 腫瘍類似疾患 ・・・・・・・・・・・・・・ 288
        1. 多中心性細網組織球症 ・・・ 288
           （MRH）
        2. Fibroblastic rheumatism ・・・・・・ 291
           （FR）
        3. サルコイドーシス ・・・・・・・・ 293
        4. 色素性絨毛結節性滑膜炎 ・・・・・・ 295
           （PVS）

⑬ 感染症 ────────── 297
    1. 一般細菌 ・・・・・・・・・・・・・・・・・・ 297
        A. 右大腿骨髄炎 ・・・・・・・・・・・・ 297
        B. 左脛腓骨慢性骨髄炎 ・・・・・・・・ 297
        C. 左化膿性仙腸関節炎 ・・・・・・・・ 298
        D. 左手関節化膿性関節炎 ・・・・・・ 298
           （緑膿菌感染症）
    2. 結核菌 ・・・・・・・・・・・・・・・・・・ 299
    3. 真菌 ・・・・・・・・・・・・・・・・・・・・ 303
        A. クリプトコッカス骨髄炎 ・・・・・ 303
        B. アスペルギルス脊椎炎 ・・・・・・ 304
    4. ウィルス ・・・・・・・・・・・・・・・・・・ 304
        A. C型肝炎ウィルス関連骨関節症
           （骨硬化症）・・・・・・・・・・・・・・ 304
        《C型肝炎ウィルス関連骨関節症》・・ 304

⑭ 外傷など ────────── 307
    1. 疲労骨折，陳旧性骨折 ・・・・・・・・ 307
    2. 血腫 ・・・・・・・・・・・・・・・・・・・・ 311

⑮ その他 ───────────── 312
    1. Chrcot 関節 ・・・・・・・・・・・・・・ 312
    2. 恥骨融解 ・・・・・・・・・・・・・・・・ 313

    3. RSD（CRPS〈complex regional
       pain syndrome〉typeⅠ）・・・・・・ 314
    4. リンパ浮腫 ・・・・・・・・・・・・・・ 316
    5. 小空洞症 ・・・・・・・・・・・・・・・・ 317
    6. hypermobility 症候群 ・・・・・・ 319
    7. 透析性脊椎炎 ・・・・・・・・・・・・ 320
    8. 肺性肥厚性骨関節症 ・・・・・・・・ 321
    9. 再発性多発性軟骨炎 ・・・・・・・・ 323

参考文献 ・・・・・・・・・・・・・・・・・・・・・・ 325
索引 ・・・・・・・・・・・・・・・・・・・・・・・・・・ 327
おわりに ・・・・・・・・・・・・・・・・・・・・・・ 345

本誌の使い方

本誌は2部構成となっている．

第Ⅰ部は，手，頚椎・腰椎，骨盤，足指の関節部位別にXPの正常像を示し，次いでリウマチ性疾患でみられる骨，関節などの変化についてできるだけ早期例を中心に提示し，読影ポイントを解説した．

手はリウマチ性疾患で最も罹患頻度が高く，診断の決め手となるポイントが多いため，第Ⅰ部の手の章は，

> a．骨融解性変化
> b．骨増殖性変化
> c．骨萎縮性変化
> d．骨硬化変化
> e．関節裂隙変化（関節軟骨変化）
> f．軟部組織変化
> 　　軟部腫脹
> 　　石灰沈着

に分け，それぞれの項目毎に実症例を提示した．

第Ⅱ部は各論として「レントゲンクイズ」に出題された疾患をグループ分けし，各疾患の特徴的，典型的なXPを提示し，読影ポイントを解説した．一部自験例から疾患に特徴的な変化を示すXPを追加した．本書における疾患のグループ分けは病因，病理学的に一部そぐわないところがあることをご了承戴きたい．各疾患に対する解説，撮像法などは他書に譲る．

さらに，臨床現場においてXPで特徴像―たとえば，硬化像，骨浸食像，骨棘など―があった場合，その像から疾患を推定できるように索引項目を充実させ，疾患別，XP所見の特徴別にできるだけ細かく検索できるよう工夫した．

著　者

単純 X 線写真の読影法

【基　本】

　XP は基本的には骨の状態を調べるもので，軟骨は骨と骨の間隙として映る．軟部組織は低線量の場合には読影可能で，診断の一助となることがある．骨の重なり，位置異常から関節や靭帯の緩みなどが類推される．

　両側の正面・側面像を撮るのが原則であるが，筆者は日常の診療では，

> 手：正面
> 脊椎
> 　頚椎：開口正面，前屈側面，後屈側面
> 　腰椎：正面，側面
> 　骨盤：正面（股関節も読影）
> 足：正面

を基本としている．

文中略字

RA（rheumatoid arthritis）：関節リウマチ
OA（osteoarthritis）：変形性関節症
　EOA（erosive OA）：侵食性骨関節症
SpA（spondyloarthritis）：脊椎関節炎
　AS（ankylosing spondylitis）：強直性脊椎炎
　PsA（psoriatic arthritis）：乾癬性関節炎
　SAPHO（synovitis acne pustulosis hyperostosis osteitis）：SAPHO 症候群
　uSpA（undifferentiated SpA）：分類不能脊椎関節炎
JIA（juvenile idiopathic arthritis）：若年性特発性関節炎
CD（collagen disease）：膠原病
　DM（dermatomyositis）：皮膚筋炎
　PM（polymyositis）：多発性筋炎
　SLE（systemic lupus erythematosis）：全身性エリテマトーデス
　SS（sjögren syndrome）：シェーグレン症候群
　SSc（systemic sclerosis）：強皮症
その他
　FR（fibroblastic rheumatism）：線維芽球性リウマチズム

MRH（multicentric reticulohistiocytosis）：多中心性細網組織球症
PVS（pigmented villonodular synovitis）：色素性絨毛結節性滑膜炎
RSD（reflex sympathetic dystrophy）：反射性交感神経性ジストロフィー

関節の略字
    DIP（distal interpharangeal）joint：遠位指節間関節
    PIP（proximal interphalangeal）joint：近位指節間関節
    MP（metacarpophalangeal）joint：中手指節関節
    MTP（metatarsopharangeal）joint：中足趾節関節
    CM（carpometacarpal）joint：手根中手関節
    IC（intercarpal）joint：手根間関節
    RC（radiocarpal）joint：橈骨手根関節

第Ⅰ部

1　手の変化

正常XPを図I-1-1に載せる．

通常頻繁に遭遇する疾患は，OA，RA，PsAであり，その鑑別には骨変化が骨融解性か，骨増殖性かということとともに，骨変化がどの部位にみられるかということも重要である（図I-1-2）．

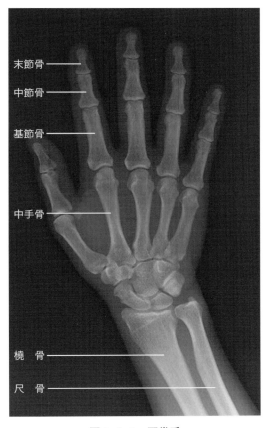

図I-1-1　正常手

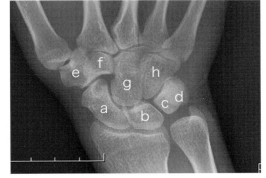

手根骨

a．舟状骨　　b．月状骨　　c．三角骨　　d．豆状骨
e．大菱形骨　f．小菱形骨　g．有頭骨　　h．有鈎骨

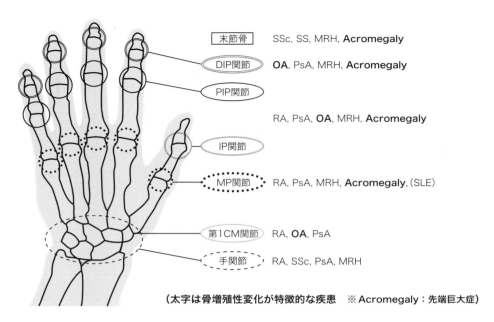

（太字は骨増殖性変化が特徴的な疾患　※Acromegaly：先端巨大症）

図 I-1-2　好発部位から見た鑑別診断

■骨融解性変化

1）末節骨

PM，SSなどのCDでは末節骨の骨融解（acrolysis）がみられる．SScでは先端部優位の骨融解がみられtaperingをきたす（図I-1-3）が，DM，SS（図I-1-4a）やHadju-Cheney症候群（図I-1-4b）では末節骨中間部の骨融解がみられ，残留骨も細分化している．

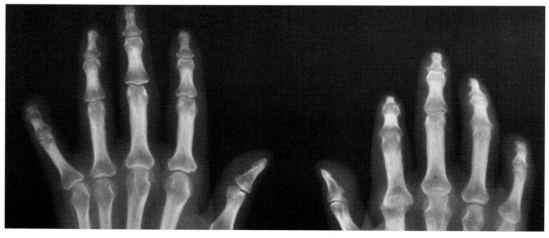

図 I-1-3　SScの末節骨の変化
末期には末節骨のtapering，部分欠損も起こる．その他硬化指，屈曲拘縮がみられる．

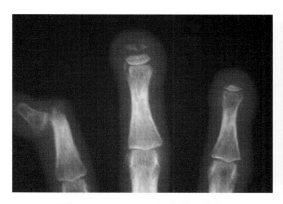

図 I-1-4a　CD の末節骨の変化
この例は SS 例である．

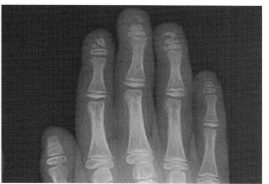

図 I-1-4b　Hadju-Cheney 症候群
末節骨の細分化がみられる．

2）関節近傍

関節包付着部辺縁にみられる骨融解像（いわゆる marginal erosion）は概して小さく，病初期に DIP 関節，PIP 関節，MP 関節のいずれにみられるかが鑑別診断上有用な所見である．軟骨下骨の嚢胞状陰影は，真の嚢胞か erosion かを見極めるためには斜位像，側面像も参考にすべきである．

RA 単独では初期に DIP 関節に骨融解をきたすことはなく，DIP 関節に marginal erosion を認めた場合は PsA を疑い（図 I-1-5a），爪の変化，全身皮膚の検索が必要である．皮膚症状は後発することもあり，乾癬の新生を注意深くフォローすることが肝要である．PsA でも，EOA に典型的といわれる"カモメの翼変形"と同様の XP 所見を呈することがある．PM でも DIP 関節の著明な骨融解像がみられることがある（図 I-1-5b）．OA でも有痛性の場合には関節全縁に及ぶ erosion を伴うことが多い（図 I-1-6a）．ただし OA の場合は必ず骨増殖性変化が同時にみられ（図 I-1-6b），骨硬化を伴う．

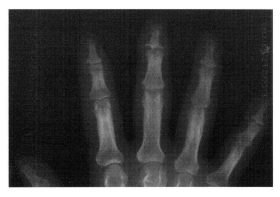

図 I-1-5a　PsA の DIP 関節変化
右母，示，環，小指 DIP 関節に軽度骨浸食像がみられる．中指に EOA に典型的なカモメの翼変形に似た病変を認める．

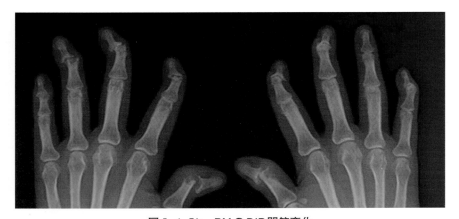

図Ⅰ-1-5b　PMのDIP関節変化
中節骨末端の剪断されたような骨融解とそれに伴うDIP関節の亜脱臼，尺側偏位がみられる．

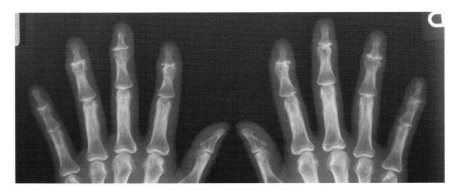

図Ⅰ-1-6a　OAのDIP関節変化
ヘバーデン結節でもerosionを伴う．軟骨下骨の不整と関節両全域に及ぶ硬化がみられる．

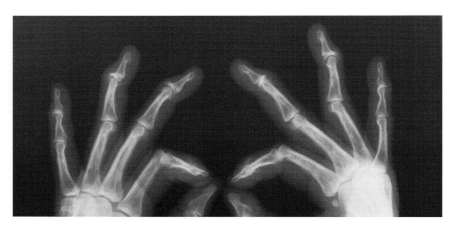

図Ⅰ-1-6b　同斜位像
骨増殖性変化が明確となる．

PIP関節はいずれの疾患でも変化がみられるが，OAの頻度は低くなる．ときにOAでもerosionが前面に出てムチランス変化と見まごうほどになる症例があり（図Ⅰ-1-6c），EOAといわれている．関節近傍の骨萎縮に乏しく，DIP関節にも変化を伴うことが多く，骨棘形成も盛んである．図Ⅰ-1-6dはEOAの初期症例であるが，両環指PIP関節に全関節面に及ぶ骨融解像がみられる．この場合も斜位で骨増殖性変化が明確となる（図Ⅰ-1-6e）．

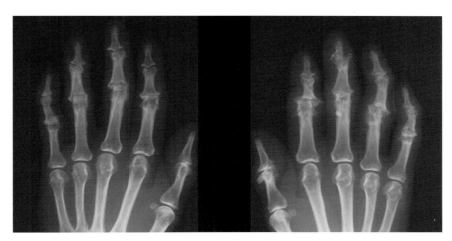

図Ⅰ-1-6c　EOA
骨融解が前面に出て，ムチランス像を呈している．

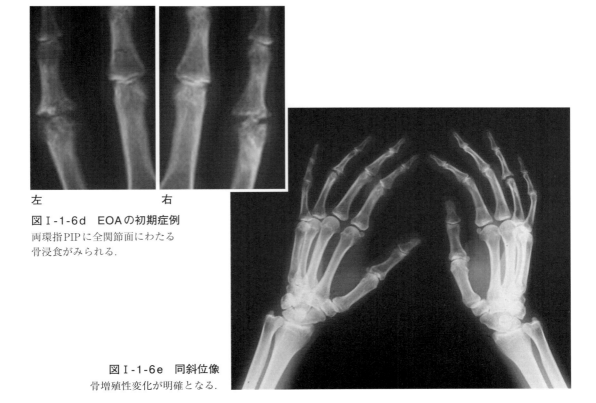

左　　　　右
図Ⅰ-1-6d　EOAの初期症例
両環指PIPに全関節面にわたる
骨浸食がみられる．

図Ⅰ-1-6e　同斜位像
骨増殖性変化が明確となる．

MP関節にerosionがみられる場合はまずRA（図I-1-7a），PsA（図I-1-7b）を考える．RAでは，高度なムチランス変形を呈する症例でもDIP関節は保たれていることが多い（図I-1-7c-1, 2）．

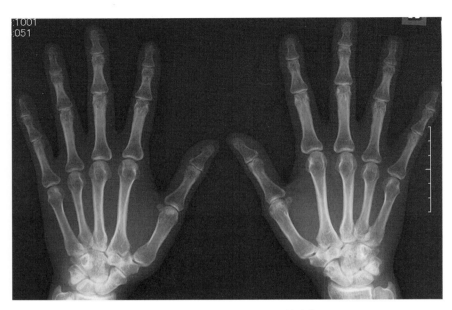

図I-1-7a　RAの早期MP関節変化
右母指MP関節のerosionと軽度狭小化がみられる．

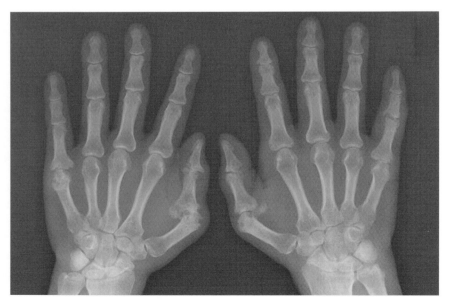

図I-1-7b　PsAのMP関節変化
左母指MPに著明な関節破壊を認める．その他右母指，左小指のMPおよび右小指PIP，両母指IPなどにも骨融解性病変がある．

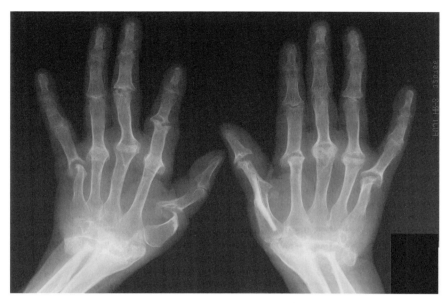

図 I-1-7c-1　RAムチランス　症例1
手関節，MP関節，PIP関節は高度に破壊されているが，DIP関節，末節骨は保たれている．
右母指MP関節固定術が施行されている．

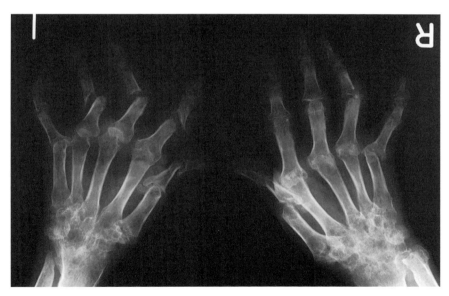

図 I-1-7c-2　RAムチランス　症例2
DIP関節，末節骨は保たれている．

病初期から関節近傍に大きな骨融解像がみられる場合はMRH（図Ⅰ-1-8）やFR（図Ⅰ-1-9）を疑い，皮下結節や皮膚腫瘤を検索する．

第1CM関節はOAの好発部位でしばしばerosionを伴う（図Ⅰ-1-10a）．そのため2010年のRA分類基準からこの関節は除外されている．RA（図Ⅰ-1-10b），PsA（図Ⅰ-1-10c）でも好発部位であり，MRHでは病勢が進行すると第1CM関節にも破壊が及ぶ（図Ⅰ-1-10d）．

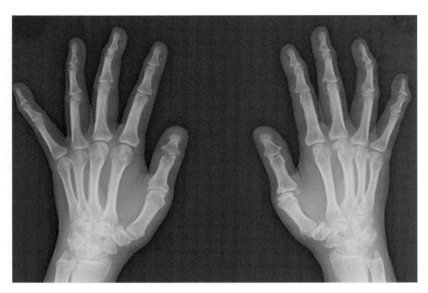

図Ⅰ-1-8　MRHの初期像
RAより大きい骨浸食像を多関節に認め，左母指IP関節に著明である．左右（特に右側）小指DIP関節背側に腫瘤状陰影がみえる．

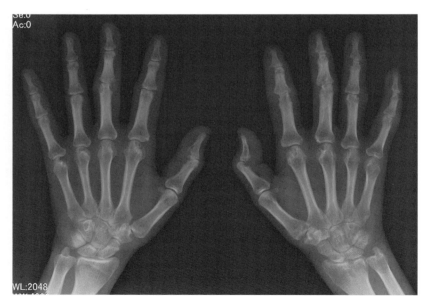

図Ⅰ-1-9　FRの初期像
骨変化はMRH様であるが，指の軟部腫大や拘縮を伴う．

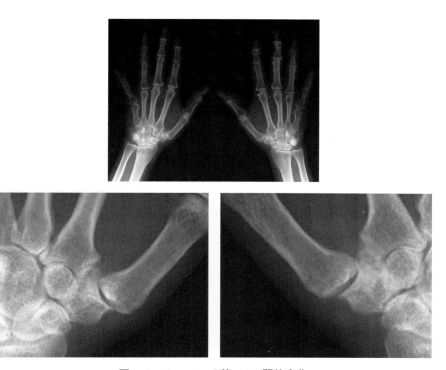

図 I-1-10a　OA の第 1CM 関節変化
左側に骨浸食像，骨硬化像と骨棘形成を認める．右側には軽度の骨棘形成と軟骨下骨の囊胞状陰影がみられる．

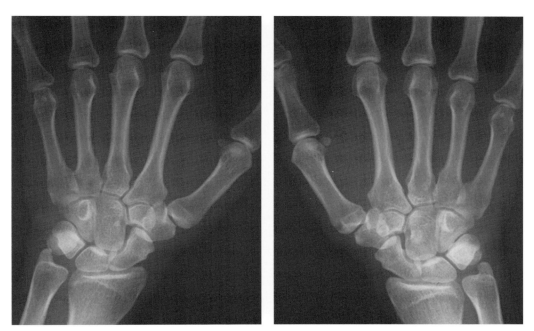

図 I-1-10b　RA の第 1CM 関節変化
右母指中手骨基部に多数の囊胞状陰影を認める．

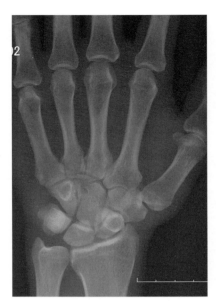 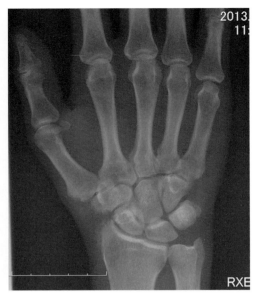

図Ⅰ-1-10c　PsAの第1CM関節変化
右大菱形骨橈側を中心に骨融解像とともに淡い綿状の骨増殖がみられる．

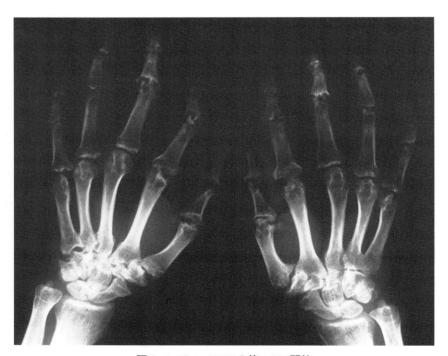

図Ⅰ-1-10d　MRHの第1CM関節
左手関節を中心に囊腫状陰影浸潤がみられ，両側CM関節は高度に破壊されている．多指にムチランス変化が始まっている．

3) 骨幹部

海綿骨内に嚢胞状陰影がみられた場合には，斜位像，側面像での確認が必要である．骨外に生じた腫瘍ないし腫瘤による骨浸食像は，圧迫性のことも骨融解によることもある（骨皮質の侵食）（図Ⅰ-1-11）．RAでは軟骨下骨に認められることが多いが，もう少し中枢部に認められることもある．手術症例で視認すると，純粋に嚢胞であることも肉芽組織が詰まっていることもあり得る．痛風（図Ⅰ-1-12）や小空洞症（図Ⅰ-1-13）でも海綿骨内に嚢胞状陰影がみられる．

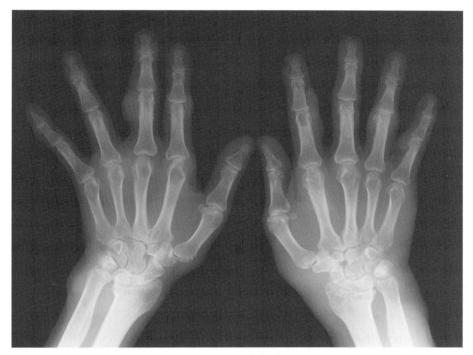

図Ⅰ-1-11 黄色肉芽腫症の手にみられた嚢胞状陰影
右示指基節骨遠位部の骨透亮像は，骨外腫瘍による圧迫が確認された．明らかな軟部組織の腫瘍陰影がXPでも多数確認できる．

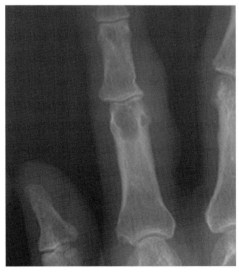

拡大像

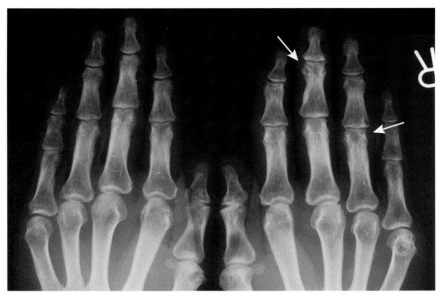

図 I-1-12 尿酸結晶沈着の初期像
境界明瞭な小さな囊胞状陰影(→)が関節近傍に散在する．同症例の足のXPが図 I -5-8a（p114）にある．

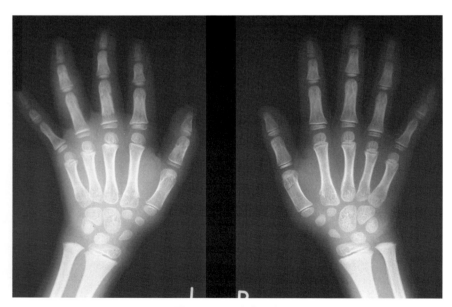

図 I-1-13 小空洞症
基節骨遠位骨幹端を中心にレース状骨梁増強と小さな囊胞状陰影が海綿骨内に多数認められる．同症例の足のXPが図 I -5-15（p119）にある．

副甲状腺（上皮小体）機能亢進症では骨幹端の大きな囊胞状陰影とともに特徴的な骨皮質浸食像が中節骨橈側にみられる（図I-1-14a，b）.

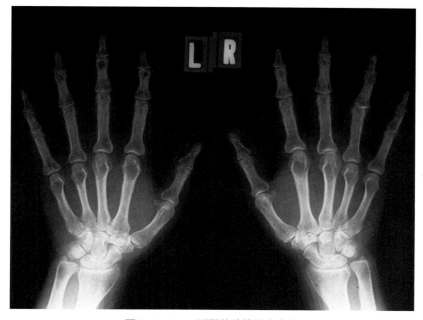

図I-1-14a　副甲状腺機能亢進症
多指の中手骨骨頭に溶骨性病変（線維性囊胞性骨炎）がみられ，中節骨橈側に骨膜下骨吸収を認める．

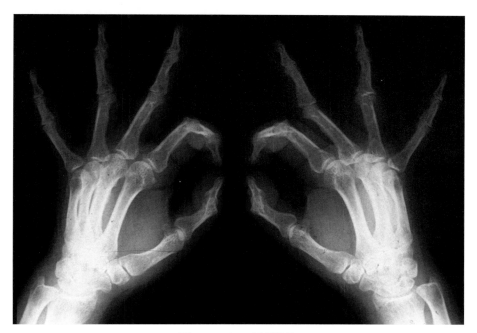

図I-1-14b　同斜位像
中節骨の骨膜下骨吸収がより明確になる．

4）手関節

　RAでは発病初期からCM関節（図Ⅰ-1-10b：p11），IC関節（図Ⅰ-1-15a），RC関節（図Ⅰ-1-15b）にerosionないし囊腫陰影がみられることが多い．進行期ではPsA（図Ⅰ-1-16a），SSc（図Ⅰ-1-16b），MRH（図Ⅰ-1-16c）などでも小〜巨大骨融解像がみられ，ムチランス変化への進展もありうる．

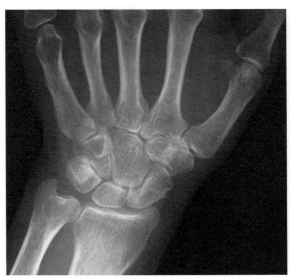

図Ⅰ-1-15a　RA：IC関節のerosion
左舟状骨周辺IC関節にerosionないし囊腫陰影がみられる．

図Ⅰ-1-15b　RA：RC関節のerosion
RC関節の囊腫陰影が1年半で急速に手関節破壊へと進行した．上から①発症3Y，②3Y9M，③4Y6M後．

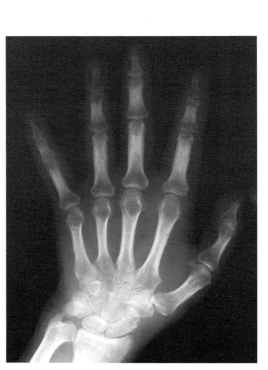

図Ⅰ-1-16a　PsAの手関節
左舟状骨にerosionを認める．

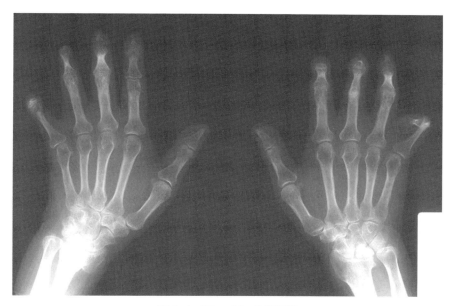

図Ⅰ-1-16b　SScの手関節
RC関節を中心に強い関節破壊がみられる.

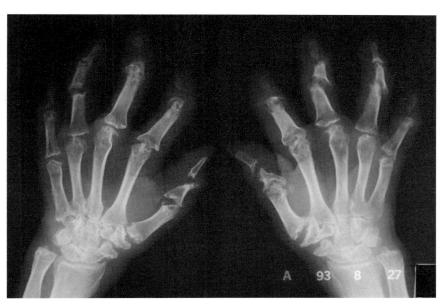

図Ⅰ-1-16c　MRHの手関節
第1CM関節の溶骨性変化とIC関節狭小化がみられる.

■骨増殖性変化

1) 末節骨

末節骨の骨増殖性変化は先端巨大症（図Ⅰ-1-17）でみられ，典型例は末端，基部の骨増殖によりスペード様変形を呈する．

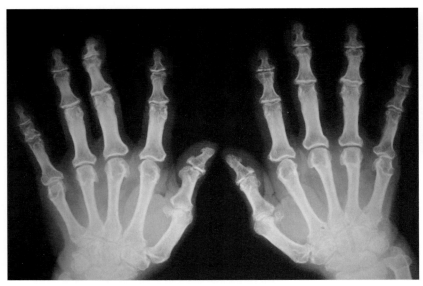

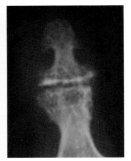

右示指のスペード様変形

図Ⅰ-1-17　先端巨大症
末節骨の骨増殖が強く，典型的なスペード様変形が多関節にみられる．

2) 関節近傍

骨増殖性変化においても，病初期に DIP 関節，PIP 関節，MP 関節のいずれにみられるかが鑑別診断上有用な所見である（図Ⅰ-1-2参照：p4）．圧倒的に OA が多いが，その他 PsA，内分泌性疾患，代謝性疾患などでも起こる．

DIP 関節は OA の好発部位であり，必ず骨増殖性変化を認め，有痛性の場合には erosion を伴うことが多い（図Ⅰ-1-6a：p6）．骨増殖性変化が正面像では乏しい場合でも斜位像，側面像で明らかとなる（図Ⅰ-1-6b, e：p6, 7）．OA に伴う DIP 関節変形をヘバーデン結節という．

PIP 関節に骨増殖性変化を伴う場合は殆ど OA で，OA に伴う PIP 関節変形をブシャール結節という（図Ⅰ-1-18a）．ブシャール結節でも erosion を伴うことが多いが，必ず骨増殖性変化が同時にみられる（図Ⅰ-1-18b）．その他以下に挙げる MP 関節に骨増殖性変化がみられる疾患でも，PIP 関節にも骨増殖性変化を伴うが，OA に比べるとずっと頻度は低くなる．甲状腺機能亢進症（図Ⅰ-1-19）では骨増殖性変化は MP 関節よりは PIP 関節近傍に高度である．

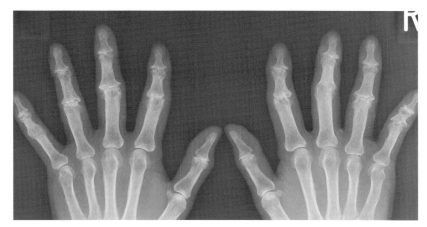

図Ⅰ-1-18a　ブシャール結節
PIP関節の骨浸潤を伴った骨増殖性変化．ヘバーデン結節もみられる．

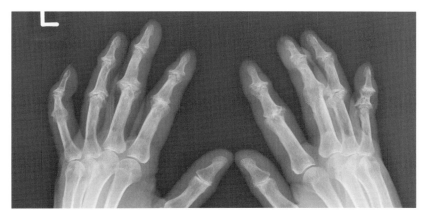

図Ⅰ-1-18b　同斜位像
骨増殖性変化が明らかとなる．

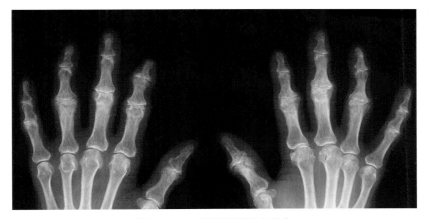

図Ⅰ-1-19　甲状腺機能亢進症
DIP，PIP，MP関節にOA様変化がみられる．PIP関節に骨増殖性変化が強く一部は強直している．骨浸食像はない．

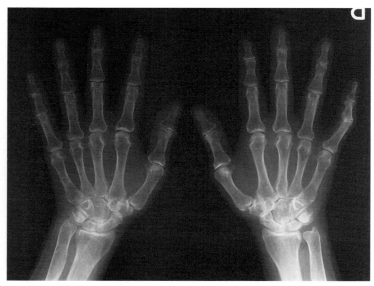

図 I-1-20 OA
MP 関節変化は軽度である．

MP 関節では一次性 OA の頻度は極端に低下し，随伴する骨増殖性変化も軽度である（図 I-1-20）．MP 関節に OA 所見とともに増殖性変化が高度にみられる場合は，先端巨大症（図 I-1-17：p18）やヘモクロマトーシス（図 I-1-21），Kashin-Beck 病（図 I-1-22）などを想定する．

PsA では DIP，PIP 関節近傍（図 I-1-23）と同様に，第1CM 関節および大菱形骨周辺でも骨吸収像とともに骨増殖像がみられることがある（図 I-1-10c：p12）．

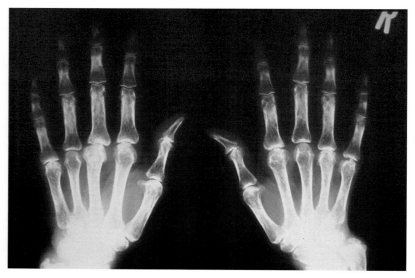

図 I-1-21 ヘモクロマトーシス
MP 関節の狭小化，不整とともに中手骨頭の強い骨増殖性変化がみられる．海綿骨内のまだらな骨硬化像も特徴である．

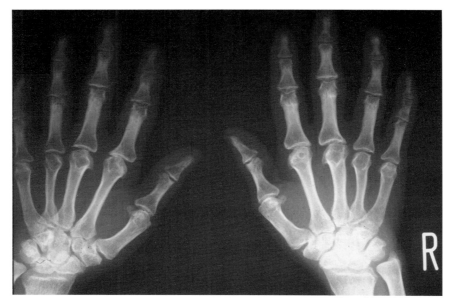

図Ⅰ-1-22　Kashin-Beck病
多関節の骨増殖性変化と裂隙の拡大が特徴的で，骨増殖は示指，中指のMP関節に高度である．

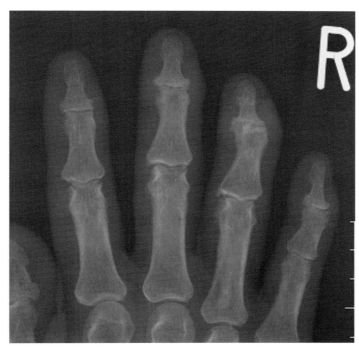

図Ⅰ-1-23　PsAの骨増殖性変化
DIP，PIP関節の骨融解像の周辺に淡い骨増殖性変化がみられる．

3）骨幹部

　骨皮質，骨膜の増殖性変化は骨腫瘍でよくみられる変化であるが，リウマチ性疾患でもみられることがある．肺性骨増殖症では長管骨の皮質骨に沿った淡い骨膜性骨増殖がみられる（図Ⅰ-1-24）．稀にC型肝炎に関連して全身の骨格の骨皮質が肥厚することがある（図Ⅰ-1-25）．

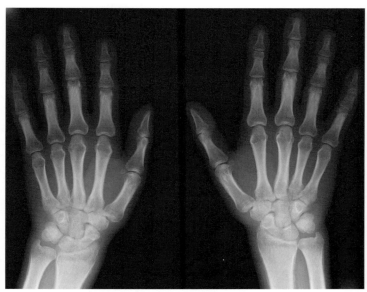

図Ⅰ-1-24　肺性肥厚性骨関節症
基節骨，橈骨，尺骨の骨皮質，骨膜に増殖性変化がある．

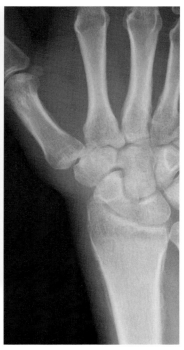

同拡大像

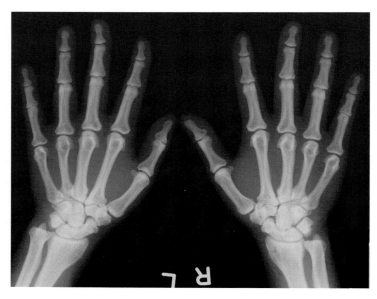

図Ⅰ-1-25　C型肝炎関連骨関節症
長管骨の皮質骨の肥厚が顕著である．

■骨萎縮性変化

炎症関節の周囲では骨萎縮がみられ，RAに典型的で診断の一助となる（**図Ⅰ-1-26**）．RSDではさらに重篤，広範囲の骨萎縮が起こる（**図Ⅰ-1-27**）．

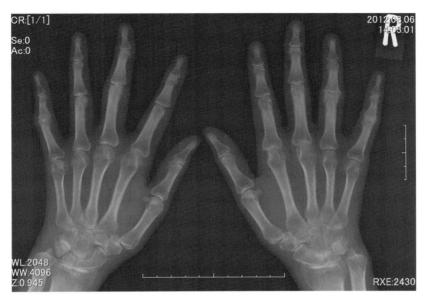

図Ⅰ-1-26　RAの炎症性骨萎縮像
右手関節，MP関節に傍関節骨萎縮を認める．

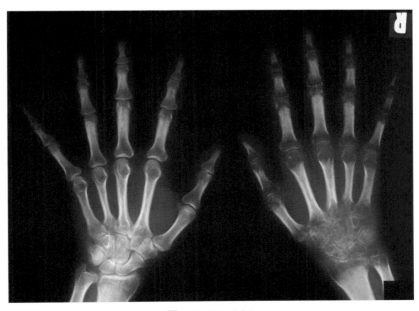

図Ⅰ-1-27　RSD
右手関節，MP関節，指節間関節の著明な傍関節骨萎縮像．

■骨硬化

骨壊死，原発性骨腫瘍，先天異常などで骨硬化病変が認められる．

1) 指節骨

髄腔に濃淡が様々で，形状も泡状，レース状，雲状，不定形と様々な骨硬化像がみられるが，それぞれが原疾患を推定させる特徴ある像を呈する．

①Diffuse large B-cellリンパ腫では両手の指節骨，中手骨を中心に全体としては溶骨性変化が強いが，その骨髄腔に泡状，不定形の骨硬化像が混在する（図Ⅰ-1-28a, b）．

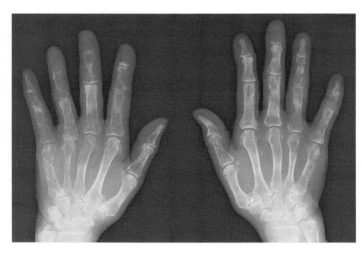

図Ⅰ-1-28a
Diffuse large B-cellリンパ腫
両手の指節骨，中手骨を中心に骨透亮像とともに骨髄腔に泡状，不定形の骨硬化像がみられる．手指骨の溶骨性変化が強い．

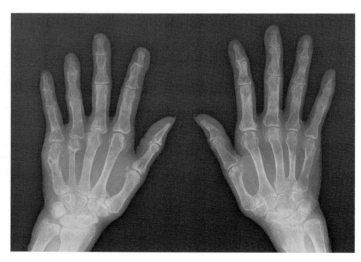

図Ⅰ-1-28b　化学療法4ヶ月後
骨病変がかなり改善している．

②Werner症候群では末節骨から基節骨にかけて髄腔に不整な骨硬化変化がみられる(図Ⅰ-1-29).
③その他,OA(図Ⅰ-1-6a:p6),ヘモクロマトーシス(図Ⅰ-1-21:p20)でも特徴的な骨硬化像がみられる.

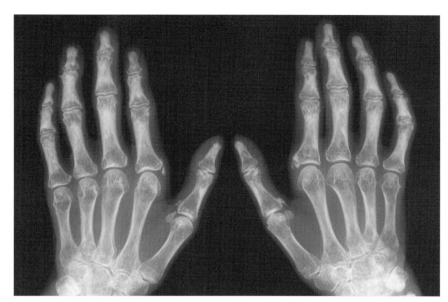

図Ⅰ-1-29　Werner症候群
末節骨から基節骨にかけて髄腔に不整な骨硬化像を認める.関節周囲の石灰沈着像もみられる.

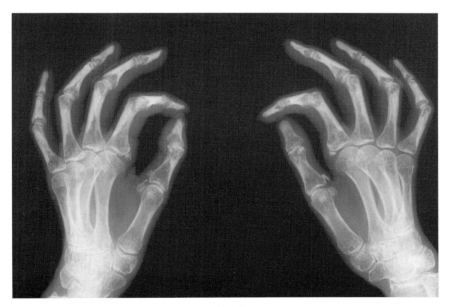

同斜位像

2）手根骨

月状骨の骨壊死がKienbeck病としてよく知られている（図I-1-30）.

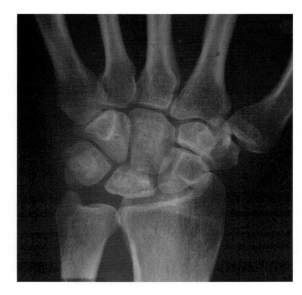

図I-1-30 Kienbeck病
月状骨の骨壊死で橈骨との関節面に骨硬化像とそれに沿った骨透亭像がみられる.

■関節裂隙変化（関節軟骨変化）

XPでは軟骨そのものは描出されないが，隣接する軟骨下骨の隙間の変化で，軟骨病変を推定することができる．通常は軟骨の侵食破壊を示す関節裂隙狭小化がみられるが，ときには関節液貯留や軟骨増殖を反映した拡大化がみられることもある．

1）PIP関節

狭小化を読影しにくい関節ではあるが，左右差，隣接する関節と比較することでRAでは比較的初期から得られる所見である（図Ⅰ-1-31）．Kashin-Beck病では拡大がみられる（図Ⅰ-1-22：p21）．

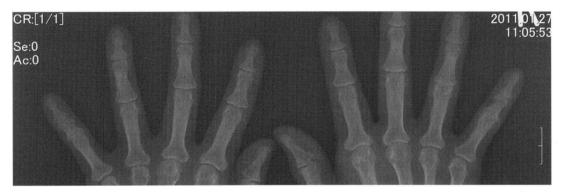

図Ⅰ-1-31　PIP関節の狭小化（RA）
右環，小指PIP関節の狭小化を認める．

2）MP関節

RAの早期好発関節で，関節裂隙狭小化はエロージョンとともに認められることが多い（図Ⅰ-1-32a-1，2）が，初期ではエロージョンを伴わないこともよくある（図Ⅰ-1-32b）．

関節裂隙の拡大は，関節液貯留によることもあるが，先端巨大症など軟骨増殖によるものも考慮に入れる（図Ⅰ-1-33）．Kashin-Beck病でも関節裂隙の拡大がみられる（図Ⅰ-1-22：p21）．

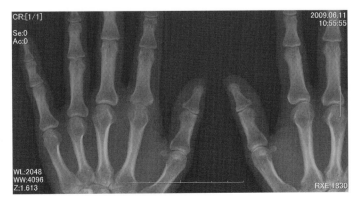

図Ⅰ-1-32a-1　MP関節の狭小化（RA）
骨浸潤を伴う関節裂隙狭小化が左示指MP関節にみられる．

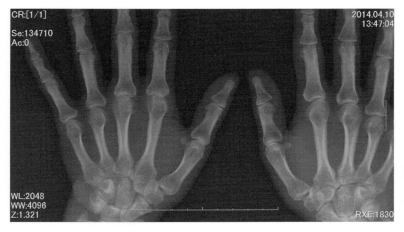

図 I-1-32a-2　MP関節の狭小化（RA）
5年後には同様の変化が中指に及ぶ．

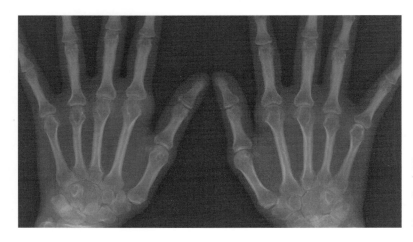

図 I-1-32b　MP関節の狭小化（RA）
erosionを伴わない狭小化を多関節に認める．両示指のMP関節には著明な腫脹も認める．

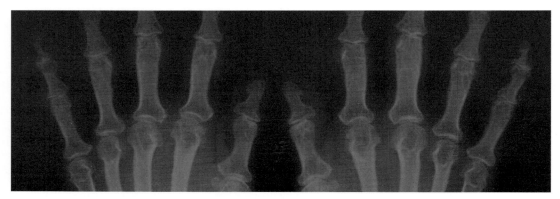

図 I-1-33　MP関節裂隙の拡大化（先端巨大症）
特に右示指，中指に著明である．

3）CM関節

　第1CM関節はOA，RAともに好発関節で，2010年のRA分類基準からは除外されている．一方第4，5CM関節はmodified Sharpの読影部位に選ばれていて狭小化がみられることもある（図Ⅰ-1-34a）が，むしろRAの初期には狭小化をきたし難い（図Ⅰ-1-34b）．

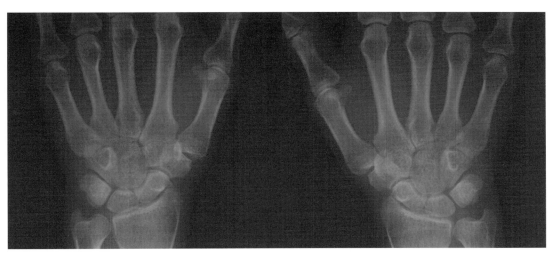

図Ⅰ-1-34a　RAの手関節
IC関節，RC関節は比較的保たれているが，CM関節の狭小化が目立つ．

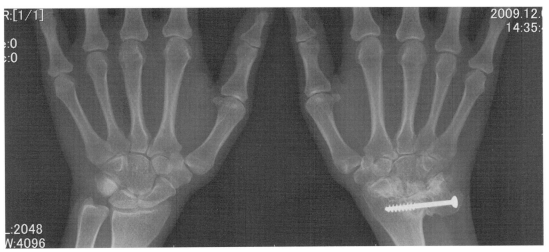

図Ⅰ-1-34b　RAの手関節
右手関節のIC関節，RC関節の破壊は著しいが，4，5CM関節の狭小化はみられない．

4）手関節

　エロージョンを伴う場合と伴わない場合があるが，単独で裂隙の狭小化がみられることも多い．RAでは好発関節であるが，OAは非常に稀である．PsA，SScでも手関節の関節裂隙の狭小化がみられる．いずれの症例でも進行すれば強直に到る．RAではIC関節の狭小化が優位に進行する場合（図Ⅰ-1-35）と，RC関節が優位に進行する場合がある（図Ⅰ-1-36）．片側例も多い（図Ⅰ-1-36，37a，b）．

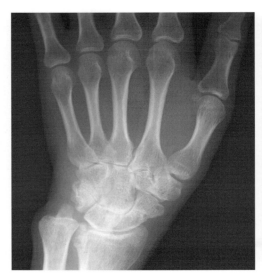
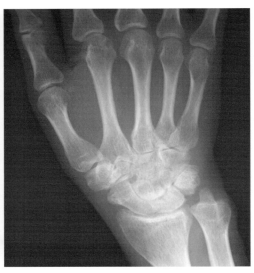

図Ⅰ-1-35　RA：IC関節の狭小化優位
両手関節共にIC関節狭小化が優位である．

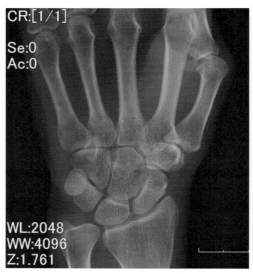
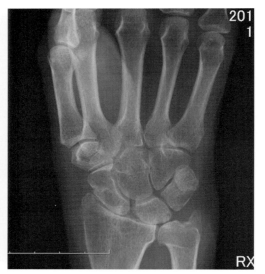

図Ⅰ-1-36　RA：RC関節の狭小化優位
右片側例である．

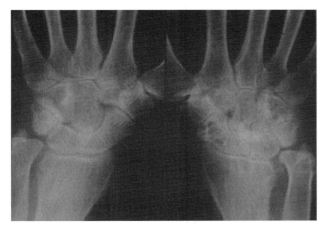

図 I-1-37a　RA：手関節片側例の進展
①RA罹患2年で右手関節の軟骨破壊が高度である．

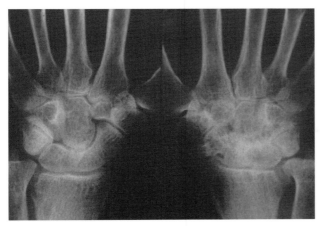

②1年後にはさらに破壊が進行し，骨融解性変化もみられる．

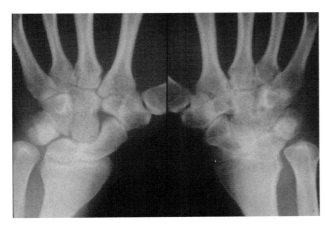

図 I-1-37b　RA：手関節片側例
右手関節の軟骨破壊は高度であるが，左手関節は健常である．

■軟部組織変化

1) 軟部腫脹

XPから指の基節全体が腫れている（図Ⅰ-1-38）のか，PIP関節が腫れている（図Ⅰ-1-39）のか区別することが可能であることが多い．前者の場合は屈筋腱鞘炎のチェックを要す．MP関節の腫脹も判ることがある（図Ⅰ-1-32b：p28，図Ⅰ-1-40）．SpAにおける指炎（図Ⅰ-1-41）や，FR（図Ⅰ-1-9：p10）では特徴的な指全体の腫脹や屈曲拘縮が認められる．小空洞症（図Ⅰ-1-13：p14）でも同様の指腫脹がみられる．

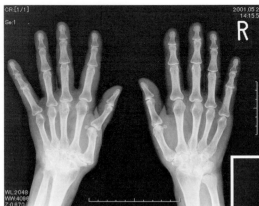

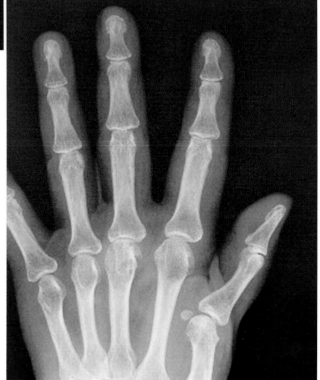

図Ⅰ-1-38 RA：基節の腫れ
左示指，中指の基節が腫れている．指屈筋腱鞘炎のチェックが必要．こういう例に朝のこわばりが強い．

左手拡大像

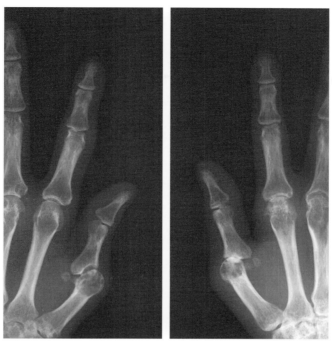

figⅠ-1-39　RA：PIP関節の腫れ
左示指PIP（および右母指，示指MP）関節の軟部腫脹がみられる．

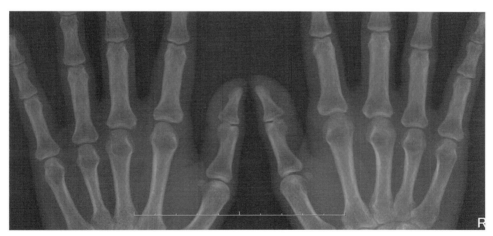

図Ⅰ-1-40　RA：MP関節の腫れ
右示指MP関節の腫れ．左示指基節にも腫れがみられる．

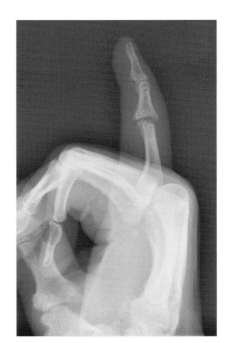 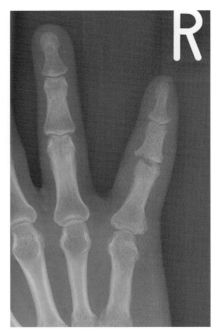

図 I-1-41　PsA：指炎
右小指全体に軟部陰影の腫大がみられる．PIP関節の骨破壊も明確である．

2）石灰沈着

　関節内または関節周辺または皮下に石灰沈着像がみられることがあり，Werner症候群（図Ⅰ-1-29：p25），CREST症候群（図Ⅰ-1-42），SSc（図Ⅰ-1-43），関節周囲石灰化症（図Ⅰ-1-44）の場合の様に濃い比較的輪郭明瞭な像の場合と，軟骨石灰化症にみられる様な手関節尺側（三角線維軟骨複合体）の淡いおぼろげな像の場合（図Ⅰ-1-45）がある．

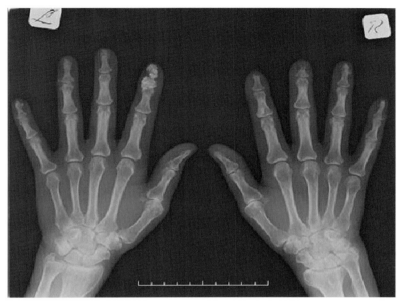

図Ⅰ-1-42　CREST症候群
左示指末節にはっきりした濃い点状石灰沈着像が集積している．他指にも末節を中心とした点状石灰化とacrolysisを認める．

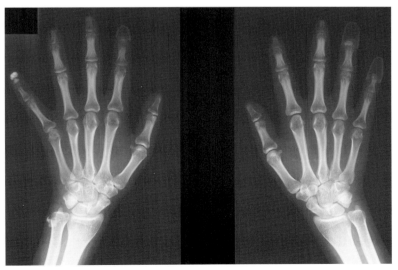

図Ⅰ-1-43　SSc
手関節周囲，DIP関節周囲に石灰沈着がみられる．多指の末節骨融解に対し義指を装着している．

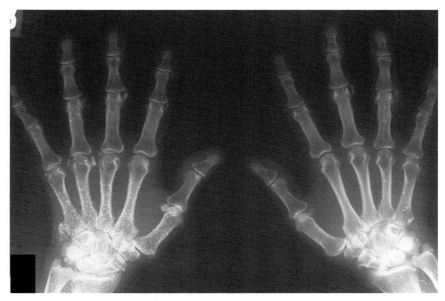

図 I-1-44 関節周囲石灰化症
関節周囲にはっきりした濃い石灰沈着像がみられる．

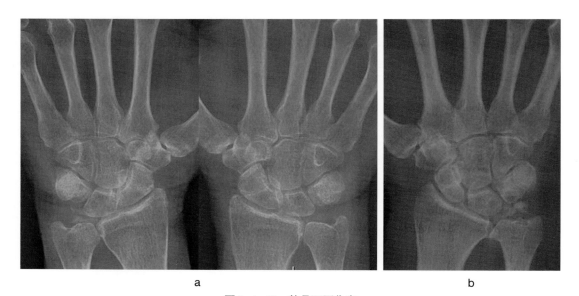

a　　　　　　　　　　　　　　　b
図 I-1-45 軟骨石灰化症
三角線維軟骨部への石灰沈着で無定型な淡い沈着像が左にみられる（a）．右も7ヶ月後に明らかになった（b）．

■その他手に特異的変化がみられる疾患

1）手に限局したもの

　　　①傍骨性骨軟骨異型増殖

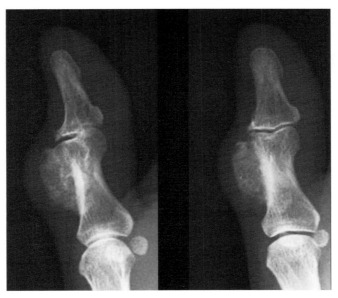

左母指基節骨の骨膜に接する，辺縁整，19×10mm大の骨性隆起を認める．内部は骨梁構造があるようにみえる．

　　　②Jo-1症候群，皮膚筋炎（図Ⅱ-③-2-1：p156）

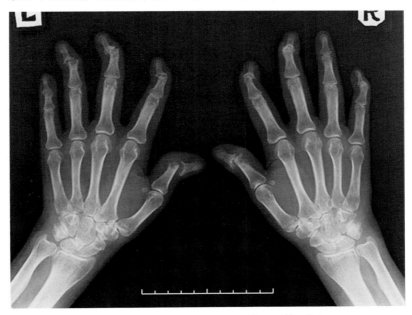

DIP関節の破壊変形が高度で，特に母指IP関節に著しい．

③遠位橈尺関節脱臼

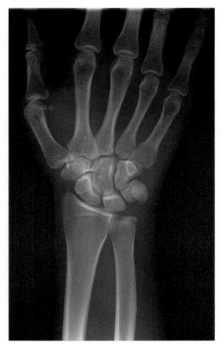
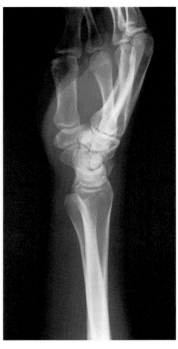

正面像で通常より橈尺骨間距離が狭い．側画像で尺骨端が掌側に偏位していることに気づく必要がある．RAでは通常尺骨頭は背側に亜脱臼する．

④示指骨折（若木骨折）

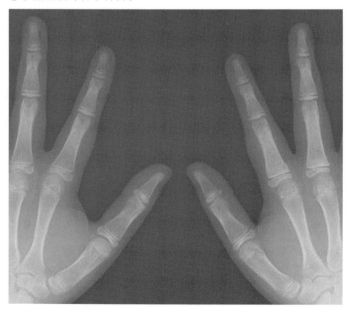
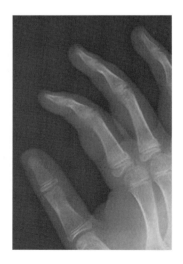

右示指の基節腫脹が著明であり，基節骨中枢，尺側に僅かな線条が認められる．側面像でその部の皮質骨の非連続性が認められる．

⑤成人 Fanconi 症候群（図Ⅱ-⑩-5-3：p248）

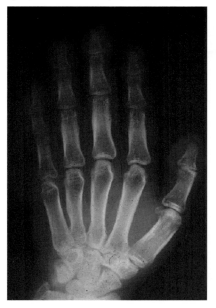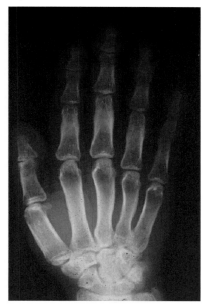

全体としては骨軟化症の像であるが，全ての中手骨，基節骨の骨膜性増殖による骨幅の増大がみられる．末節肥大にも注目．

2）他の部位にも変化が及ぶもの

①Maffucci 症候群（図Ⅱ-⑫-B-4-2：p260）

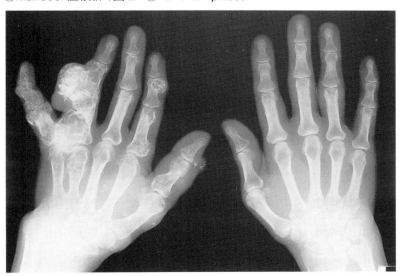

②Ollier 病（図Ⅱ-⑫-B-3：p259）

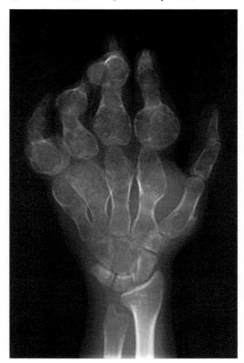
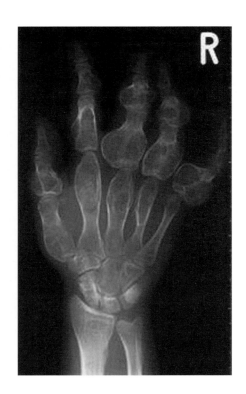

③infantil cortical hyperostosis（図Ⅱ-⑨-3-1：p230）

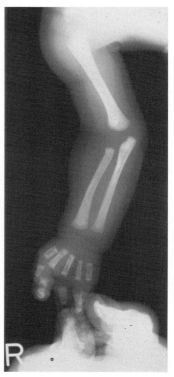
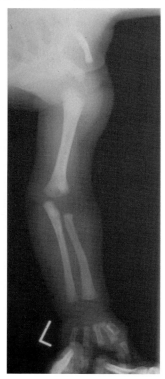

④Morquio 病（図Ⅱ-⑨-4-3：p232）

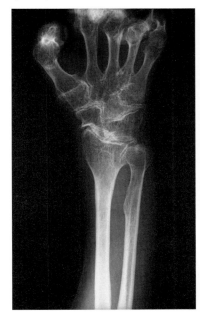

⑤Carpal tarsal osteolysis（図Ⅱ-⑨-1-1：p228）

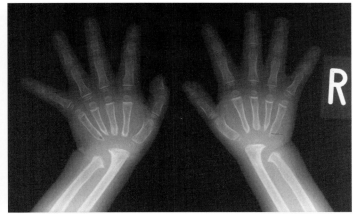

⑥Hadju-Cheney 症候群（図Ⅱ-⑨-2：p229）

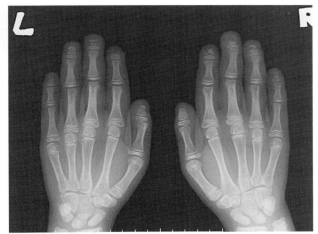

⑦Marfan 症候群（図Ⅱ-⑨-9-2：p237）

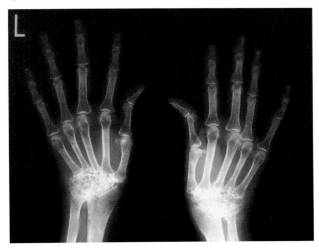

⑧サルコイドーシス（図Ⅱ-⑫-O-3-1：p293）

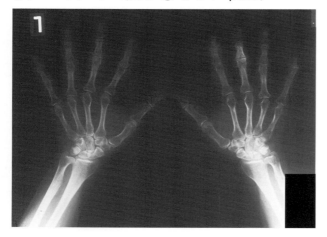

⑨滑膜骨軟骨腫症（図Ⅱ-⑫-B-6-2：p262）

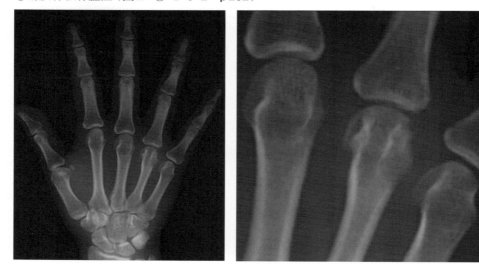

⑩腫瘍性骨軟化症（図Ⅱ-⑩-5-5a：p250）

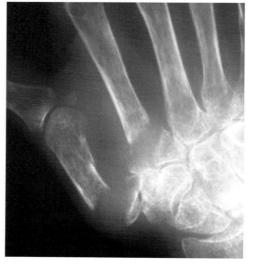

⑪感染性関節炎（図Ⅱ-⑬-1-4：p298）

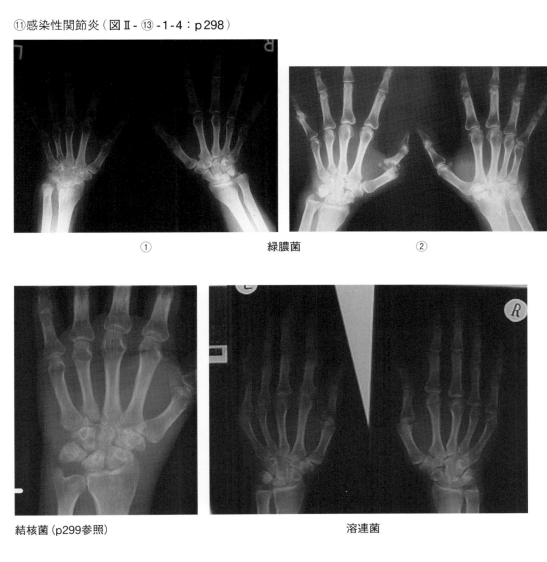

① 緑膿菌 ②

結核菌（p299参照） 溶連菌

⑫hypermobility症候群
　（図Ⅱ-⑮-6-1a：p319）

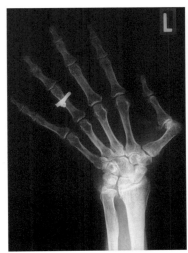
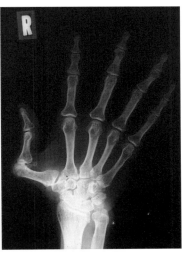

2 頸椎の変化

開口正面像，前屈位側面像，後屈位側面像を撮るのが望ましい．通常の頸椎正面像はリウマチ性疾患においては初期には余り有用な情報は得られない．

図Ⅰ-2-1aは正常の開口正面像である．このように後頭環椎関節（▲）まできれいに撮像されることは稀であるが，可能な限り環軸関節（→）は撮像されるように工夫をする．歯突起には偏位も骨吸収像もみられない．

正常の前屈位側面像（図Ⅰ-2-1b）と後屈位側面像（図Ⅰ-2-1c）である．環椎歯突起間距離（ADI : atlanto-dental interval）は健常者では0～3mmであり，前後屈で変化しない．また下位頸椎の動きもスムーズで安定していて，椎間距離も良く保たれている．

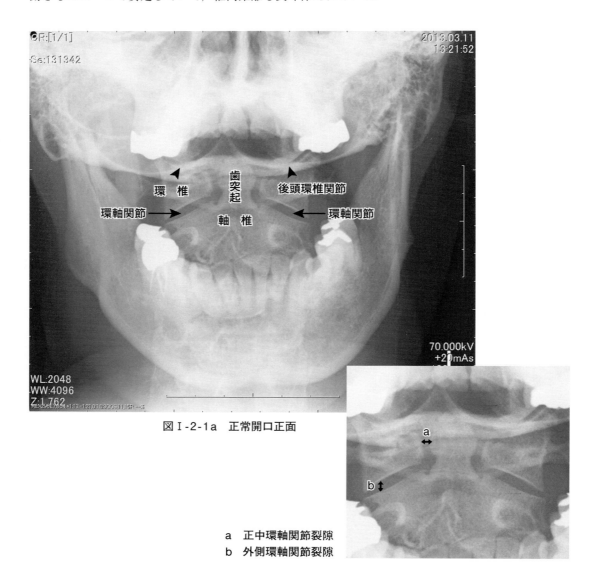

図Ⅰ-2-1a　正常開口正面

a　正中環軸関節裂隙
b　外側環軸関節裂隙

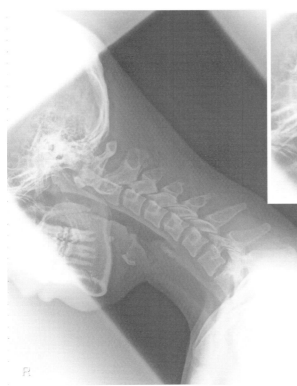

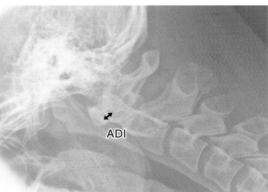

図Ⅰ-2-1b　前屈位側面

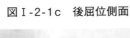

図Ⅰ-2-1c　後屈位側面

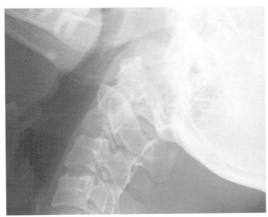

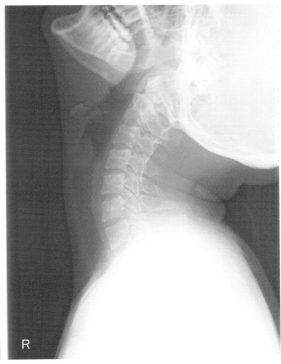

■開口正面像で読むべき所見 ・・

 1) 環軸関節の狭小化：図Ⅰ-2-2では左環軸関節に狭小化と硬化性変化がみられる．

 2) 歯突起の偏位：図Ⅰ-2-3では歯突起と環椎の距離（正中環軸関節裂隙）に左右差があり，右外側環軸関節の狭小化と骨硬化がみられる．

 3) 歯突起の骨吸収：図Ⅰ-2-4aでは歯突起の骨吸収が起こり，偏りも強いが環軸関節の狭小化は殆どみられない．SS，RA（図Ⅰ-2-4b）では歯突起先端の骨吸収がみられる．

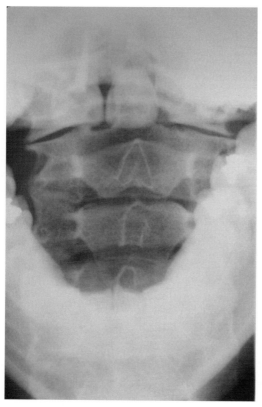

図Ⅰ-2-2　環軸関節の狭小化
左環軸関節の狭小化．左右外側に骨棘形成がみられる．

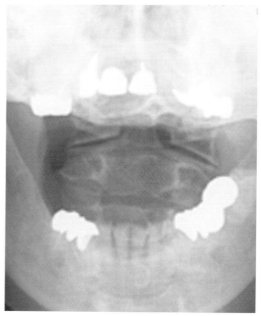

図Ⅰ-2-3　歯突起の偏位
右環軸関節の狭小化と歯突起の右方への偏位がみられる．

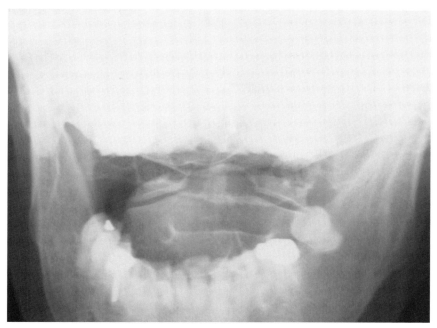

図Ⅰ-2-4a 歯突起の骨浸食像
歯突起は左半分が侵食され細くなっている．環軸関節の狭小化は殆どない．

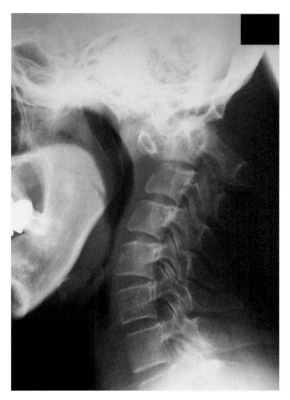

図Ⅰ-2-4b 歯突起先端の骨浸食像
RA軸椎垂直脱臼症例．歯突起周囲の滑膜病変が高度になると先端部分のもうろう化，消失がみられる．

■ **前後屈位側面像で読むべき所見** ・・・・・・・・・・・・・・・・・・・・・・・・・・・・・・・・・・

1）**ADI**：RA では早期から環軸関節の動揺性がみられることがあり，また無症状のこともままあるので，一度はチェックすべき関節である．図 I-2-5a の ADI は 15mm で，高度の前方亜脱臼が起こっていることが判る．この例では後屈位で後方亜脱臼もみられる（図 I-2-5b）．

2）**垂直脱臼**：ムチランス型症例では軸椎椎体の一部が環椎の中に入り込む，垂直方向の亜脱臼がみられることがある（図 I-2-6）．高度な症例では歯突起が頭蓋内に入り込み，MRI で延髄を圧迫している所見がみられる（図 II-①-1-2b 参照：p131）．

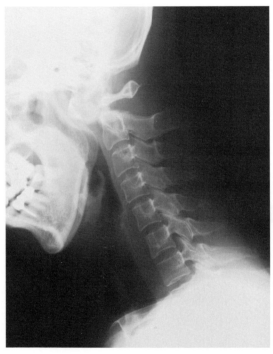

図 I-2-5a　環椎前方脱臼
ADI は 15mm で高度の前側亜脱臼が存在する．歯突起は殆ど消失している（RA, SS 症例）．

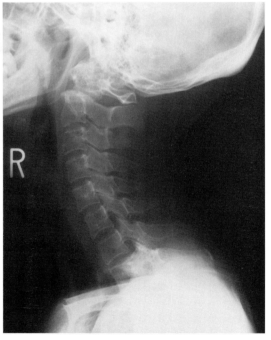

図 I-2-5b　環椎後方亜脱臼
後屈により環椎は後側にも転位を起こしている．

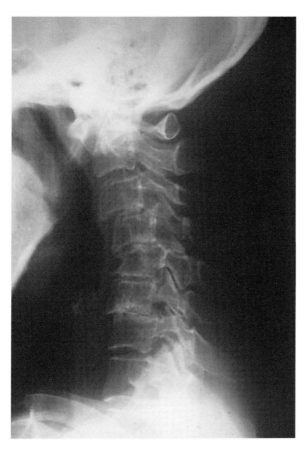

図 I-2-6 垂直脱臼
軸椎が上方に移動し，C3, 4, 6 の前方不安定性もみられる．

3）下位頸椎の変化

①動揺性：前屈位で椎体がずれる（辷り症）ことが多いが，後屈位で辷りが判ることもある．
　図 I-2-7a はムチランス型 RA（MUD）症例で環軸椎後方固定術後である．前屈位では第 4 頸椎が前方へ辷っているが，後屈位では整復されている．

②椎体の骨吸収および圧潰：MUD 症例では，椎体の動揺性とともに椎体の骨吸収および圧潰を伴うことが多い（図 I-2-7b）．

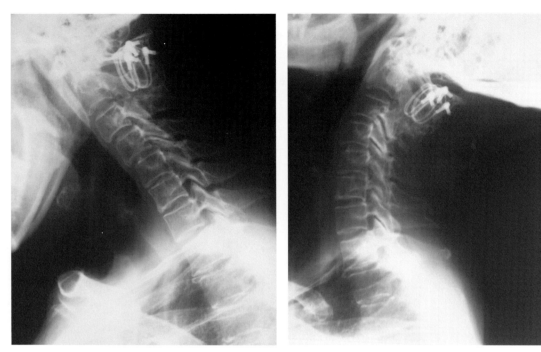

前屈　　　　　　図I-2-7a　頚椎前方ずり　　　　　　後屈
環軸椎後方固定術後である．第4頚椎が前方にずれているが，後屈でずれは戻る．

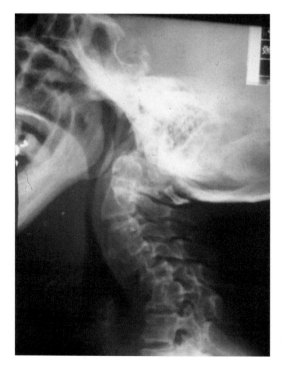

図I-2-7b　椎体の動揺性と圧潰
MUDにみられた下位頚椎の高度な動揺性，骨吸収および椎体圧潰像．

③骨増殖性変化：
a．変形性頸椎症様変化：RA 症例でも高齢者では下位頸椎に加齢変化として椎間の狭窄と骨棘形成がしばしばみられる（C4/5 および C5/6 に好発）（図 I-2-8a）．通常の頸椎正面像でルシュカ関節の OA 変化を捉えることができる（図 I-2-8b）．

b．椎体の骨増殖性変化：SAPHO では椎体前面に DISH 様の骨増殖性変化がみられる（図 I-2-9a，b）．アトピー性皮膚炎でも SAPHO 同様の所見を呈する場合がある（図 I-2-9c）．

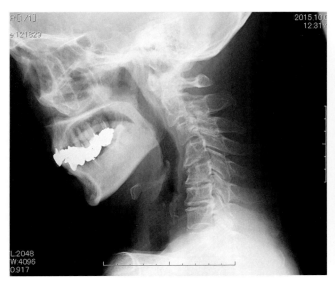

図 I-2-8a　OA 変化
RA 症例（図 I-2-3）にみられた C4/5/6/7 の OA 変化．

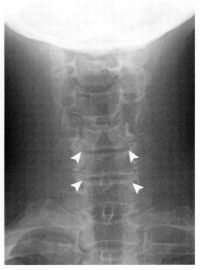

図 I-2-8b　ルシュカ関節（▲）の OA 変化
同症例のルシュカ関節の OA 変化．

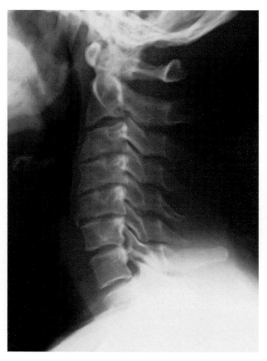

図 I-2-9a SAPHO
C3-6 椎体前面に盛り上がった様な骨増殖像により横径が増大してみえる.

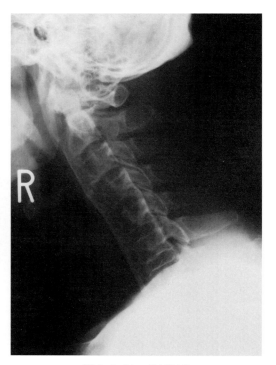

図 I-2-9b SAPHO
椎体前面に前縦靱帯に沿った連続した厚い骨化像がみられる.

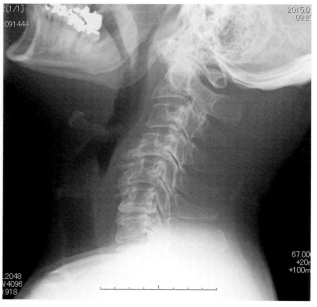

図 I-2-9c アトピー性皮膚炎にみられた SAPHO 様変化

④椎体間骨架橋（靱帯骨化）（図Ⅰ-3-3参照：p63）

a．AS：syndesmophyteと呼ばれる，輪状靱帯の骨化を主体とした靱帯骨化がみられる（図Ⅰ-2-10a-1）．図Ⅰ-2-10a-2にsyndesmophyteの経年的変化を示す．

b．SpA：parasyndesmophyteと呼ばれる，前縦靱帯の骨化が主体でsyndesmophyteより前方に盛り上がっている（図Ⅰ-2-10b）．AS例でもsyndesmophyteとparasyndesmophyteが混在する場合がみられる（図Ⅰ-2-10c）．

c．ASH：骨増殖性変化が強く，parasyndesmophyteよりさらに椎体から大きくはみ出している（図Ⅰ-2-10d）．

d．後縦靱帯骨化症（OPLL）：椎体後方の後縦靱帯骨化（図Ⅰ-2-10e）により頚部や上肢のリウマチ症状を起こすことがある．

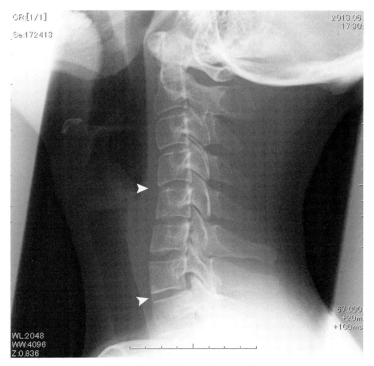

図Ⅰ-2-10a-1　syndesmophyte
CS4-5および7-8の椎体前面にほぼ垂直に伸びる淡い骨形成像．第7頚椎には方形化もみられる．

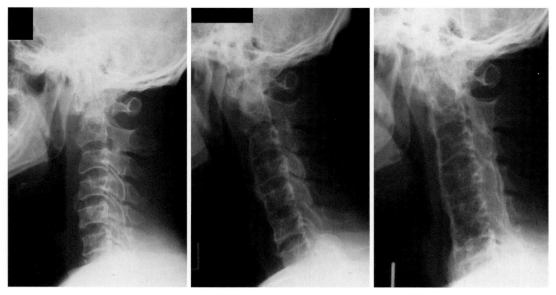

図Ⅰ-2-10a-2　syndesmophyteの経時変化

①1992年1月22日　　　　　　②1993年10月1日　　　　　　③1999年5月31日

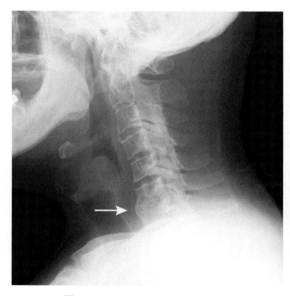

図Ⅰ-2-10b　parasyndesmophyte

AS以外のSpAにみられるsyndesmophyteより少し前面にせり出した骨形成像．

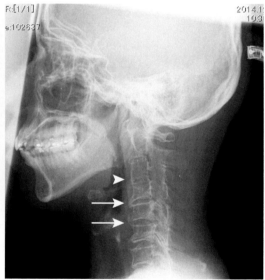

図Ⅰ-2-10c　ASにみられたparasyndesmophyte

ASでもsyndesmophyte（▶）とparasyndesmophyte（→）が混在する症例も多い．この例では後方関節強直像を伴う．

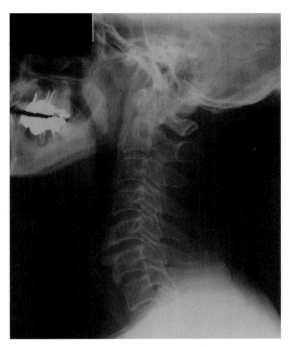

図 I-2-10d　ASH の骨増殖性変化
ASH では椎体前面から大きくはみ出した丸みを帯びた骨増殖がみられる．

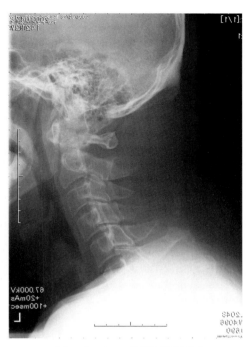

図 I-2-10e　後縦靭帯骨化症
C3-5 椎体後方に椎体に沿った骨化像がみえる．

⑤後方関節の強直

a．JIA：上位頚椎の後方関節の強直を呈する例が時々みられる．椎体間の骨化は無いが，当該椎体の成長障害がみられることがある（図 I-2-11）．

b．AS：重症例では頚椎にも強直が起こる．この例では後方関節の強直のみである（図 I-2-12a）が，さらに進行すると椎体を含んだ全強直となる（図 I-2-12b）．

c．SpA：SpA の一部症例でも後方関節の強直がみられる（図 I-2-12c）．

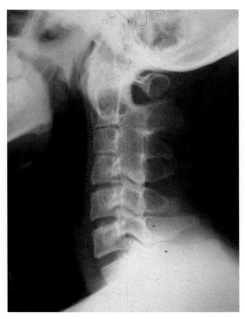

図Ⅰ-2-11　JIAの後方関節強直
C2-4の後方関節強直像．椎体の成長障害もみられる．

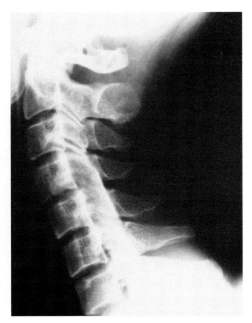

図Ⅰ-2-12a　ASの後方関節強直
C2-7の後方関節強直像．前方構造は保たれている．

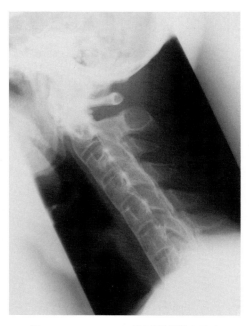

図Ⅰ-2-12b　ASの典型的頚椎全強直
椎体，後方関節ともにはみ出すことなく強直している．

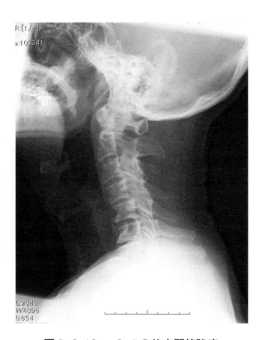

図Ⅰ-2-12c　SpAの後方関節強直
C2-5に後方関節の強直がみられる．

d．先天異常：Klippel-Feil 症候群では，種々の先天異常の一つとして，様々なタイプの頚椎癒合がみられる．この症例では C2, 3 の癒合がみられる（図 I-2-12d）．

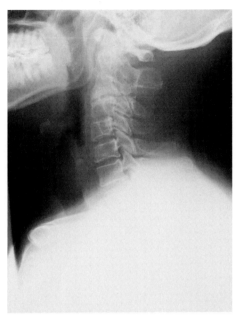

図 I-2-12d　Klippel-Feil 症候群
C2, 3 の癒合．C3/4 間も異常である．

⑥棘間靱帯の骨化
AS では胸椎，腰椎に棘間靱帯の骨化が初期からよくみられるが，稀に頚椎でも起こる（図 I-2-13a, b）．

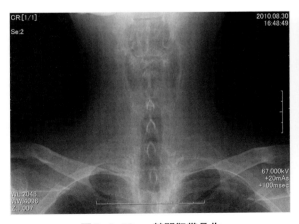

図 I-2-13a　棘間靱帯骨化
AS 例で C6/7 に明らかである．C5/6 も発達途中とみられる．

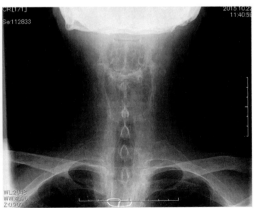

図 I-2-13b　同症例の 5 年後
骨化が進行し，C5-7 に明確である．

⑦棘突起の骨融解

　SSでは歯突起先端部および棘突起の骨吸収像（この例ではC2-4）がみられることがある（図Ⅰ-2-14a）．RAでも同様の所見がみられることがある（図Ⅰ-2-14b）．

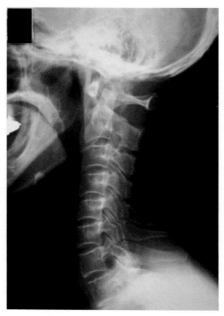

図Ⅰ-2-14a　棘突起の骨吸収
SS症例で，歯突起先端とC2-4の棘突起先端の骨吸収がみられる．

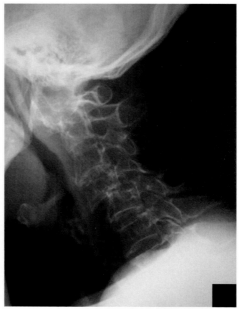

図Ⅰ-2-14b　棘突起の骨吸収
RA MUD症例．C3-5の棘突起の骨吸収がみられる．C4が椎体半分以上前方へ辷っている．

⑧椎体の硬化像（骨（髄）炎様像）

　SAPHOでは椎体に骨硬化像と透亮像が混在して骨（髄）炎様所見を呈することがある（図Ⅰ-2-15）．

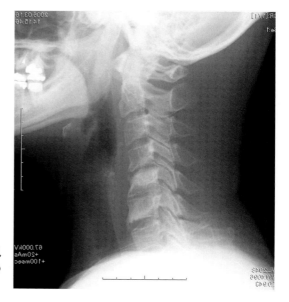

図Ⅰ-2-15　SAPHOの骨（髄）炎様所見
C4-6椎体のまだらな骨硬化像とC4以下の椎体前面の靱帯骨化がみられる．

■その他頚椎に特異的変化がみられる疾患

1）頚椎に限局したもの

①おたふく風邪

一過性に環軸椎の回旋位固定が起こる．そのために頚部の疼痛，可動域制限，斜頚を呈する．

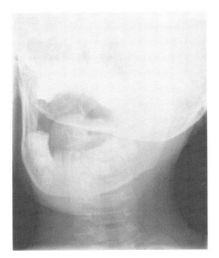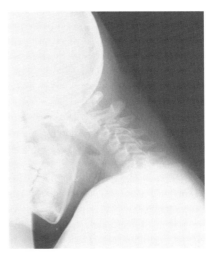

おたふく風邪による斜頚

②頚　　肋

C7横突起に連続した骨組織（頚肋）を認める．

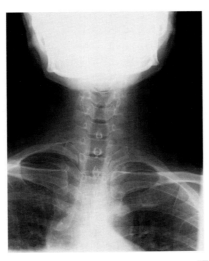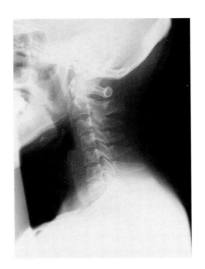

頚肋
C7横突起に連続した骨組織を認める．

2）他の部位にも変化が及ぶもの

①Morquio 病（図Ⅱ-⑨-4-1：p231）

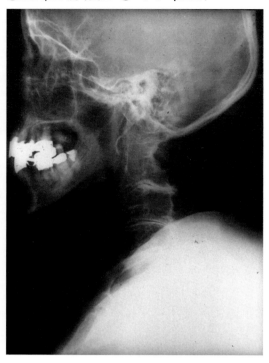

②透析性脊椎炎（図Ⅱ-⑦-1-1a，b，c：p218）

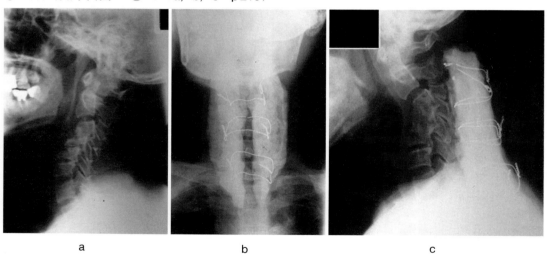

a　　　　　　　　　　b　　　　　　　　　　c

③オクロノーシス
（図Ⅱ-⑩-3-1：p243）

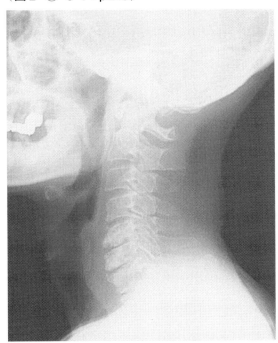

④Marfan 症候群（図Ⅱ-⑨-9-1：p236）

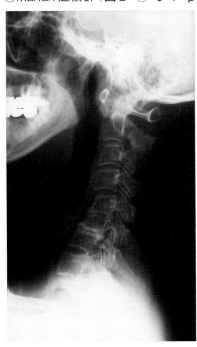

3 腰椎の変化

　通常正面像，側面像の2方向で足りる．場合により前屈位側面像，後屈位側面像，両斜位像を追加する．

　図Ⅰ-3-1a，bは正常の腰椎正面像および側面像である．腰椎でも読影ポイントは原則として頚椎側面像と同じである．

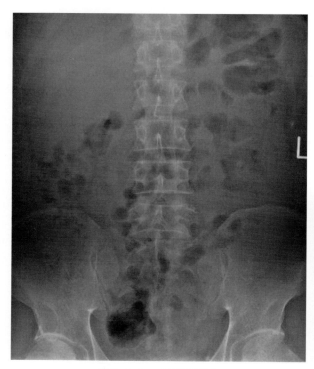

図Ⅰ-3-1a　正常正面像

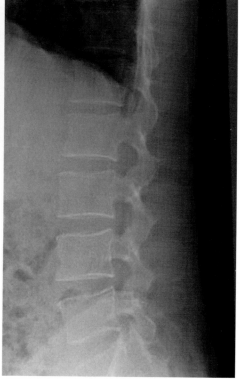

図Ⅰ-3-1b　正常側面像

■動揺性・・

側面像ですべり症がある場合（図Ⅰ-3-2a）は，斜位像を追加し脊椎分離症の存在（図Ⅰ-3-2b）を確認する．成人では通常は脊椎分離症を伴わない．

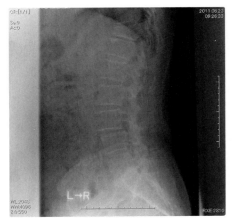

図Ⅰ-3-2a　すべり症
第3腰椎が前方にすべっている．

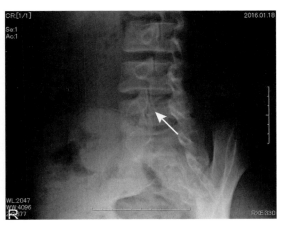

図Ⅰ-3-2b　脊椎分離症
13歳男児にみられた第4腰椎分離症（→）．

■骨増殖性変化・・

各疾患の特徴的な椎体周辺の骨化像を図Ⅰ-3-3に図示する．

1）変形性腰椎症様変化：RA症例でも高齢者では下位腰椎を中心に，加齢変化として椎間の狭窄と骨棘形成がしばしばみられる（図Ⅰ-3-4）．

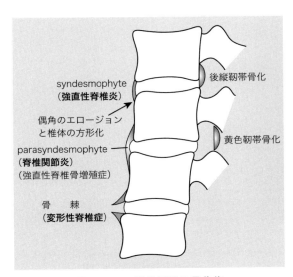

図Ⅰ-3-3　椎体周辺の骨化像

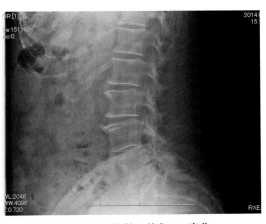

図Ⅰ-3-4　加齢に伴うOA変化
L3/4の狭小化と骨棘形成．

2）syndesmophyte：AS に特徴的な輪状靱帯に沿ったほぼ垂直に走る骨化像で，最初は淡い椎間を縦走する骨化像が次第に成長してゆき（図Ⅰ-3-5a），最終的に多椎間にわたり骨化をきたす（図Ⅰ-3-5b）．典型的 AS 症例では正面像，側面像ともにいわゆる竹節状脊椎がみられる（図Ⅰ-3-5c）が，正面像では ASH 様，側面像で典型的 syndesmophyte の場合があり（図Ⅰ-3-5d），側面像での判定が重要である．

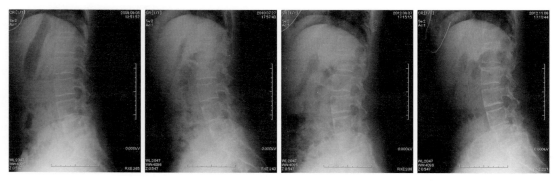

図Ⅰ-3-5a　輪状靱帯骨化の進展

①2009年9月5日
第4腰椎の前上隅角に骨融解，硬化像を認める．

②2010年7月27日
うっすらと上へ伸びる骨化像を認める．

③2012年8月7日
syndesmophyte．第4腰椎の方形化が完成し，第3腰椎の方形化が始まっている．

④2012年11月6日
第3腰椎の方形化が完了し，前上隅角の骨融解，硬化が始まっている．

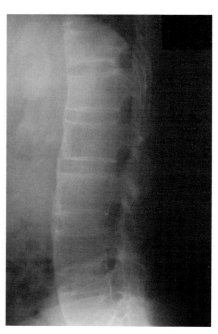

図Ⅰ-3-5b　多椎間にわたる輪状靱帯骨化
椎間裂隙は保たれている．

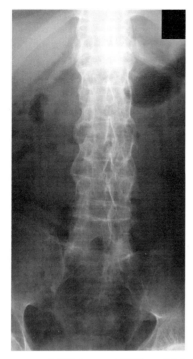

典型的なASの正面像.　図I-3-5c　ASの竹節状脊椎　典型的なASの側面像.

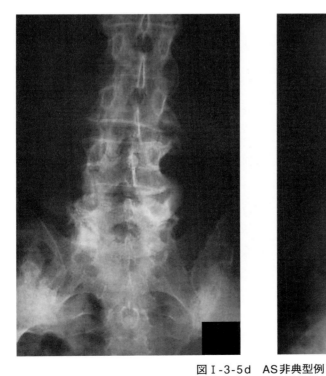

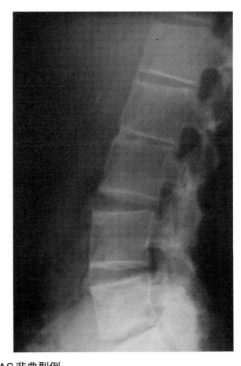

図I-3-5d　AS非典型例

正面像はASH様だが両側仙腸関節は強直している.

側面像では典型的（syndesmophyteと方形化椎体）変化を示す.

3）parasyndesmophyte：AS以外のSpA症例では，syndesmophyteよりは少し膨らんだ骨化像を呈することが多い（図Ⅰ-3-6）．

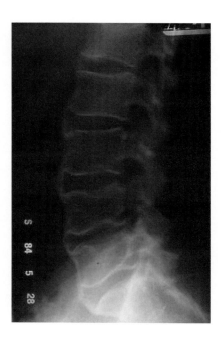

図Ⅰ-3-6　SpAのparasyndesmophyte

4）ASH，DISH：上記よりさらに膨隆した骨増殖性変化がみられる（図Ⅰ-3-7a）．偶発的に一部脊椎に旺盛な骨増殖性変化がみられることがあり，限局性骨増殖症と呼ぶ（図Ⅰ-3-7b）．

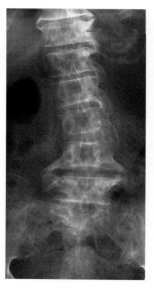

bridgingはみられるが椎体から大きくはみ出し，側面像では前方への骨増殖が優勢で前縦靱帯を大きくはみ出している．

正面像　　図Ⅰ-3-7a　ASH　　側面像

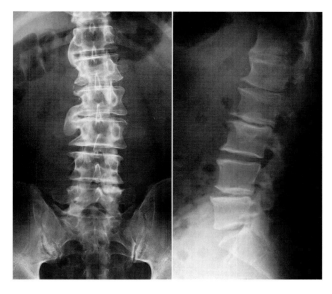

図Ⅰ-3-7b　限局性骨増殖症
脊椎の一部にASH様の骨増殖性変化がみられる.

5）**SAPHO**：DISH様の骨増殖をきたすことがあるが，椎間関節の変化や骨硬化像を伴うことが多い（図Ⅰ-3-8）．

6）**靱帯骨化症**：頚椎では後縦靱帯骨化症（OPLL）が多くみられるが，腰椎ではむしろ黄色靱帯骨化（OYL）による後方からの髄腔狭窄が多い（図Ⅰ-3-9）．

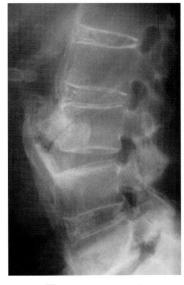

図Ⅰ-3-8　SAPHO
激しい骨増殖と多椎間に石灰化像がみられる.

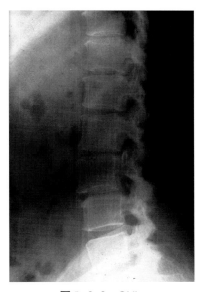

図Ⅰ-3-9　OYL
第2/3椎体間後側に脊柱管の半分以上を占拠する骨化像がみられる.

7）棘間靱帯ないし棘上靱帯の骨化：ASの比較的初期から表れ（図Ⅰ-3-10a），進行すると完全強直に至る（図Ⅰ-3-10b）．

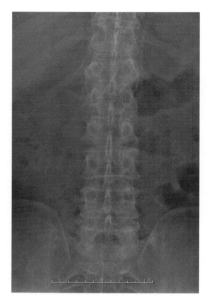

図Ⅰ-3-10a　棘間靱帯骨化
胸椎間はほぼ完成．第12胸椎／第1腰椎に骨化が始まっている．

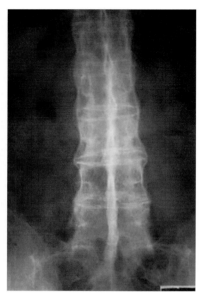

図Ⅰ-3-10b　棘間靱帯骨化
完全型．

8）先端巨大症：特異的な椎体前方への著明な骨増殖がみられることがある（図Ⅰ-3-11）．

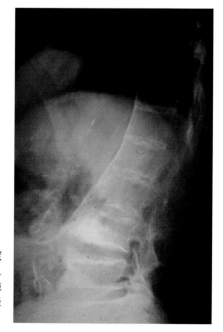

図Ⅰ-3-11　先端巨大症
椎間の狭小化はないが，石灰化が認められる．前縦靱帯の骨化が認められるが，骨棘形成はない．下位腰椎で椎体前方への横径増大がみられる．

■ **骨融解性変化**

1）**付着部炎**：靱帯付着部の炎症で骨融解が起こり，椎体の隅角融解（いわゆるRomanus lesion）（図Ⅰ-3-12a）がASの初期にみられ，進行すると椎体方形化（図Ⅰ-3-12b）に到る．

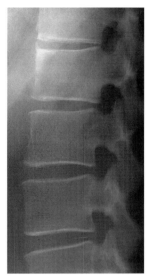

図Ⅰ-3-12a　Romanus lesion
第12胸椎下端，第1腰椎上端の骨融解像，硬化像およびsyndesmophyteの形成．

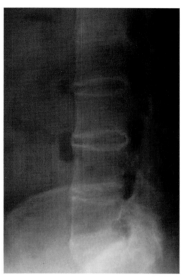

図Ⅰ-3-12b　椎体方形化
全腰椎にわたる椎体方形化．

2）**骨腫瘍**：中でも悪性腫瘍の骨転移が最も頻度が高く，腰椎はその好発部位である．輪郭が不鮮明な骨融解像としてみられる（図Ⅰ-3-13a）．正面像で片側の椎弓根が不鮮明であれば，転移性骨腫瘍を疑う（図Ⅰ-3-13b）．

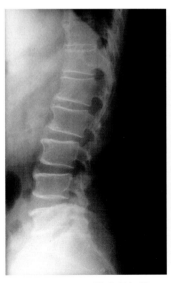

図Ⅰ-3-13a　肺癌骨転移
第1腰椎椎弓にみられる輪郭不鮮明な骨融解像．第12胸椎にも疑わしい像がみられる．

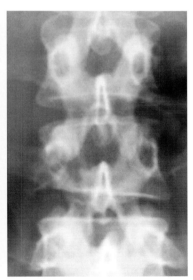

図Ⅰ-3-13b　乳癌転移
右椎弓根が不鮮明．右椎体の変形もみられる．

■骨硬化変化 ・・・

図Ⅰ-3-14に椎体病変の特徴を図示する．

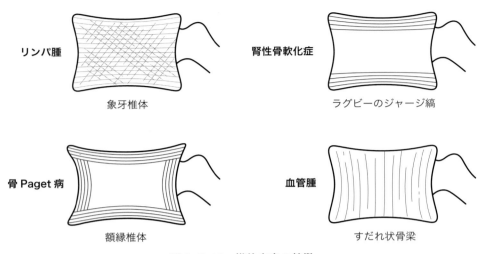

図Ⅰ-3-14　椎体病変の特徴

1）**Paget病**：椎体の膨大や不規則な骨硬化像がみられ（図Ⅰ-3-15），典型例は額縁状を呈する（図Ⅰ-3-14参照）．

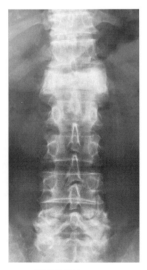

　　腰椎正面　　　図Ⅰ-3-15　Paget病　　　腰椎側面

他の椎体に比べて第1，4腰椎の椎体が大きく，骨増殖性変化が強い．椎体中央部は扁平化し，周辺部が硬化し輪郭が濃く縁取られているようにみえる（額縁椎体）．胸椎，仙骨にも骨増殖，硬化性変化が及んでいる．同様の所見が側面像でもみられる．骨梁が太く目立つ．骨増殖は椎体の後方にも及び先端巨大症との鑑別に役立つ．

2）**骨腫瘍**：中でも骨肉腫は最も頻度が高く，骨硬化性変化を呈することが特徴的である（図Ⅰ-3-16）が，脊椎での発症は珍しい．乳癌，肺癌でも骨硬化性変化がみられることがある．

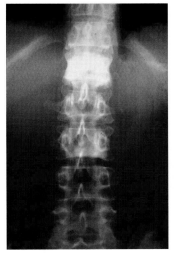 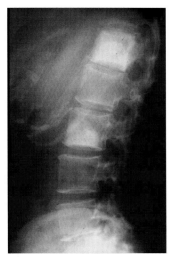

腰椎正面　　図Ⅰ-3-16　骨肉腫　　腰椎側面
第1, 3腰椎に高度な骨硬化性病変がみられる．第1椎体は少し膨隆している．

3）**感染**：菌糸類―アスペルギルス脊椎炎では著明な骨増殖，骨硬化像を呈する（図Ⅰ-3-17）．

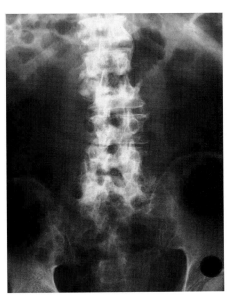 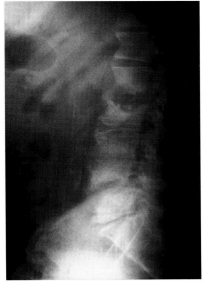

腰椎正面　　図Ⅰ-3-17　アスペルギルス脊椎炎　　腰椎側面
骨硬化性病変が目立つが，側面像で第1, 2, 4椎体では骨融解も旺盛である．

4）SAPHO：骨（髄）炎を伴うことが多く，椎体，後方関節，椎弓の一部に硬化性病変を認めることがある（図Ⅰ-3-18）．

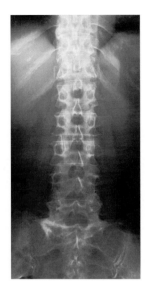

図Ⅰ-3-18　SAPHO
骨増殖性変化と骨硬化性病巣が混在してみられる．

■椎間板の変化

椎間板炎は椎間の狭小化と辺縁の不整，硬化を伴うリウマチ性疾患によるものと（図Ⅰ-3-19），椎体にまで破壊が及ぶ感染性のものがある（図Ⅰ-3-20）．オクロノーシスでは特徴的な椎間板の石灰沈着像がみられる（図Ⅰ-3-21）．

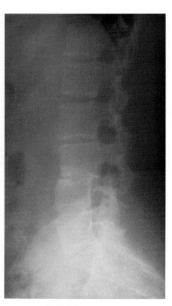
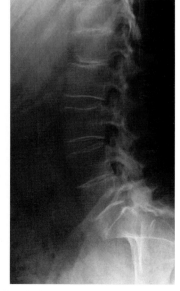

単発例　　　図Ⅰ-3-19　椎間板炎　　　多発例

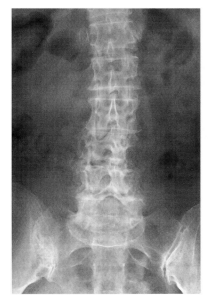 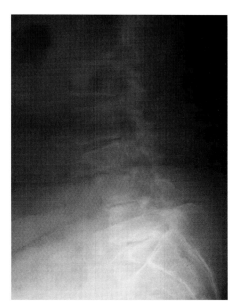

正面像　　　図Ⅰ-3-20　感染性椎間板炎　　　側面像

バイオ投与中のRA患者に起こった．感染は椎体にまで及び椎体破壊をきたしたが，最終的に椎体癒合によって治まった．

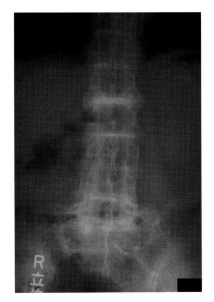 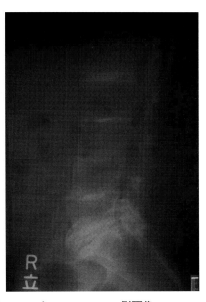

正面像　　　図Ⅰ-3-21　オクロノーシス　　　側面像

竹節状脊椎を呈するが，椎間の狭小化ないし消失，椎間板石灰化が特徴的である．仙腸関節にも石灰沈着を認める．

●斜位像

後方椎間関節の変化をみる目的で撮影する．脊椎分離症の確認（図Ⅰ-3-22）や，ASではしばしば椎間関節の狭小化，強直がみられる（図Ⅰ-3-23a, b）．

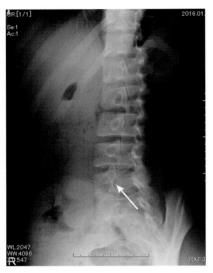

図Ⅰ-3-22　脊椎分離症
L4/5の椎間関節の分離がみられる（→）．

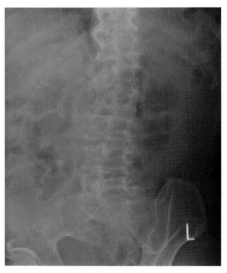

図Ⅰ-3-23a　椎間関節の狭小化
SpA例．L2/3/4/5の椎間関節の狭小化と硬化がみられる．L3/4に強い．

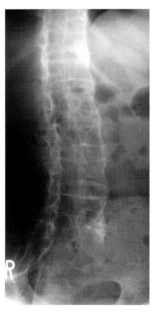

図Ⅰ-3-23b　椎間関節の骨化
AS例．椎間関節の跡はあるがほぼ全強直している．

■その他腰椎に特異的変化がみられる疾患・・・・・・・・・・・・・・・・・・・・・・・・・・・・・・・・・

1) 腰椎に限局したもの

①血管腫（図Ⅰ-3-31）

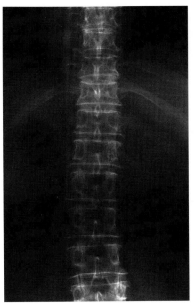 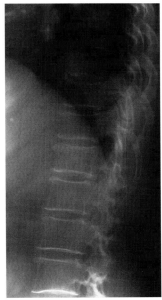

正面像　　　　　図Ⅰ-3-31　血管腫　　　　側面像

第12胸椎に認められる縦の線状陰影を示す粗な骨梁構造（すだれ様骨梁）が特徴的である（図Ⅱ-⑫-B-13-1参照：p269）．

②非ホジキンリンパ腫（図Ⅰ-3-32）

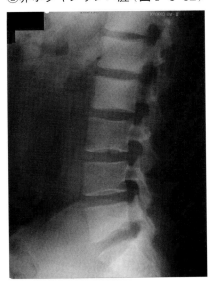

図Ⅰ-3-32　非ホジキンリンパ腫
（図Ⅱ-⑫-M-5-1参照：p280）
第1，2腰椎椎体全体に軽度のびまん性骨硬化像を認める．

③Schmorl 結節（図Ⅰ-3-33） ④脊索遺残（図Ⅰ-3-34）

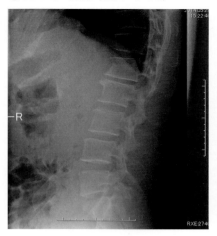
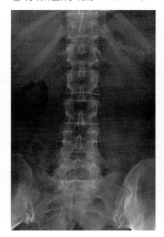
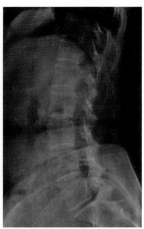

図Ⅰ-3-33　Schmorl 結節
第12胸椎の椎体下面に髄核の突出による凹みがみられる．

図Ⅰ-3-34　脊索遺残
左L4/5椎間関節部に淡い楕円形の骨硬化性像を認める．

2）他の部位にも変化が及ぶもの

①クル病（図Ⅱ-⑩-5-1a：p246）

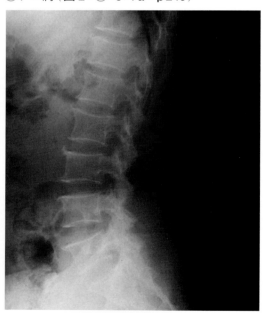

②透析性脊椎炎（図Ⅱ-⑮-7-1a：p320）

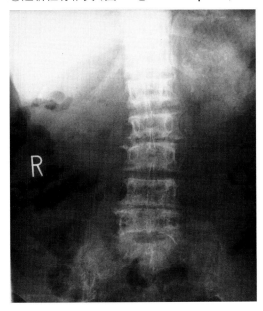
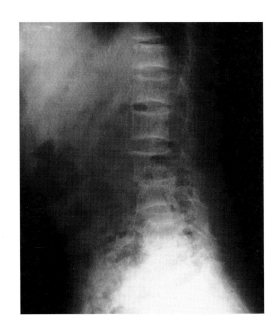

③Morquio 病（図Ⅱ-⑨-4-2：p232）

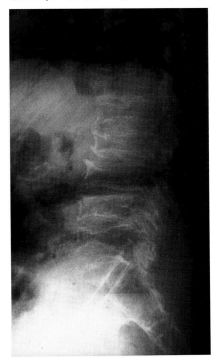

④SED tarda（図Ⅱ-⑨-7-1：p235）

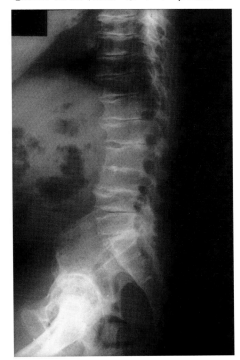

⑤神経線維腫症（図Ⅱ-⑫-B-14-1：p270）

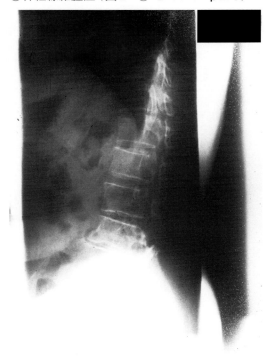

4 骨盤の変化

骨盤のXP（図Ⅰ-4-1a, b）では，腸骨，恥骨の骨実質の状態，仙腸関節，恥骨結合など線維関節の状態，股関節の状態などを読影し，さらに腸骨稜，坐骨結節，大転子部などで付着部炎のチェックを行う．

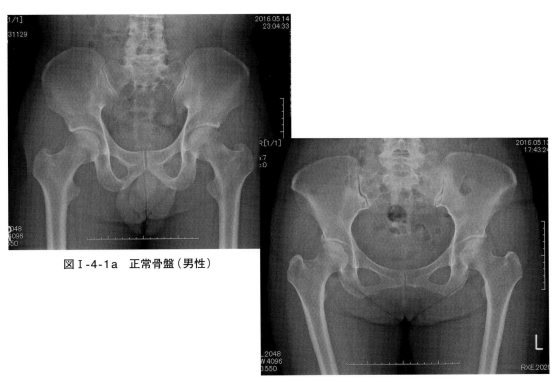

図Ⅰ-4-1a　正常骨盤（男性）

図Ⅰ-4-1b　正常骨盤（女性）
男性に比べ骨盤全体が幅広で，臼蓋の被りがやや浅く，股関節は内旋気味であることが多い．

■骨盤の骨実質の変化

骨盤の骨実質に骨硬化性病変，骨融解性病変があるかどうかチェックする．

1）骨硬化変化が優位な例

骨盤はPaget病の好発部位であり，骨硬化ないし骨増殖像が目立つが，骨融解性変化も混在している．骨硬化像に接して線条影が明らかなのが特徴的である（図Ⅰ-4-2）．前立腺癌の骨転移（図

I-4-3）も骨硬化像と骨融解像が混在しているが，比較的境界明瞭な斑紋状結節状硬化像がびまん性に存在し，仙骨が保たれていることが決め手となるが，XPだけでは鑑別が困難な症例もある．骨肉腫では骨融解像は目立たず，骨膜反応が特徴的である（図I-4-4）．

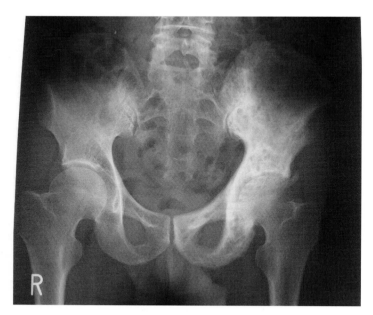

図I-4-2　Paget病
左腸骨から坐骨にかけて不規則，びまん性の骨硬化ないし骨増殖像が目立ち，一部仙骨に及んでいる．骨透亮像も散在しているが，皮質骨の増殖膨隆が特徴的である．

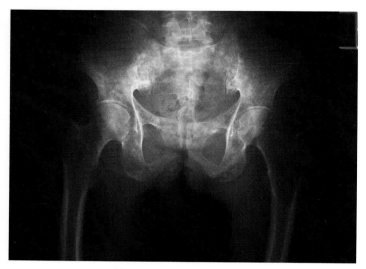

図I-4-3　前立腺癌骨転移
仙骨を除く骨盤全体に，骨透亮像を内包した骨硬化像が斑紋状または顆粒状に散在している．両恥骨上枝には病的骨折を認める．

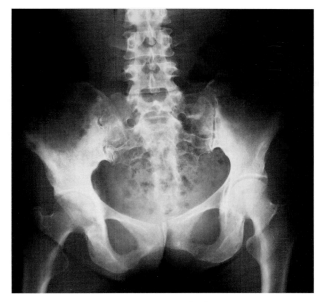

図Ⅰ-4-4 骨肉腫
右腸骨下部から坐骨にかけて比較的広範囲の骨硬化像および内外側に骨膜反応がみられる．仙骨への浸潤はみられない．

2）骨融解性変化が優位な例

Grawitz 腫瘍転移（図Ⅰ-4-5）やクリプトコッカス骨髄炎（図Ⅰ-4-6）では骨融解像がみられる．

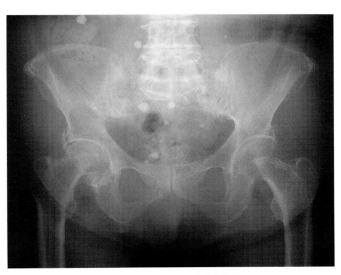

図Ⅰ-4-5 Grawitz腫瘍転移
右寛骨臼に比較的境界明瞭な骨透亮像，臼蓋の破壊像がみられ，大腿骨頭にも病変が及んでいる．

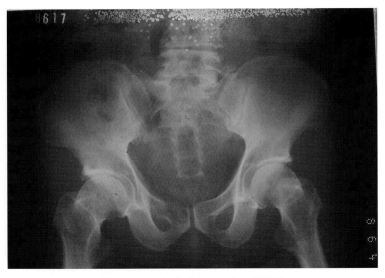

図 I-4-6　クリプトコッカス骨髄炎
右恥骨上肢に大きな骨融解像があり，皮質骨は断裂しているが，骨膜反応はみられない．

3）骨萎縮性変化が強い例
骨粗鬆症や骨軟化症のある患者ではよく脆弱骨折がみられる．

① RA は疾患そのものと治療薬としてのステロイド剤により骨粗鬆症になりやすく，恥骨，坐骨に骨折を生じやすい（図 I-4-7a）．

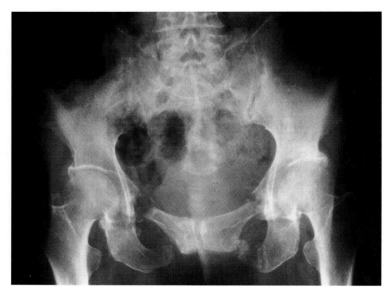

図 I-4-7a　脆弱性骨折（RA）
両側恥骨上下枝に骨折が認められる．

②種々の原因（低リン血症性，尿細管アシドーシス，腫瘍性）により骨軟化症をきたし，その結果，恥骨，腸骨などに易骨折性を生じる（図Ⅰ-4-7b，c）．骨折は肋骨にも生じやすい（図Ⅱ-⑩-5-2a 参照：p247）．

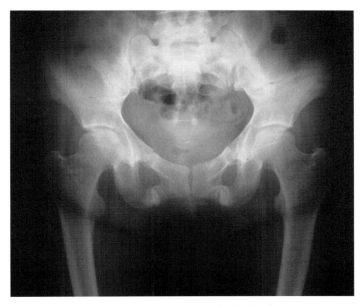

図Ⅰ-4-7b　脆弱性骨折（骨軟化症）
両側恥骨上下枝および腸骨に骨折が認められる．骨折線周辺に硬化像を伴うことが多い．

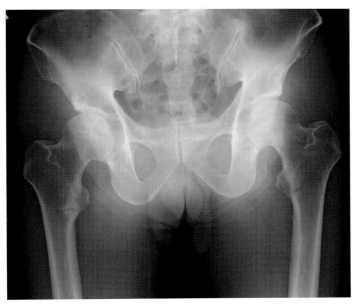

図Ⅰ-4-7c　脆弱性骨折（骨軟化症）
両側大腿骨小転子下に骨硬化帯に囲まれた水平に走る骨折線（ルーザー改変層）を認める．

③RA（図Ⅰ-4-8a）または原因不明（図Ⅰ-4-8b）で恥骨が融解することがあり，恥骨融解症といわれている．

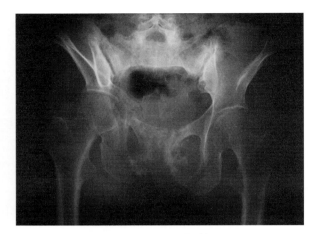

図Ⅰ-4-8a　恥骨融解
RA例

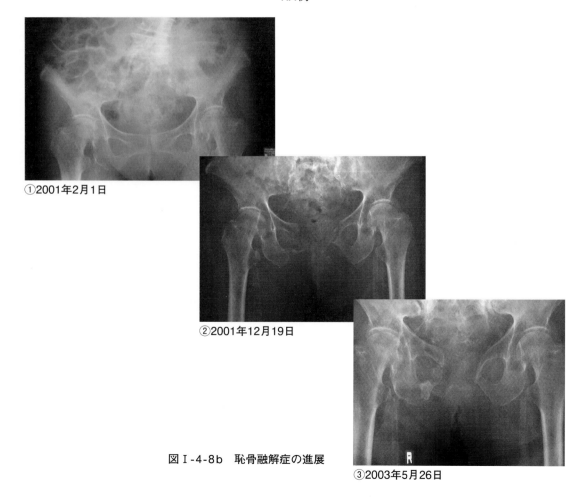

①2001年2月1日

②2001年12月19日

図Ⅰ-4-8b　恥骨融解症の進展

③2003年5月26日

■仙腸関節および恥骨結合のチェック

1）仙腸関節炎

ASをはじめとするSpAでは仙腸関節炎を病態として共有している．仙腸関節炎は変化なし（図Ⅰ-4-1参照）から強直まで5つのgrade（図Ⅰ-4-9a-d）に分けられる．しかし決してSpAに特化した所見ではなく，稀には健常人（図Ⅰ-4-9e），RA患者（図Ⅰ-4-9f）でもgradeⅣを呈する．

稀に化膿性仙腸関節炎が発症する（図Ⅰ-4-10）．

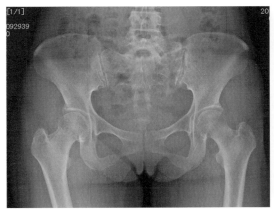

図Ⅰ-4-9a　左仙腸関節炎 gradeⅠ
疑わしい変化．

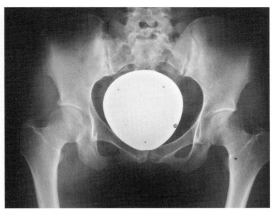

図Ⅰ-4-9b　仙腸関節炎 gradeⅡ
関節裂隙の不整，周囲の硬化病変がみられる．

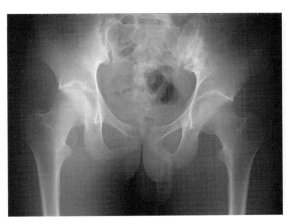

図Ⅰ-4-9c　仙腸関節炎 gradeⅢ
両側関節裂隙が不整で拡大し，骨硬化像がみられ左側では一部強直を起こしている．

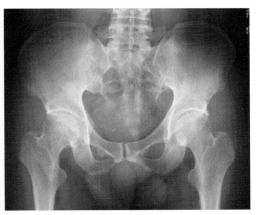

図Ⅰ-4-9d　仙腸関節炎 gradeⅣ
全関節面にわたる強直．

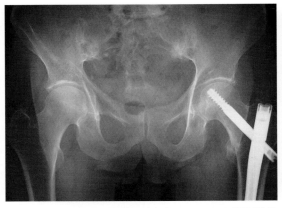 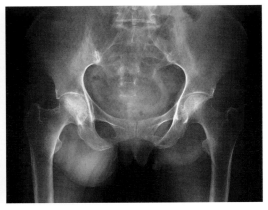

図Ⅰ-4-9e　大腿骨頚部骨折患者にみられた仙腸関節炎像（grade Ⅲ, Ⅳ）

図Ⅰ-4-9f　RA患者にみられた仙腸関節強直像（grade Ⅳ）

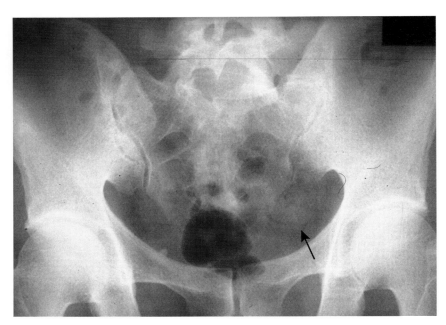

図Ⅰ-4-10　化膿性仙腸関節炎
左仙腸関節に硬化像を伴う骨融解像と遠位部に続く囊胞状陰影（→）がみられる．

2）腸骨硬化

腸骨硬化症（condensans ilii）では仙腸関節炎と異なり腸骨側のみに骨硬化がみられる（図Ⅰ-4-11）．

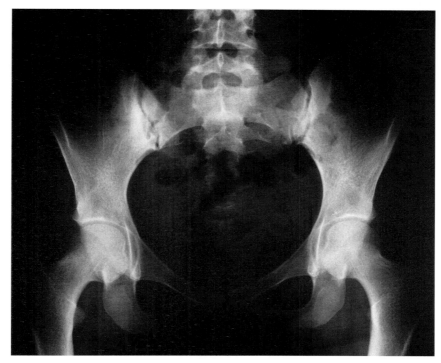

図Ⅰ-4-11　condensans ilii
腸骨側にのみ骨硬化像がみられる．

3）恥骨結合

線維関節であり種々のリウマチ性疾患，とりわけ AS では頻回に骨融解像がみられ（図 I-4-12a），進行すると完全強直に到る（図 I-4-12b）．軟骨石灰化症では恥骨結合は石灰沈着の好発部位である（図 I-4-13）．RA（図 I-4-14）や経産婦では恥骨結合のずれもよくみられる．

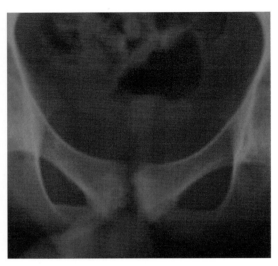

図 I-4-12a　AS の恥骨結合炎
恥骨結合の裂隙拡大と辺縁の不整，骨硬化像．

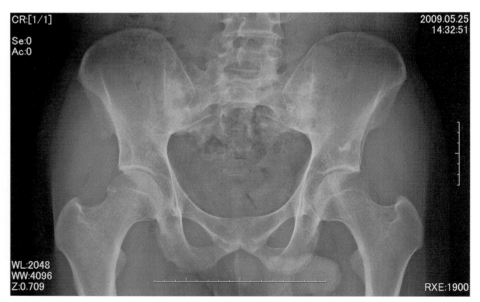

図 I-4-12b　恥骨結合強直
両側仙腸関節のみならず恥骨結合が強直している．

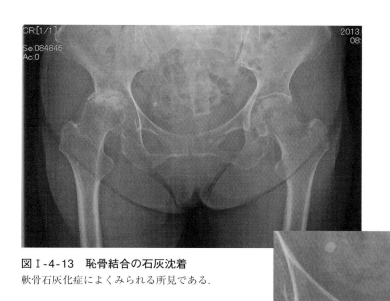
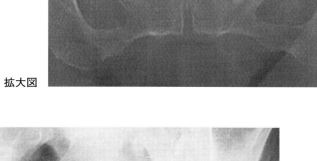

図 I-4-13 恥骨結合の石灰沈着
軟骨石灰化症によくみられる所見である．

拡大図

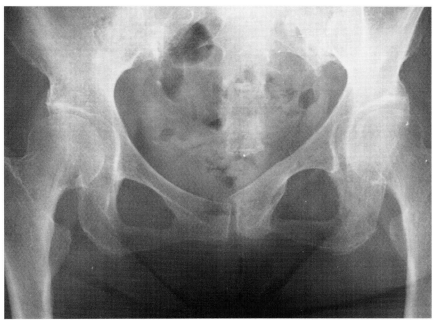

図 I-4-14 恥骨結合のずれ
経産婦，RA 患者でみられる．

■ 付着部炎のチェック

　腸骨稜，坐骨結節，大転子，小転子などに，骨融解像，骨硬化像や骨棘形成がみられるかどうかのチェックを行う（図Ⅰ-4-15a）．SpAでは付着部炎が多発する（図Ⅰ-4-15b）が，特殊例として七川が提唱した特別な疾患カテゴリー"polyenthesitis"がある（コラム1, p194）（図Ⅰ-4-15c）（Ⅱ部参照）．

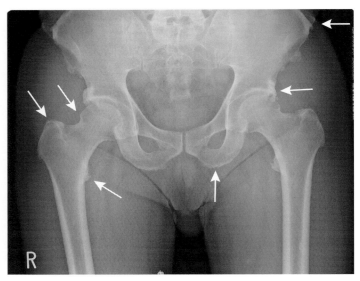

図Ⅰ-4-15a　付着部炎のチェック
チェック部を→で示す．

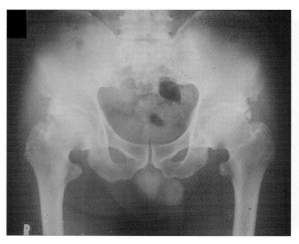

図Ⅰ-4-15b　polyenthesopathy
多発性の付着部の変化を認める．

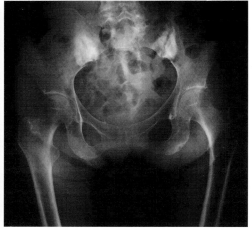

図Ⅰ-4-15c　polyenthesitis
七川定義例（図Ⅱ-④-O-2-1：p193を参照）．

■**股関節のチェック** ・・

　股関節のXP（図Ⅰ-4-1）では，大腿骨頭および寛骨臼の状態，関節裂隙の状態，股関節周辺の軟部組織の状態などを読影し，さらに付着部炎や大腿骨近位部のチェックを行う．各疾患の股関節の特徴的変化（必ずしも初期変化ではない）を以下に述べる．

　1）RA：上方の関節裂隙狭小化（図Ⅰ-4-21a）から始まり，内側の狭小化がみられる（図Ⅰ-4-21b）．最近では殆どみなくなったが，重症化すると大腿骨頭の骨盤内への突出（図Ⅰ-4-21c）や骨頭の融解（図Ⅰ-4-21d）が起こる．

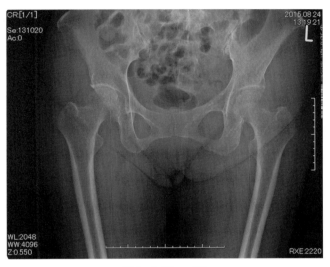

図Ⅰ-4-21a　RA
右股上方の関節裂隙狭小化．

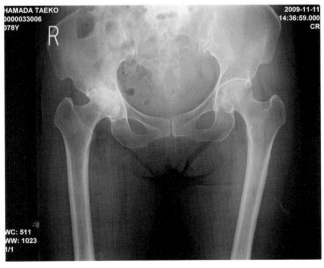

図Ⅰ-4-21b　RA
上内側の狭小化と不整，骨硬化像がみられる．

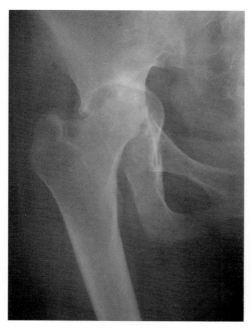

図Ⅰ-4-21c　RA
（Otto骨盤）．

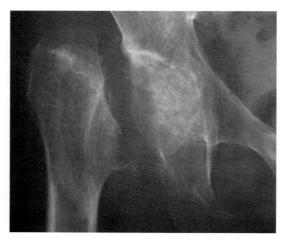

図Ⅰ-4-21d　RA
骨頭の消失．

2）JIA：病状が長期化すると股関節にも変化がみられる．大きく分けると二次性に臼蓋形成不全の形になり大腿骨頭が外上方へ亜脱臼していくタイプ（図Ⅰ-4-22a）と，成人のRAタイプ（図Ⅰ-4-22b）に分かれる．ここに小児期発症の成長障害が加わると特異的な像を呈する（図Ⅰ-4-22c）．

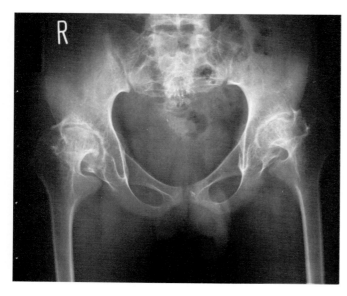

図Ⅰ-4-22a　JIA
大腿骨頭の外上方への亜脱臼．

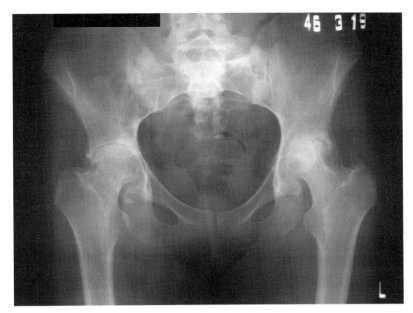

図Ⅰ-4-22b　JIA
成人RA用変化.

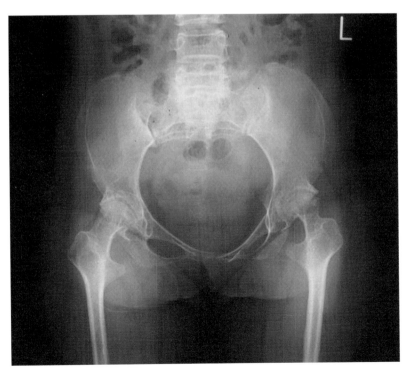

図Ⅰ-4-22c　JIA
成人RAムチランス変化と外上方への脱臼と小骨格を併せ持つ特異的な像を呈している.

3）OA：本邦では臼蓋形成不全（図Ⅰ-4-23a）に伴う二次性の変形性股関節症が大半を占める（図Ⅰ-4-23b）．関節裂隙狭小化，軟骨下骨の硬化，囊胞状陰影および靱帯，関節包付着部の骨棘形成が特徴である．

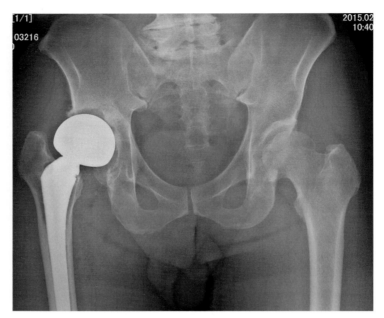

図Ⅰ-4-23a　臼蓋形成不全
右は人工骨頭手術後．左は臼蓋に硬化像がみられ，初期OA変化である．

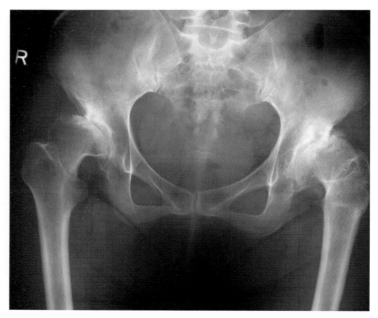

図Ⅰ-4-23b　二次性股関節OA
典型的二次性変形性股関節症変化．

4）RDC（rapidly destructive coxarthrosis）急速破壊型股関節症：股関節 OA がベースにあり，数ヶ月から1年の間に急速に大腿骨頭に破壊性変化が起こり，臼蓋に及ぶ（図Ⅰ-4-24）．

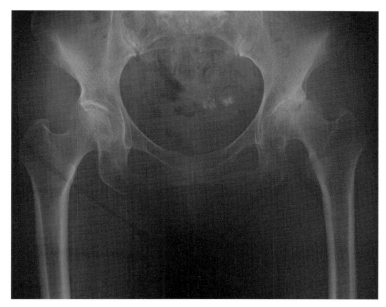

図Ⅰ-4-24　左股RDC
①6ヶ月前．

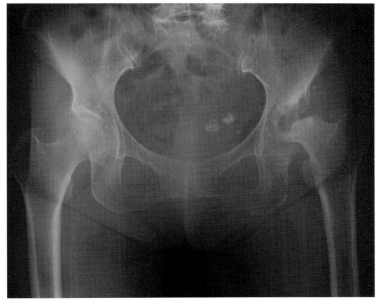

②6ヶ月の間に急激に骨頭の破壊吸収が起こっている．

5) AS：股関節は最も障害を受ける関節であり，関節包付着部炎から始まり（図Ⅰ-4-25a），強直に到る（図Ⅰ-4-25b）．関節の破壊は強くなくても不良肢位拘縮（図Ⅰ-4-25c）のため手術を要することもある．

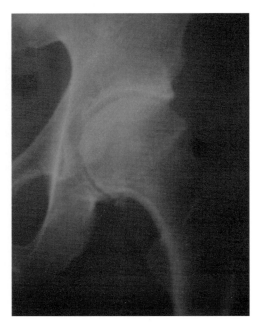

図Ⅰ-4-25a　AS
関節包付着部炎によるヘルメット様変化．

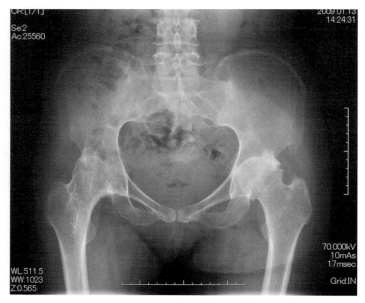

図Ⅰ-4-25b　AS
右股は完全強直．左大腿骨頭は典型的なヘルメット様変形を呈している．

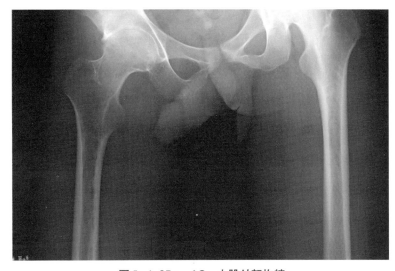

図Ⅰ-4-25c　AS　右股外転拘縮
右大腿骨頭の初期変化と関節裂隙狭小化がみられ，外転拘縮を起こしている．
（下図のように骨盤を水平位にすると右股関節の外転拘縮が明らかになる）

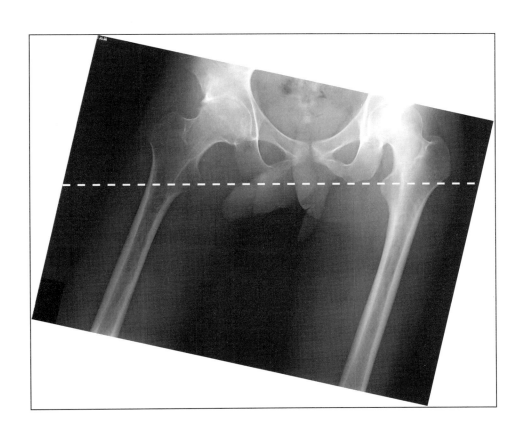

6）**単純性股関節炎**：一過性の股関節炎で，XP 上大腿骨頭の骨萎縮や関節包の軟部陰影の拡張がみられる（図 I-4-26a, b）．

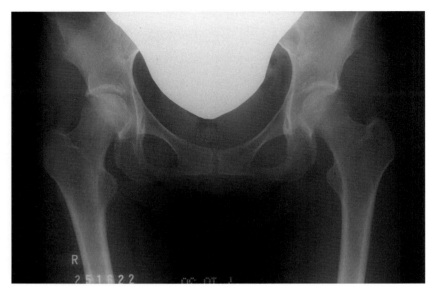

図 I-4-26a　単純性股関節炎①
左大腿骨頭全体が骨萎縮を起こしている．

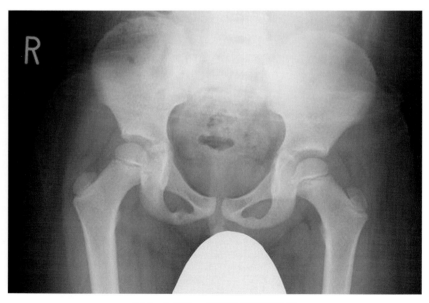

図 I-4-26b　単純性股関節炎②
左股関節包の軟部陰影が拡張している．

7）**大腿骨頭壊死**：LE をはじめとした膠原病，アルコール性など種々の原因で，大腿骨頭の無腐性壊死が起こる（図Ⅰ-4-27a, b）．大腿骨頸部内側骨折も一因となる（図Ⅰ-4-27c）．

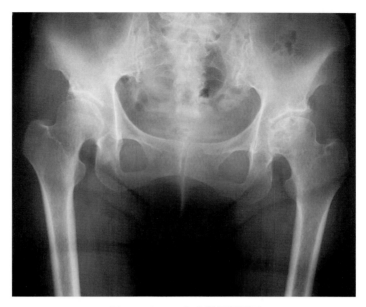

図Ⅰ-4-27a　左大腿骨頭壊死
骨頭の上半分に囊胞状陰影と硬化像が混在．関節裂隙は保たれている．

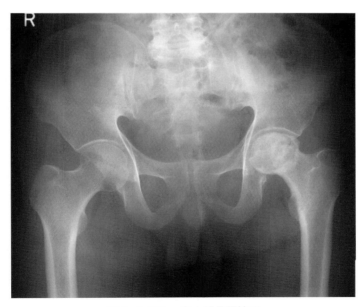

図Ⅰ-4-27b　左大腿骨頭壊死
骨頭全体に骨萎縮があり，周囲を硬化像がとり囲んでいる．荷重部が少し沈下し，関節裂隙はむしろやや拡大している．

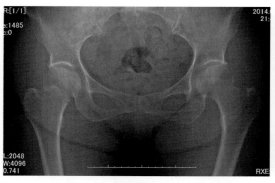
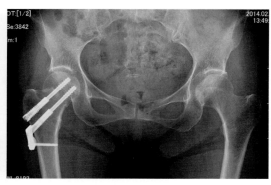

図Ⅰ-4-27c　右大腿骨頚部骨折後大腿骨頭壊死
　①2014年1月14日　骨折時
②2014年2月18日　術直後

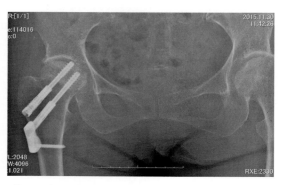

③2015年11月30日　骨頭が圧潰され，スクリュウが突き出ている．

8）再発性多発性軟骨炎：股関節に障害をきたし，人工関節置換術を施行した（図Ⅰ-4-28）．

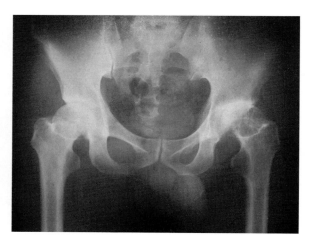

図Ⅰ-4-28　再発性多発性軟骨炎
左股関節の関節裂隙の狭小化は著明であるが，骨頭の輪郭は比較的良く保たれている．囊胞状陰影，骨棘形成が骨頭側にのみ認められる．骨頭全体の骨萎縮が明らかである．

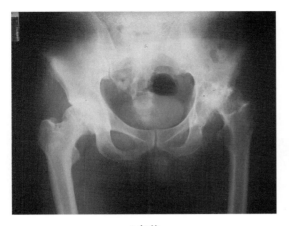

4年後
左側のOA様変化は臼蓋側にも波及．右股関節に関節裂隙の狭小化が始まり，骨頭に多数の囊胞状陰影が出現している．

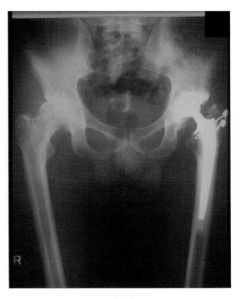

7年後
左THA後．右股関節の関節裂隙狭小化，囊胞状陰影が進行．

9）PsA：少数ではあるが，股関節に大きな障害をもたらす場合もある（図Ⅰ-4-29）．

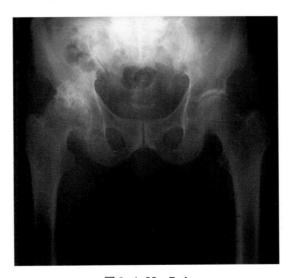

図Ⅰ-4-29 PsA
右股関節の関節裂隙消失，骨硬化，囊胞状陰影と二次性股関節症に加えて，坐骨から股関節にかけてのもやもやした骨増殖性変化と，左仙腸関節強直，恥骨結合炎所見がみられる．

■その他股関節周辺に特異的変化がみられた疾患・・・・・・・・・・・・・・・・・・・・・・・・・・・・・

1）股関節周辺に限局したもの

①左小転子部類骨腫（図Ⅱ-⑫-B-1参照：p257）　②骨形成不全症（図Ⅱ-⑨-8-1参照：p236）

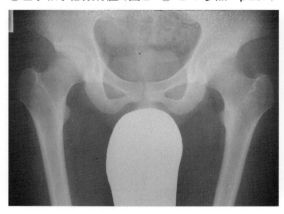 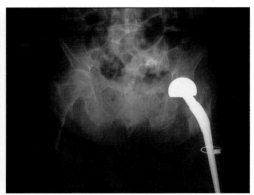

2）他の部位にも変化が及ぶもの

①先端巨大症（図Ⅱ-⑪-1-2参照：p254）

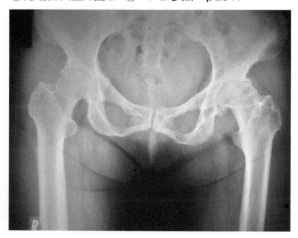

②滑膜骨軟骨腫（図Ⅱ-⑫-B-6-3 参照：p262）

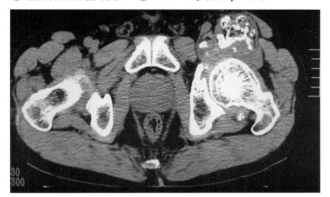
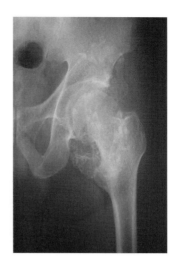

③PVS（図Ⅱ-⑫-O-4-1, 2 参照：p295, 296）

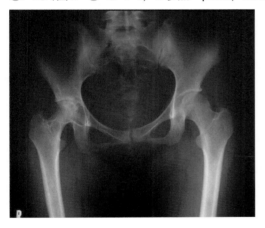
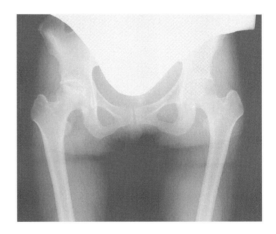

④軟骨石灰化症（多発 OA 例）（図Ⅱ-⑥-2-6 参照：p211）

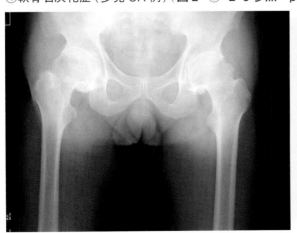
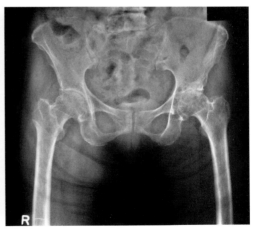

⑤異所性骨化（図Ⅱ-⑦-3-2参照：p220）

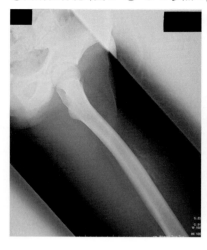
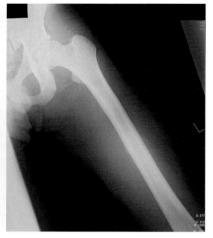

⑥Morquio病（図Ⅱ-⑨-4-4参照：p232）

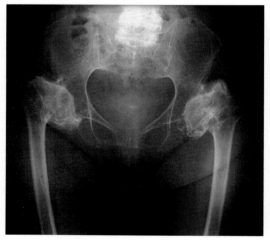

⑦サルコイドーシス（図Ⅱ-⑫-O-3-2b参照：p294）

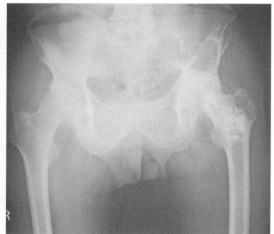

⑧骨軟化症（図Ⅱ-⑩-5-6参照：p251）

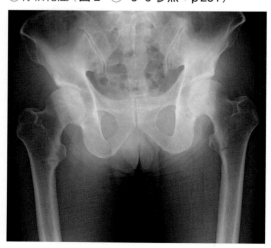

⑨血腫(図Ⅱ-⑭-2-1,2参照:p311)

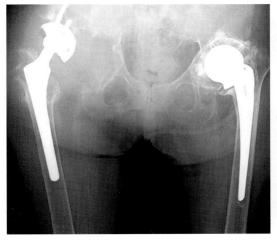

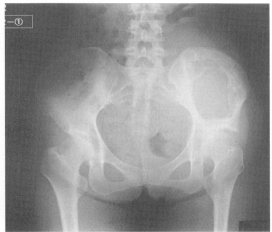

⑩Charcot 関節(図Ⅱ-⑮-1-1参照:p312)　　⑪股関節靱帯骨化症

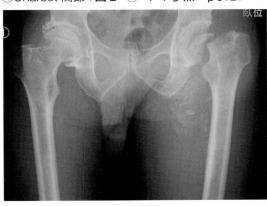

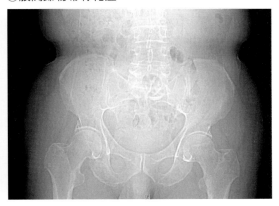

⑫C型肝炎関連骨関節症(図Ⅱ-⑬-4-1:p305)　⑬オクロノーシス(図Ⅱ-⑩-3-5参照:p244)

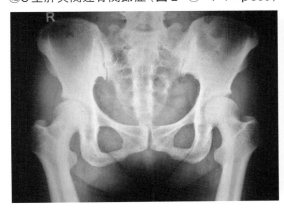

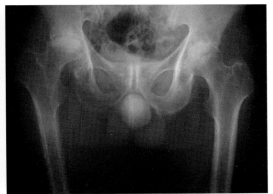

⑭好酸性肉芽腫（図Ⅱ-⑫-B-12-1a 参照：p268）

⑮ SAPHO（図Ⅱ-④-S-3-3：p189）

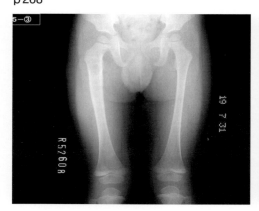

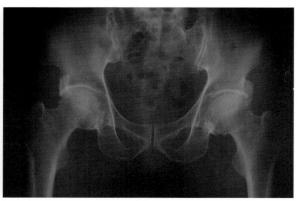

⑯軟骨芽細胞腫（図Ⅱ-⑫-B-5-2 参照：p261）

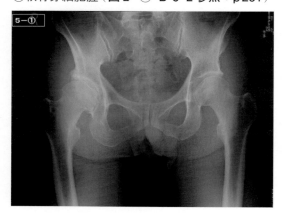

5　足の変化

通常，足関節は二方向，足指は正面像で判定している．
正常図を図Ⅰ-5-1-a，b，cに載せる．

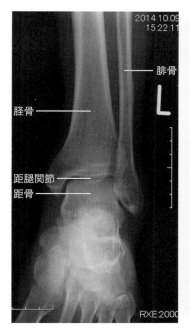
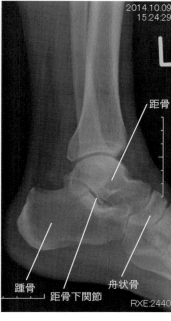
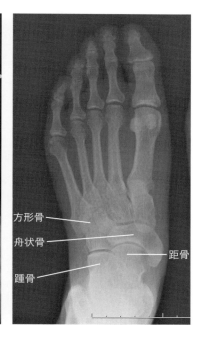

図Ⅰ-5-1-a　　正常足関節　　図Ⅰ-5-1-b　　　　　　図Ⅰ-5-1-c　正常足指正面
　　　　　　　　　　　　　　　　　　　　　　　　　　　　　距舟関節もみえる．

● 足関節

　足関節正面像では，関節裂隙狭小化の有無（図Ⅰ-5-2a）と距骨の傾きをみる（図Ⅰ-5-2b）．側面像では，距腿関節はやや読影しづらく，距骨下関節，距舟関節の読影に適している．足関節周辺の変化はRAでよく認められる．図Ⅰ-5-3aでは距骨下関節の狭小化が，図Ⅰ-5-3b-1では距舟関節の狭小化がみられる．距舟関節の狭小化は足正面像でも捉えることができる（図Ⅰ-5-3b-2）．さらに踵骨については，アキレス腱付着部と足底筋膜付着部の骨融解像や，骨棘形成があるかどうかチェックを行う（図Ⅰ-5-4a，b）．

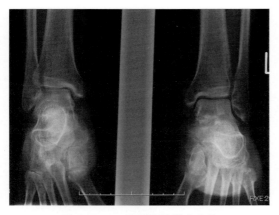

図I-5-2a　距腿関節狭小化①
右距腿関節の狭小化を認める．

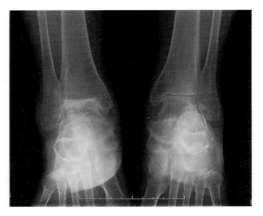

図I-5-2a　距腿関節狭小化②
右関節裂隙が消失している．

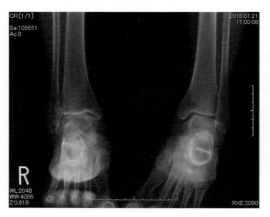

図I-5-2b　距腿関節の傾き①
右関節裂隙狭小化と距骨の軽度外反がみられる．

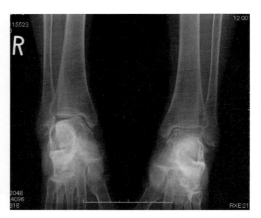

図I-5-2b　距腿関節の傾き②
右距骨が高度に内反している．

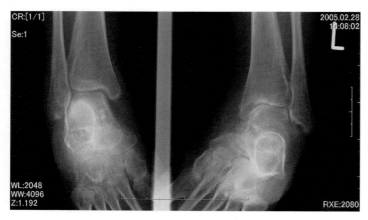

図I-5-2b　距腿関節の傾き③
左脛骨の関節面そのものが内反している．

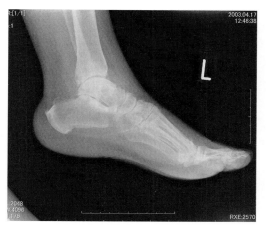

図Ⅰ-5-3a　距骨下関節
距腿関節および距骨下関節に狭小化と骨硬化がみられる．

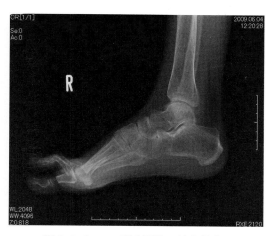

図Ⅰ-5-3b-1　距舟関節の狭小化①
関節裂隙に軽度の狭窄がみられる．

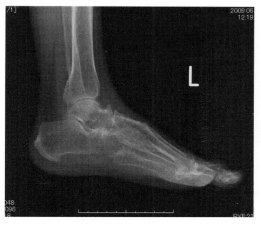

図Ⅰ-5-3b-1　距舟関節の狭小化②
関節裂隙は殆ど消失し，骨棘形成が旺盛である．

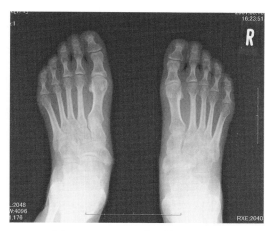

図Ⅰ-5-3b-2　距舟関節の狭小化
足正面像でも右距舟関節の狭小化がわかる．

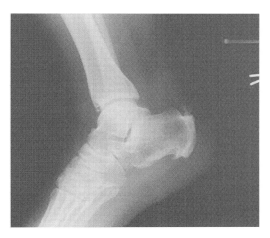

図Ⅰ-5-4a　アキレス腱付着部炎
PsA例である．足底筋膜付着部にも骨棘形成を認める．

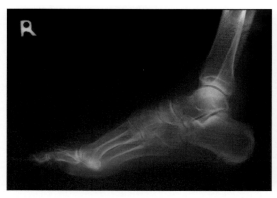 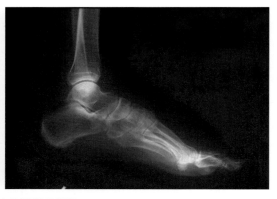

右側　　　　　　図Ⅰ-5-4b　足底筋膜付着部炎　　　　　　左側

uSpA例である．足底筋膜付着部の不整と骨融解像を認める．左側は右側より少し進行した状態で骨棘形成が目立つ．

Kashin-Beck病（図Ⅰ-5-4c）や軟骨石灰化症（図Ⅰ-5-4d）では二次性の変形性関節症を起こすことがある．

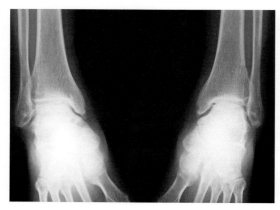 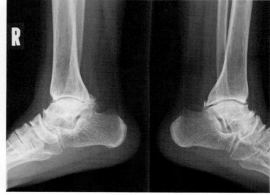

正面　　　　　　図Ⅰ-5-4c　Kashin-Beck病　　　　　　側面

右優位の足関節のOA変化がみられる．

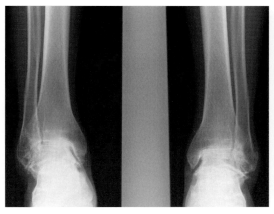
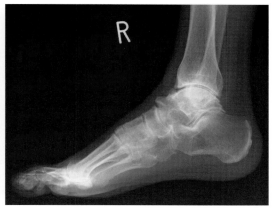

正面　　　　　　　　　　図I-5-4d　軟骨石灰化症　　　　　　　　　右側面

両側足関節に軟骨石灰化と強い骨増殖がみられる．側面像で関節破壊は距骨下から中足部にまで及んでいることがわかる．

● 前足部

　足指に関しては，原則として手の指のXP像と変化，読み方は変わらない．発症早期にMTP関節に変化がみられたら，殆どの場合RAかPsAであり，疾患頻度からするとRAである場合が多い．末節骨の骨融解やDIP関節に変化（特に骨融解性）がみられる場合はPsAを疑う．また（XP所見というより視診が大事であるが）ソーセージ様趾炎がみられたらPsAを含めSpAを疑う．

■骨融解性変化 ・・

1）末節骨およびDIP関節，PIP関節

　PsA（図I-5-5a，b，c）やMRH（図I-5-6a），FR（図I-5-6b）では早期から末節骨，趾骨に骨融解像がみられる．SAPHOでも骨融解性変化をきたすことがある（図I-5-7）．

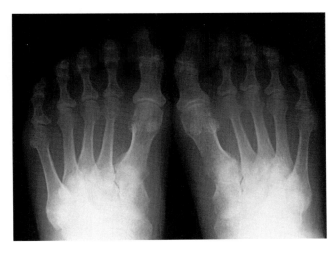

図I-5-5a　PsAにおける足指の骨融解①
多趾に骨融解病変を認めるが，淡い骨増殖も伴う．

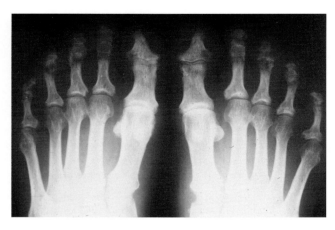

図I-5-5b　PsAにおける足指の骨融解②
末節骨，関節近傍の骨吸収変化が強い．骨増殖性変化を伴うことが多い．

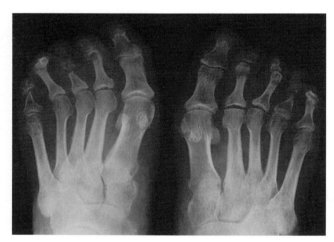

図I-5-5c　PsAにおける足指の骨融解③
Pencil-in-cupや末節骨の高度な骨融解がみられる．

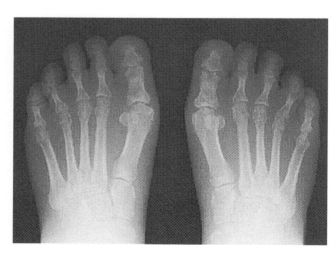

図I-5-6a　MRHにおける足指の骨融解
早期から大きな骨欠損像が多発性にみられる．

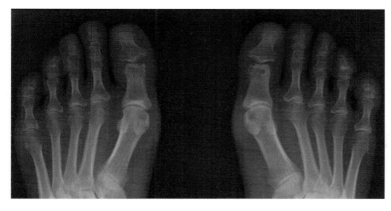

図 I-5-6b　FRにおける足指の骨融解の進展
MRHに類似する大きな骨融解像を両母趾IP関節に認める.
①2011年3月3日

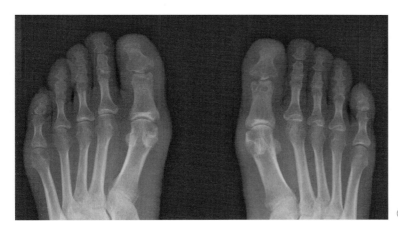

②2012年11月17日　進行は遅い.

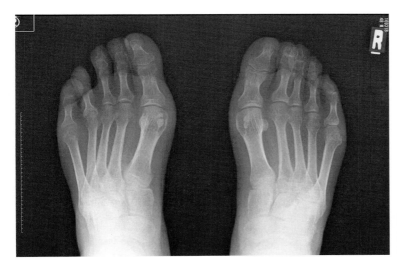

図 I-5-7　SAPHO
左第3〜5趾に強い骨融解像を認める.

2）MTP 関節

高尿酸血症患者では，母趾のIP関節やMTP関節に痛風発作以前から尿酸結晶の沈着を思わせる骨浸食像がみられることがある（図Ⅰ-5-8a，b）．

母趾以外のMTP関節に早期から疼痛が出現した場合は，先ずRAを想定し骨融解性変化を探す（図Ⅰ-5-9a）．JIAといえども成人RAタイプではMTP関節罹患が多い（図Ⅰ-5-9b）．PsAの可能性も頭に置いておく（図Ⅰ-5-5a，b，c）．

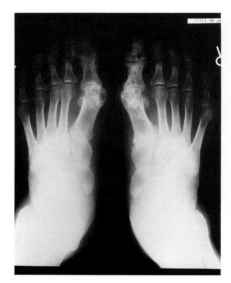

図Ⅰ-5-8a　痛風①
右母趾末節骨から中足骨に大小さまざまな円形の打ち抜き像が軟骨下骨部を中心にみられる．右第5趾，左母趾にも同様所見がみられる．

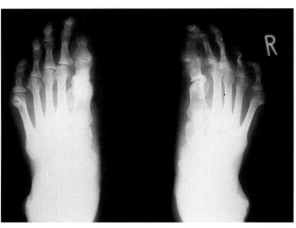

図Ⅰ-5-8b　痛風②
左母趾MTP関節から中足骨の近位骨幹端まで軟部組織の石灰沈着に覆われ，小趾中足骨頭には厚い石灰化像に囲まれた骨透亮像を認める．骨関節破壊は殆どみられない．一方右足は，第4趾の基節骨の中頃から末梢が殆ど吸収破壊され，母趾MTP関節の破壊も高度である．どちらも破壊縁は骨硬化が強い．

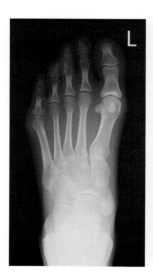 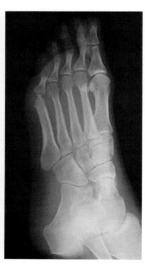

図Ⅰ-5-9a　RA
左小趾MTP関節にエロージョンを伴う関節裂隙狭小化がみられる．斜位で骨頭周辺の骨破壊が高度であることがわかる．

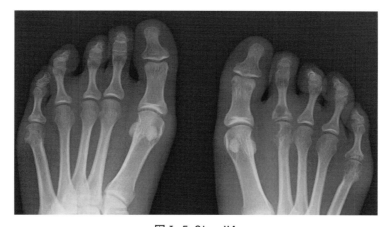

図Ⅰ-5-9b　JIA
右第2,5趾,左第5趾のMTP関節にエロージョンを伴う関節裂隙狭小化が強い.

■骨増殖性変化

1）末節骨

末節骨の骨増殖性変化は先端巨大症（図Ⅰ-5-10）でみられる.

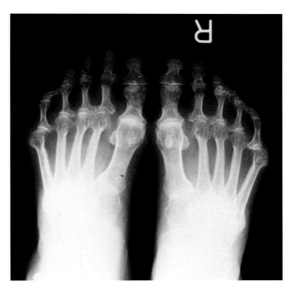

図Ⅰ-5-10　先端巨大症
MTP関節周辺の骨増殖性変化が高度である.手指のスペード様変化が母趾,第2趾に明らかである.

2）関節近傍

PsAでは骨浸食像とともにその近傍に骨増殖性変化がみられることがある（図Ⅰ-5-5a：p111）.MTP関節にOA所見と共に増殖性変化が高度にみられる場合は,先端巨大症（図Ⅰ-5-10）やKashin-Beck病などを考える.

3）骨幹部

肺性骨増殖症では手だけでなく，趾骨でも骨膜の増殖性変化がみられる（図Ⅰ-5-11a）．稀にC型肝炎関連骨関節症では趾骨の骨皮質も肥厚する（図Ⅰ-5-11b）．

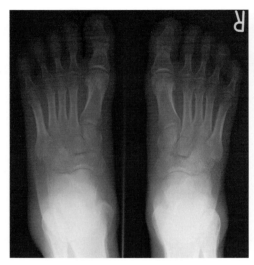
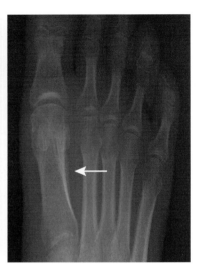

図Ⅰ-5-11a 肺性肥厚性骨関節症
骨皮質の増殖（→）を認める．

拡大像

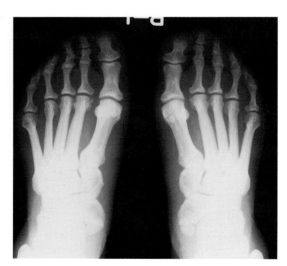

図Ⅰ-5-11b C型肝炎関連骨関節症
特に中足骨の皮質骨肥厚が顕著である．

■**骨萎縮性変化**・・

RSDが足に起こると足根骨，趾骨に骨萎縮が生じる（図Ⅰ-5-12a, b, c）．

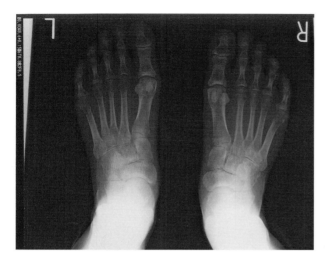

図Ⅰ-5-12a　RSD両足例
広範囲にわたる骨萎縮像を認める．

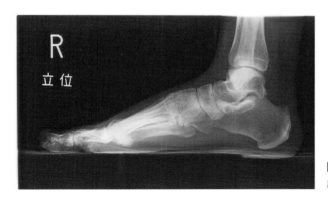

図Ⅰ-5-12b　RSD右足関節側面
広範囲にわたる骨萎縮像を認める．

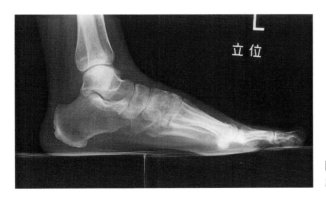

図Ⅰ-5-12c　RSD左足関節側面
広範囲にわたる骨萎縮像を認める．

■ 関節裂隙変化・・・

　通常は関節裂隙狭小化がみられるが，ときには拡大化がみられることもある．判定は通常 MTP 関節でないと困難である．

　MTP 関節は RA の早期好発関節で，関節裂隙狭小化はエロージョンないし嚢腫状変化を伴いみられることが多い（図 I-5-9a：p114）．関節裂隙の拡大は，関節液貯留によることもあるが，先端巨大症など軟骨増殖によるものも考慮に入れる（図 I-5-10：p115）．

　舟状骨と第 1，2 中足骨で作る関節は，RA の好発関節で，前足部の撮影で認められることがあり，初期から狭小化を捉えやすい（図 I-5-13a）．距舟関節も同様に早期から狭小化をきたしやすい（図 I-5-13b）．これらは側面像でも確認できる（図 I-5-13c）．

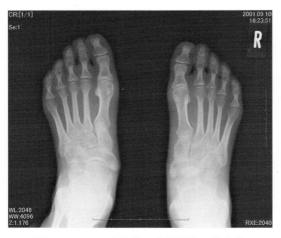

図 I-5-13a　右舟第 1 中足関節の狭小化
右距舟関節の狭小化も認める．

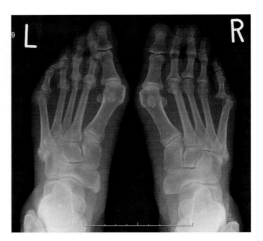

図 I-5-13b　両側距舟関節の狭小化

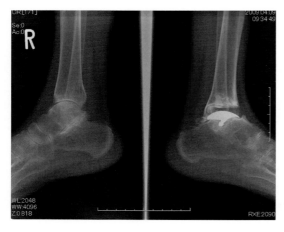

図 I-5-13c　側面像
右側は距骨下関節，距舟関節に高度の狭小化がみられる．左側は距骨下関節が強直し，距腿関節は人工足関節置換術後である．

■軟部組織変化

1）軟部腫脹

SpA や FR（図Ⅰ-5-14）で足指全体の腫脹（指炎）が認められる．

小空洞症（図Ⅰ-5-15）でも同様の足指腫脹がみられる．炎症関節周囲の腫脹が，RA（図Ⅰ-5-16a）や痛風（図Ⅰ-5-16b）ではXPで認められる．

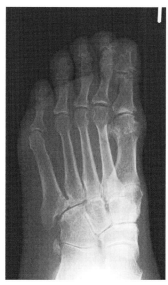

図Ⅰ-5-14　FRにおける指炎
左小趾に著明な指炎を認める．

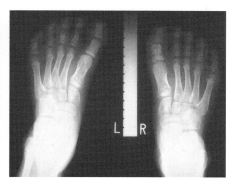

正面像

斜位像

図Ⅰ-5-15
小空洞症における指炎
多指にわたって指炎がみられる．

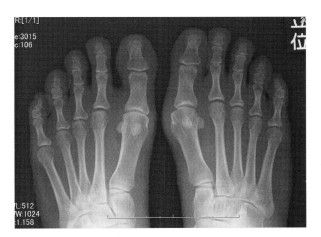

図Ⅰ-5-16a　RA
右母趾MTP関節に腫脹を認める．

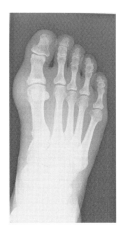

図Ⅰ-5-16b　痛風
右母趾MTP関節の腫脹が著しい．

2）石灰沈着

　Werner症候群（図Ⅰ-5-17a），関節周囲石灰化症（図Ⅰ-5-17b）では，関節内または関節周辺の軟部組織または皮下に石灰沈着像がみられる．軟骨石灰化症でも多関節OAをきたすようなタイプでは足関節（図Ⅰ-5-4d：p111）や趾節関節（図Ⅰ-5-17c）に石灰沈着がみられる．

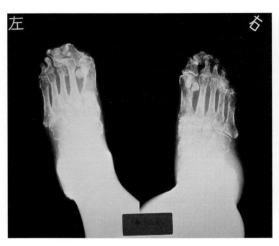

図Ⅰ-5-17a　Werner症候群
軟部組織の石灰沈着を認める．

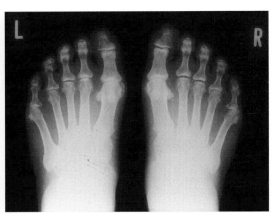

図Ⅰ-5-17b　関節周囲石灰化症
関節周囲の石灰化が目立つ．

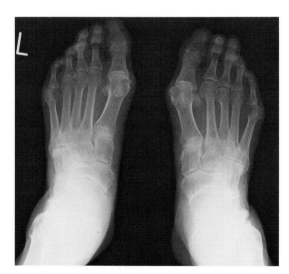

図Ⅰ-5-17c　軟骨石灰化症
関節内外の石灰沈着とMTP，PIPの関節障害を認める．

■足に特異的変化がみられた疾患

1）足に限局したもの

①Freiberg病（図Ⅰ-5-20）：第2中足骨骨頭の骨壊死である．

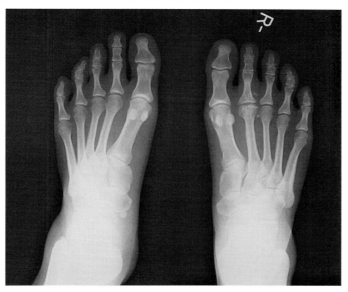

図Ⅰ-5-20　Freiberg病
第2中央骨頭の骨壊死で，変形，骨硬化像，関節症性変化，関節症に伴う骨・軟骨片を認める．

②流蝋骨症：（図Ⅰ-5-21）（図Ⅱ-⑨-11-1：p238）

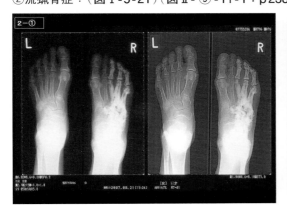
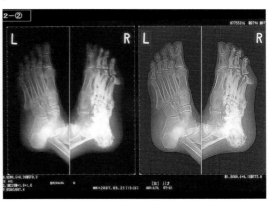

両足正面　　　　　　　　　　図Ⅰ-5-21　流蝋骨症　　　　　　　　　　両足斜位
右腓骨から足根骨，趾骨の腓骨側に蝋が流れたような骨硬化帯がみられる．一部骨は膨隆している．骨硬化帯はsclerotomeの分布に一致している．

③リンパ浮腫：（図Ⅰ-5-22）

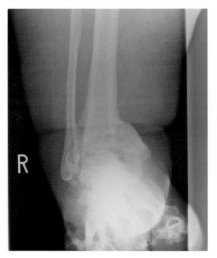 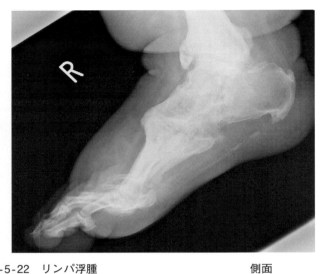

正面　　　　　　　　　　図Ⅰ-5-22　リンパ浮腫　　　　　　　　　　側面
足関節，足の骨，関節変化は2次性のものである．軟部陰影の著明な拡大に注目．

2）他の部位にも変化が及ぶもの

①diffuse large B-cell リンパ腫　　　　　②Ollier 病（図Ⅱ-⑫-B-3：p259）
（図Ⅱ-⑫-M-5-2：p280）

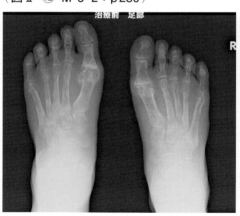 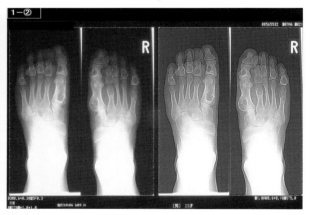

③Maffucci症候群（図Ⅱ-⑫-B-4-2：p260）

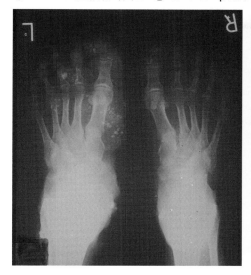
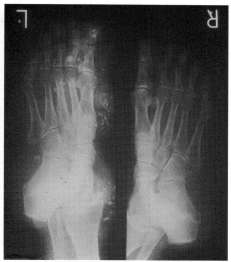

④Gorham病（図Ⅱ-⑫-B-10-1：p266）

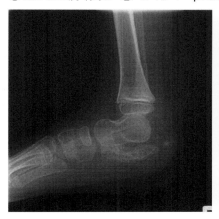
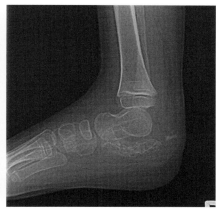

⑤carpal tarsal osteolysis
（図Ⅱ-⑨-1-2：p228）

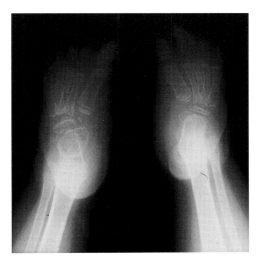

⑥Hadju-Cheney 症候群
（図Ⅱ-⑨-2：p229）

⑦サルコイドーシス
（図Ⅱ-⑫-O-3-2c：p294）

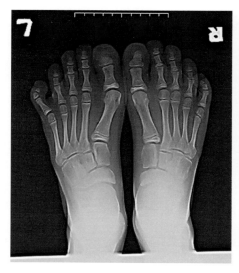
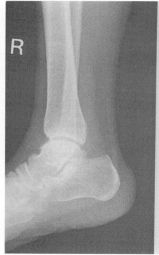
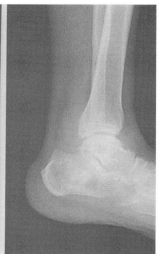

⑧骨髄異形成症候群（図Ⅱ-⑫-M-4-1：p279）

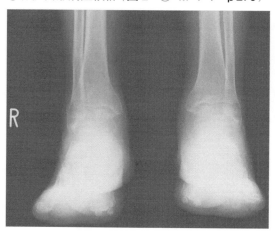
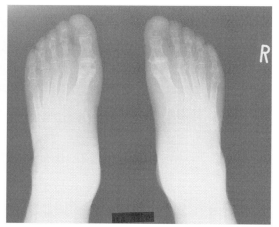

⑨Marfan症候群（図Ⅱ-⑨-9-3参照：p237）

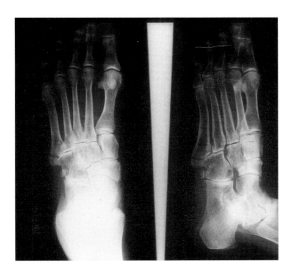

⑩結核性関節炎（図Ⅱ-⑬-2-5参照：p303）

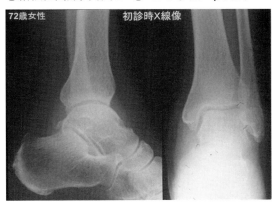
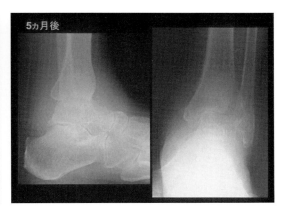

⑪骨軟化症（p245〜248参照）
　骨の石灰化障害により全骨格の骨萎縮が明らかである．

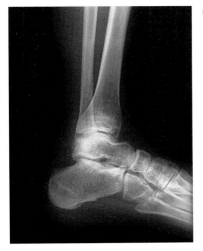

⑫Charcot 関節（図Ⅱ-⑮-1-2：p312）

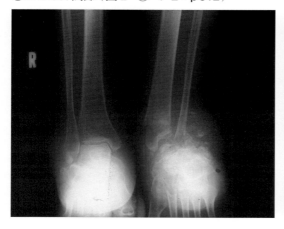
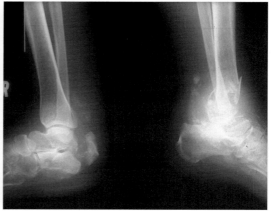

⑬神経線維腫症（図Ⅱ-⑫-B-14-1：p270）

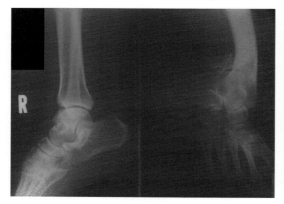

⑭左脛腓骨骨膜肥厚（図Ⅱ-④-S-4-4：p191）

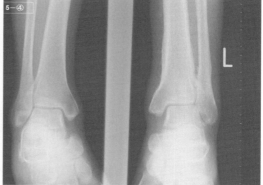

第Ⅱ部　各論

第Ⅱ部では，各疾患の特徴的変化，特異的な像を中心に記述するが，一部その疾患にとっては稀な像も提示する．以下の疾患が網羅されている．

① 【関節リウマチ】　RA
② 【若年性特発性関節炎】　JIA
③ 【その他の膠原病】　SS，DM，SSc，CREST症候群
④ 【脊椎関節炎および類縁疾患】
　　AS，PsA，SAPHO，炎症性腸炎，付着部炎，condensans ilii，ASH，限局性骨増殖症
⑤ 【骨関節炎（変形性関節症）】　OA
　　手のOA，全身性OA，二次性多発関節症，股関節OA，膝関節OA，
⑥ 【結晶性関節炎，石灰化をきたす疾患】
　　痛風，ピロリン酸カルシウム結晶沈着症，ハイドロキシアパタイト結晶沈着症，その他
⑦ 【骨化異常，骨増殖をきたす疾患】
　　透析性脊椎炎，骨斑紋症，骨化性筋炎，異所性骨化，靱帯骨化症
⑧ 【骨壊死，骨端症，骨梗塞をきたす疾患】
　　無腐性骨壊死，大腿骨頭壊死，骨梗塞，離断性骨軟骨炎
⑨ 【骨系統疾患・先天異常症候群】
　　carpal tarsal osteolysis，Hadju-Cheney症候群，infantil cortical hyperostosis，Morquio病，Klippel-Feil症候群，Werner症候群，SED tarda，骨形成不全症，Marfan症候群，血友病，流蝋骨症
⑩ 【代謝性疾患】
　　Kashin-Beck病，Paget病，オクロノーシス，ヘモクロマトーシス，クル病・骨軟化症
⑪ 【内分泌性疾患】
　　先端巨大症，甲状腺機能亢進症，副甲状腺機能亢進症，性腺機能低下症
⑫ 【腫瘍性疾患】
　　《良性腫瘍》
　　　類骨骨腫，骨軟骨腫症，内軟骨腫症（Ollier病），Maffucci症候群，軟骨芽細胞腫，滑膜骨軟骨腫症，皮膚骨腫，線維性骨異形成症，骨巨細胞腫，Gorham病，リンパ管腫，好酸性肉芽腫，血管腫，神経線維腫症，黄色肉芽腫症
　　《悪性腫瘍》
　　　骨肉腫，軟骨肉腫，滑膜肉腫，骨髄異形成症候群
　　　リンパ腫（非ホジキンリンパ腫，Diffuse large B-cellリンパ腫），多発性骨髄腫
　　《転移性骨腫瘍》
　　　Grawitz腫瘍，前立腺癌，卵巣癌，乳癌，食道癌

《腫瘍類似疾患》
　　MRH，FR，サルコイドーシス，PVS
⑬【感染症】
　　一般細菌，結核菌，真菌，ウィルス
⑭【外傷など】
　　疲労骨折，血腫
⑮【その他の疾患】
　　Chrcot 関節，恥骨融解，RSD，リンパ浮腫，小空洞症，hypermobility 症候群，透析性関節症，肺性肥厚性骨関節症，再発性多発性軟骨炎

① 関節リウマチ（RA：rheumatoid arthritis）

1. ムチランス型関節変形

1980年代以前に発症した患者ではよくみられていたが，その中でも特異例を提示する．
頚椎では片側の環軸関節の破壊が激しく（図Ⅱ-①-1-1），垂直亜脱臼を起こし（図Ⅱ-①-1-2a），歯突起は延髄を圧迫している（図Ⅱ-①-1-2b）．一方環軸椎の動揺性はないが，下位頚椎の圧潰，動揺性が強い症例も存在する（図Ⅱ-①-1-3）．

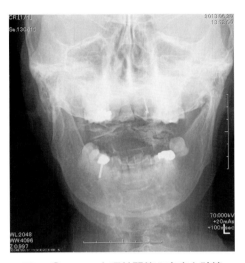

図Ⅱ-①-1-1　左環軸関節の高度な破壊

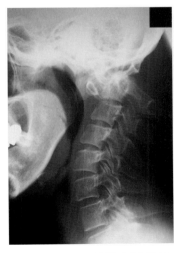

図Ⅱ-①-1-2a　環軸椎垂直亜脱臼
軸椎椎体底部が環椎下部まで移動．

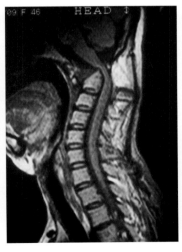

図Ⅱ-①-1-2b　同症例のMRI
軸椎によって延髄が圧迫されている．

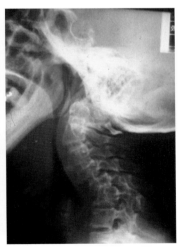

図Ⅱ-①-1-3　下位頚椎変化
下位頚椎椎体の高度な圧潰，動揺性がみられる．

肩関節（図Ⅱ-①-1-4, 5）や肘関節（図Ⅱ-①-1-6）では骨頭のみならず骨端から骨幹の一部まで骨融解が起こっている．肘関節では人工関節置換術で機能を回復できた症例もあった（図Ⅱ-①-1-7, 8）．

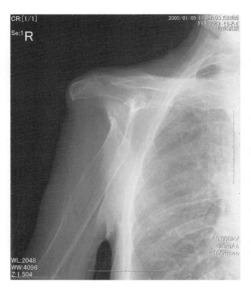

図Ⅱ-①-1-4　右肩のムチランス変化
上腕骨の近位骨幹まで消失．

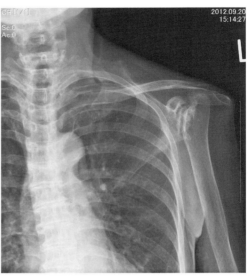

図Ⅱ-①-1-5　左肩のムチランス変化
上腕骨骨頭が完全に消失している．

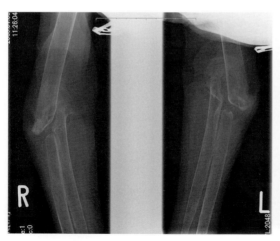

正面像

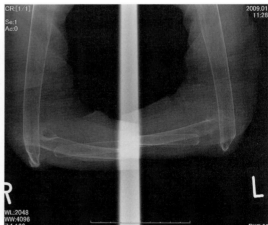

側面像

図Ⅱ-①-1-6　肘のムチランス変化①
関節周辺の骨吸収が高度で関節としての機能は消失．

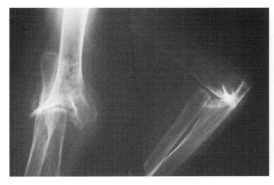
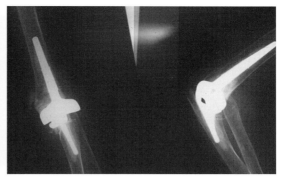

左肘の高度なムチランス変化．　図Ⅱ-①-1-7　肘のムチランス変化②　　人工関節置換術後．

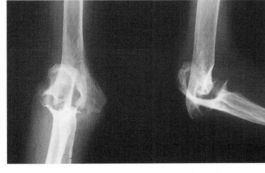
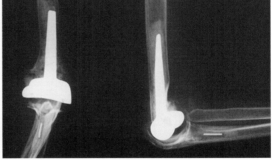

右肘の高度な破壊．　図Ⅱ-①-1-8　肘のムチランス変化③　　人工関節置換術後．

　手は最もムチランス変形が起こりやすい部位で，手関節，CM 関節，MP 関節，PIP 関節のいずれの関節でも起こる（図Ⅱ-①-1-9a，b，c，d）．何故か DIP 関節，末節骨は保存されていることが殆どである．ムチランス症例の中には一部関節は関節強直を呈する症例がある（図Ⅱ-①-1-10a）．

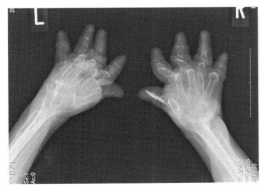
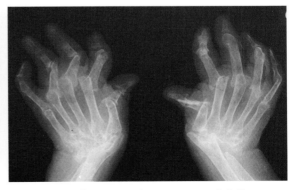

図Ⅱ-①-1-9a　手のムチランス変化①　　　　　　図Ⅱ-①-1-9b　手のムチランス変化②
骨萎縮，骨吸収が非常に高度で，指はオペラグラ　　　手根骨はほぼ消失しているが，末節骨は残存している．
ス様である．

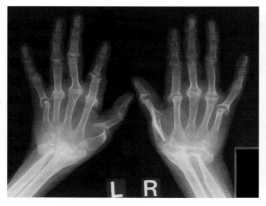

図Ⅱ-①-1-9c　手のムチランス変化③
手根骨はほぼ消失しているが，末節骨，DIPは保たれている．

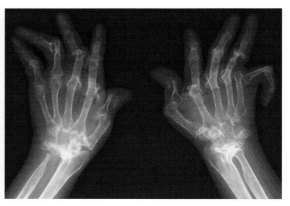

図Ⅱ-①-1-9d　手のムチランス変化④
近位手根列はほぼ消失しているが，末節骨，DIPは保たれている．

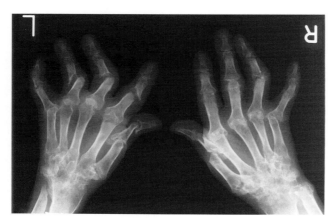

図Ⅱ-①-1-10a　手のムチランス変化⑤
両手関節，右小指PIP関節は強直．左PIP関節を中心に高度のムチランス変化がみられる．

図Ⅱ-①-1-10bは同症例の6年前のXPであるが，ムチランス変化が急速に進行したことがわかる．

1990年代発症症例からはムチランス型関節炎は激減していて，2000年以降に発症した患者では非常に稀になっている（図Ⅱ-①-1-10c）．しかし最近でも，全身的には少関節破壊にとどまっていても手のいずれかの関節に，ムチランス変化を呈する症例が存在する（図Ⅱ-①-1-11）．

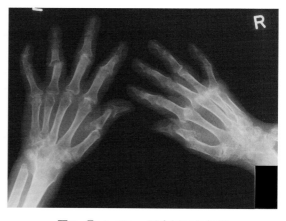

図Ⅱ-①-1-10b　同症例の6年前
両手関節は強直．右MP関節，左PIP関節を中心にムチランス変化が始まっている．

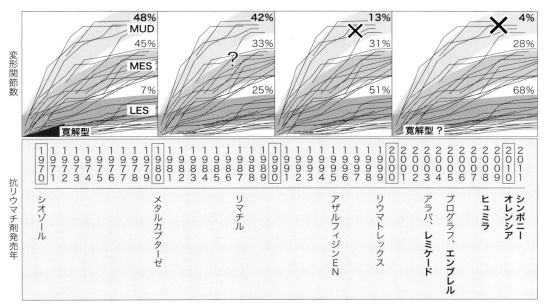

図Ⅱ-①-1-10c　RA発症年代と関節破壊病型（Ochi分類による）
MUDは1990年代発症例では激減．2000年代発症例では非常に稀になっている．
MUD：ムチランス型，MES：中度進行型，LES：軽度進行型．

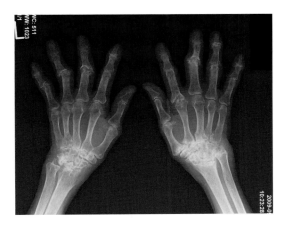

図Ⅱ-①-1-11　1990年代発症の手のムチランス変化
右示指MP関節，中指PIP関節，左中指，環指PIP関節にムチランス変化がみられる．

　股関節では骨頭の吸収破壊（図Ⅱ-①-1-12），臼底の骨盤内突出も高頻度に起こっていた（図Ⅱ-①-1-13, 14）．また稀ではあるがRDC様の急速な骨頭破壊吸収もみられた（図Ⅱ-①-1-15）．膝関節でも図Ⅱ-①-1-16程度はTKAの対象によくなっていたが，稀にシャルコー関節様の骨関節破壊症例があり，長いステムのヒンジ型を必要とした（図Ⅱ-①-1-17）．足関節では距骨の吸収変化が強く，また後足部から中足部にかけて強直が起こり，一塊となった像もよくみられた（図Ⅱ-①-1-18, 19）．足指にもムチランス変化は起こるが手指ほどは高度ではない（図Ⅱ-①-1-20）．

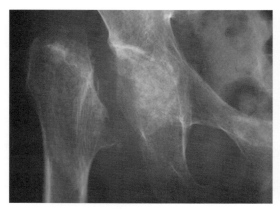

図Ⅱ-①-1-12　股関節のムチランス変化①
右大腿骨頭が消失している.

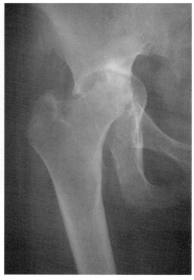

図Ⅱ-①-1-13　股関節のムチランス変化②
骨頭が殆ど消失し，寛骨臼底突出がみられる.

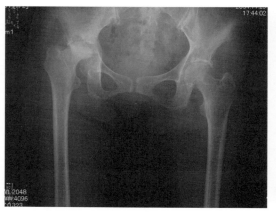

図Ⅱ-①-1-14　股関節のムチランス変化③
右寛骨臼底は突出し，臼蓋の吸収破壊も大きい.

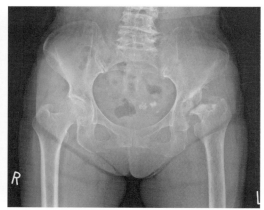

図Ⅱ-①-1-15　左RDC様変化
臼蓋の破壊も高度で骨頭は外上方への脱臼している.

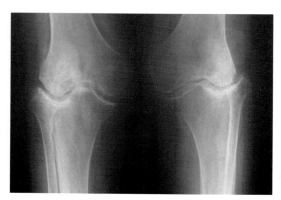

図Ⅱ-①-1-16　膝関節のムチランス変化
両側脛骨内外顆に高度な骨吸収がみられる.

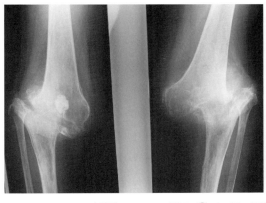
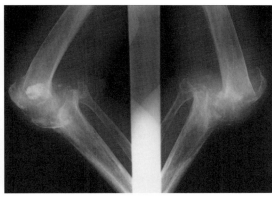

正面　　　図Ⅱ-①-1-17　両膝シャルコー関節様変化　　　側面

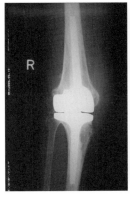
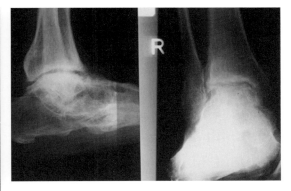

両膝人工関節（ステム付き）置換術後．

図Ⅱ-①-1-18　足関節の高度の破壊①
足根骨全体が一塊となっている．

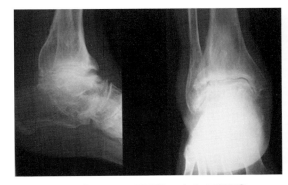

図Ⅱ-①-1-19　足関節の高度の破壊②
距骨の近位部の骨吸収と踵骨との一塊化を認める．

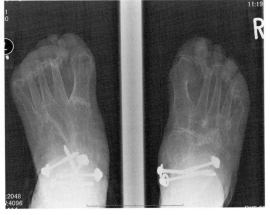

図Ⅱ-①-1-20　足のムチランス変化
Ⅱ-①-1-9aと同症例であるが，手よりは格段に軽症である．

2. 非定型例

A. 脊椎関節炎様変化

図II-①-2-1は，ムチランス型関節炎症例にみられた頸椎の強直性変化であるが，同時に棘突起の骨吸収性変化もみられる．

第2, 3頸椎後方関節強直は比較的多くみられるが，これほど明確なものは少ない（図II-①-2-2）．同症例は仙腸関節も強直している（図II-①-2-3）．

腰椎に多発性椎間板炎がみられることもある（図II-①-2-4）．

RAにおいてもアキレス腱付着部炎が起こる（図II-①-2-5）．

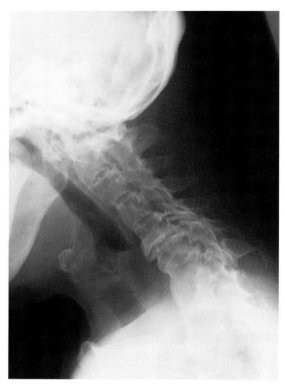

図II-①-2-1　SpA様頸椎変化
syndesmophyteや椎間関節強直などAS様であるが，同時に棘突起の骨吸収変化がみられる．

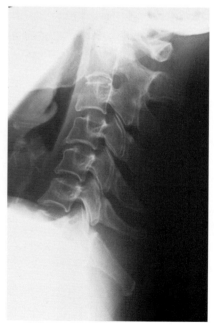

図II-①-2-2　第2, 3頸椎後方関節強直

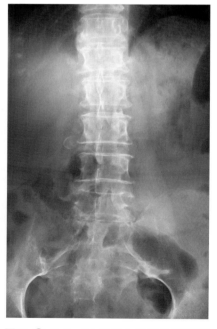

図II-①-2-3　RA例における仙腸関節強直

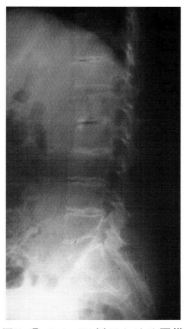

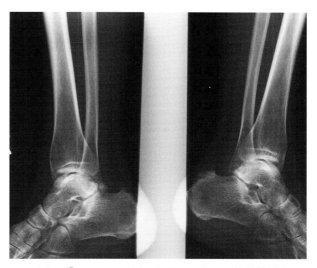

図Ⅱ-①-2-5　RA例におけるアキレス腱付着部炎

図Ⅱ-①-2-4　RA例における腰椎多発性椎間板炎

B. 非対称性

RAの関節罹患は対称性であるのが通説で，診断基準の一項目にもなっているが，片側性であることも結構多い．左肘，右手関節，左膝，右足関節罹患例である（図Ⅱ-①-2-6）．

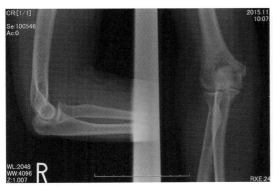 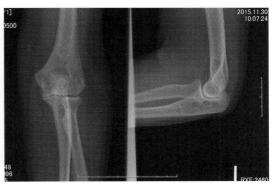

右肘　　　　　　　図Ⅱ-①-2-6　非対称性関節罹患例　　　　　　　左肘
右肘関節は正常．左肘関節に裂隙狭小化と囊胞状陰影．

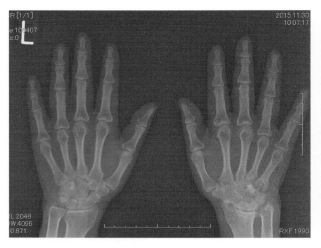

両手正面
右手関節はgrade IVだが左手関節は正常.

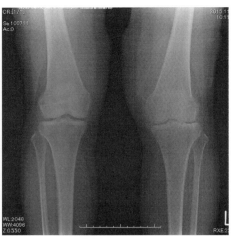

両膝正面
右膝は正常だが，左膝は関節裂隙狭小化中等度.

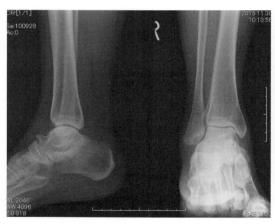
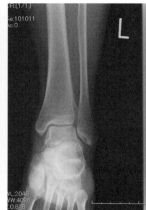
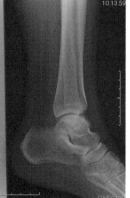

足関節
右足関節は距骨関連3関節とも変形がみられるが左足関節は正常.

　図II-①-2-7は，手関節は対称性であるが，MP関節は左示指のみ破壊高度である．図II-①-2-8aは，左母指MP関節のみ破壊高度であるが，7年後にDIP変化が現れ（図II-①-2-8b），皮疹はみられないもののPsAを疑い経過観察中である．図II-①-2-9は片側手関節罹患例であるが，発症2年から3年の1年間で急速に破壊が進行した．図II-①-2-10は右手示指MP関節と左小指PIP関節罹患例である．

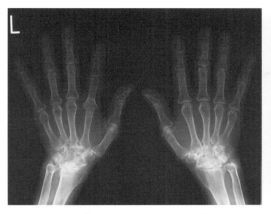

図Ⅱ-①-2-7　MP関節非対称性
左示指MP関節破壊高度．

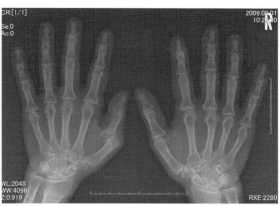

図Ⅱ-①-2-8a　PsA疑い例　　　　2009年8月1日
左母指MP関節破壊が高度である．右示指DIPに軟部腫脹と初期変化がみられる．

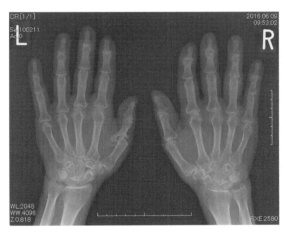

図Ⅱ-①-2-8b　　　　　　　　　　2016年6月9日
左母指MP関節破壊はさらに進行し，DIP罹患が多指に及んでいる．

図Ⅱ-①-2-9　手関節非対称例
罹病2年から3年の間に右手関節のみ変化が進行した．

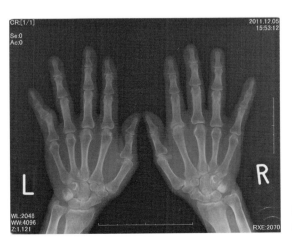

図Ⅱ-①-2-10　MP関節，PIP関節非対称例
右示指MP関節と左小指PIP関節の破壊が高度である．

C. その他の稀な変化

図Ⅱ-①-2-11 の ADI は 13mm と環軸椎は大きくずれているが，前後屈で動きがなく，神経症状も出ていない．

1998年発症の LES 例であるが，下位頚椎が殆ど異常が無いのに軸椎の垂直亜脱臼が高度である（図Ⅱ-①-2-12）．

MRA 症例であるが，ムチランス型関節炎とともに硬化指を呈している（図Ⅱ-①-2-13）．その他 LES 例でも個々の関節ではムチランス変化や骨性強直を呈する症例がある（図Ⅱ-①-2-14, 15）．

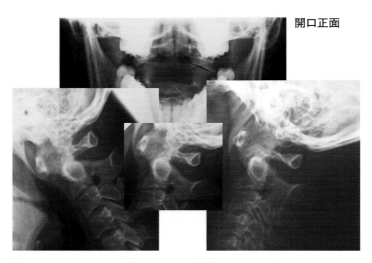

前屈　　　　図Ⅱ-①-2-11　環軸椎亜脱臼位固定　　　　後屈

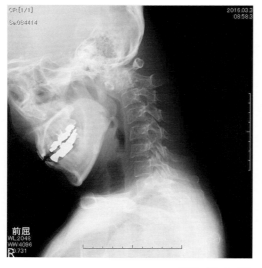
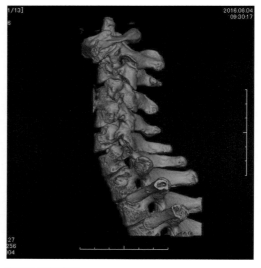

図Ⅱ-①-2-12　LES の軸椎垂直脱臼　　　　CT
下位頚椎には異常なく，軸椎が環椎内に完全に入り込んでいる．

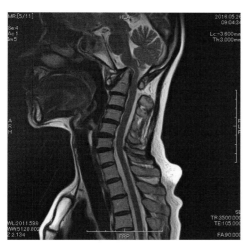

MRI
歯突起が延髄を圧迫している．

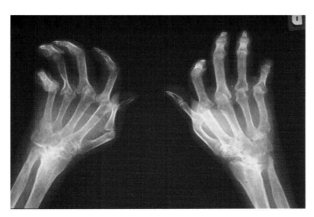

図Ⅱ-①-2-13　硬化指
MRA例であるが硬化指がみられる．

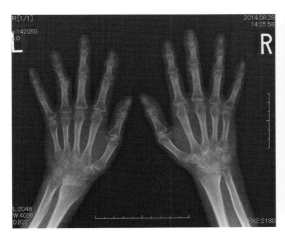

図Ⅱ-①-2-14　LES例①
関節病変は手，足にとどまっているが，両手関節，左環指PIPの変化は高度である．

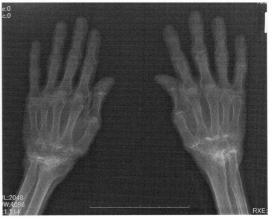

図Ⅱ-①-2-15　LES例②
関節病変は手，足にとどまっているが，手の骨萎縮が高度で手関節破壊が著しく，手根骨は一塊となっている．

3. OA併発例

指のOA(特にヘバーデン結節)は頻度が高く,時々RA合併例に遭遇する.通常指OAは40歳代に発症し,50歳代になってRAを発症している(図Ⅱ-①-3-1, 2, 3).

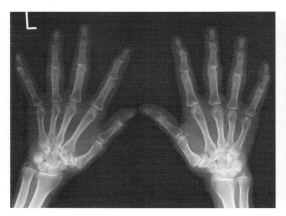

図Ⅱ-①-3-1　OA＋RA例①
DIP, PIP, 第1CMにOA変化.右手関節に関節裂隙の狭小化.

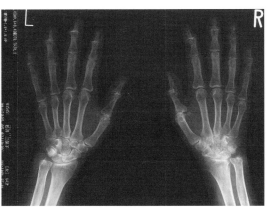

図Ⅱ-①-3-2　OA＋RA例②
多指にヘバーデン結節.両母指MPと右手にRA変化.

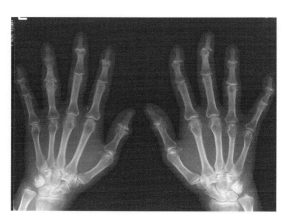

図Ⅱ-①-3-3　OA＋RA例③
多指にヘバーデン,ブシャール結節.左母指,中指,環指MPと手関節にRA変化.

4. 疲労骨折

恥骨の疲労骨折(図Ⅱ-①-4-1)は現在も時々遭遇するが,患者の訴えは「股関節痛」が多いので,恥骨のチェックも忘れずにする.現在は全くみなくなった両側恥骨上下枝の骨折(図Ⅱ-①-4-2)や骨折後の過剰な修復像(図Ⅱ-①-4-3)を提示する.図Ⅱ-①-4-4は最近の症例であるが,左恥骨下枝の骨折と寛骨臼の骨折が確認できる.

珍しい症例であるが,左足関節の固定後に起きた左第4中足骨骨折である.当初は判然としない骨折線(図Ⅱ-①-4-5a)が1ヶ月後には明確になっている(図Ⅱ-①-4-5b).

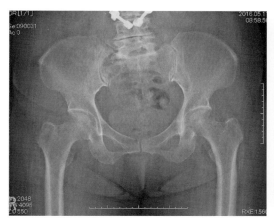

図Ⅱ-①-4-1　両側恥骨下枝の骨折

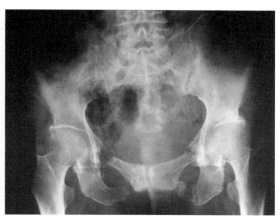

図Ⅱ-①-4-2　両側恥骨上下枝の骨折①

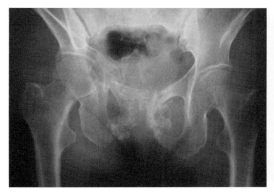

図Ⅱ-①-4-3　両側恥骨上下枝の骨折②
過剰な骨折修復像がみられる．

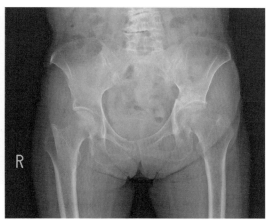

図Ⅱ-①-4-4　左寛骨臼底の骨折
左恥骨下枝にも骨折を認める．

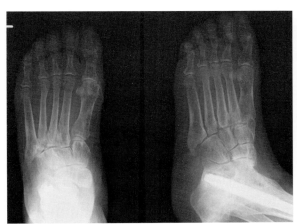

図Ⅱ-①-4-5a　左第4中足骨骨幹部骨折
左足関節固定術後に疼痛が出現．

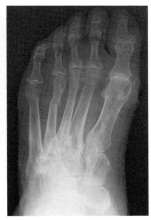

図Ⅱ-①-4-5b
1ヶ月後には骨折が明らかとなった．

② 若年性特発性関節炎（JIA：juvenile idiopathic arthritis）

基本的には成人の様々なリウマチ性疾患を16歳未満に発症したグループと考えればよい．しかし成人にみられる関節リウマチ型，脊椎関節炎型（乾癬性関節炎，強直性脊椎炎など）に準ずる変化と，成長期に発症したが故の独特の骨関節変化を示す場合がある．以下に独特の特徴的な変化を中心に述べる．

1. 手の変化

RA変化と成長障害が合わさって特徴的な変化を呈している．高度なムチランス変化とともに手，前腕の骨格の成長障害が顕著である（図Ⅱ-②-1-1）．MP関節骨端部の過成長と前腕骨の成長障害と弯曲が明らかである（図Ⅱ-②-1-2）．成長障害と両手関節のⅢ～Ⅳの関節破壊がみられるに過ぎないが（図Ⅱ-②-1-3①），20年後にはMP関節，手関節にムチランス変化が起こっている（図Ⅱ-②-1-3②）．逆に多関節に骨性強直を起こす症例もあり，この症例では手関節の骨性強直とMP関節の90°伸展拘縮が起こっている（図Ⅱ-②-1-4）．

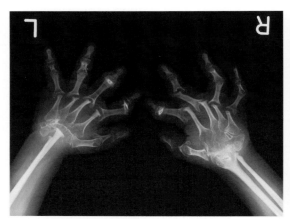

図Ⅱ-②-1-1　特異的XP像①
ムチランス変化と強直が混在し，前腕骨が異様に細い．

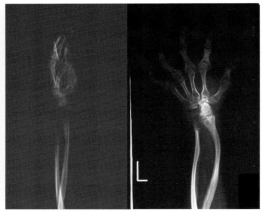

図Ⅱ-②-1-2　特異的XP像②
MP関節周辺の骨膨化と，橈骨の弯曲と橈尺骨間の拡大が明らかである．

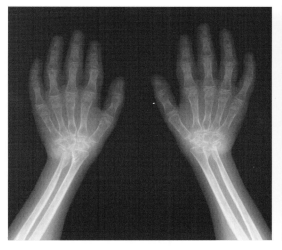

①1977年3月4日
両手関節以外には著明な関節破壊はみられない．

図Ⅱ-②-1-3　手の関節病変の進展

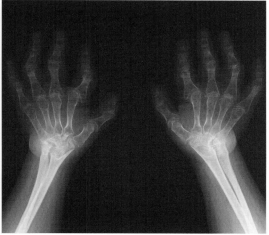

②1997年2月28日
多関節にムチランス変化，強直が起こっている．

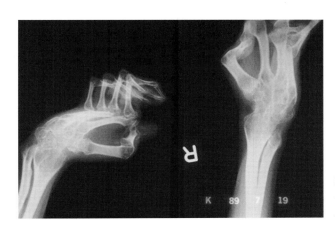

図Ⅱ-②-1-4　強直例
手関節の骨性強直とMP過伸展，PIP屈曲変形を呈している．

2．頸椎変化

　成人RAと同様に環軸椎亜脱臼がみられる症例がある（図Ⅱ-②-2-1）一方で，症例によってはJIA特異的といえる後方関節強直と当該椎体の成長障害がみられる（図Ⅱ-②-2-2）．後方関節強直が全頸椎に及んだ症例であるが，ASのようなsyndesmophyteはみられず椎体の成長障害が複数椎に及んでいる（図Ⅱ-②-2-3）．環軸椎亜脱臼と後方関節強直像が同時みられる症例もあり，この症例の場合は椎体の成長障害は縦軸方向である（図Ⅱ-②-2-4）．SpA様の像を呈する症例（図Ⅱ-②-2-5），SAPHO様の像を呈する症例（図Ⅱ-②-2-6）もある．

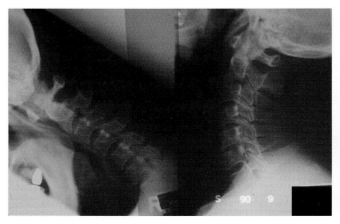

図Ⅱ-②-2-1　環軸椎亜脱臼

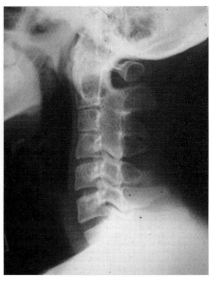

図Ⅱ-②-2-2　後方関節強直と椎体の成長障害①
C2-4の後方関節強直とC3, 4椎体に成長障害を認める.

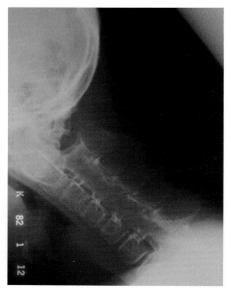

図Ⅱ-②-2-3　後方関節強直と椎体の成長障害②
後方関節強直は全頸椎に及んでいるが, syndesmophyteの形成はみられない.

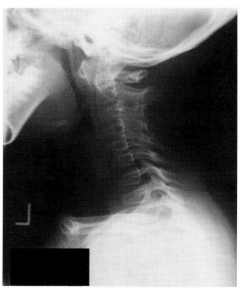

図Ⅱ-②-2-4　環軸椎亜脱臼と後方関節強直と椎体の成長障害
椎体の縦軸方向の成長障害がみられる.

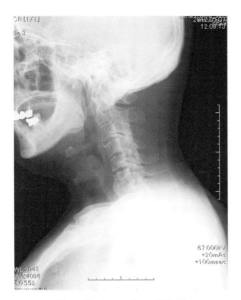

図Ⅱ-②-2-5 SpA様変化
C2/3, 3/4のsyndesmophyteとC6/7のparasyndesmophyte.

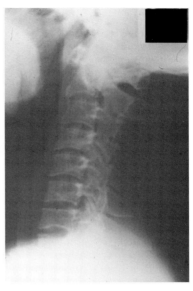

図Ⅱ-②-2-6 SAPHO様変化
C2/3のparasyndesmophyteと椎体前方への過成長.

3. 骨盤および股関節

仙腸関節炎は比較的多く認められる（図Ⅱ-②-3-1, 2, 3）．股関節変化は通常のRAにおけるような上関節裂隙の変化とムチランス変化を認める症例（図Ⅱ-②-3-4），さらに進んで骨頭の吸収破壊，オットー骨盤を呈する症例（図Ⅱ-②-3-5）がある一方，臼蓋形成不全によるOAのごとく大腿骨頭が外上方へ移動する症例もある（図Ⅱ-②-3-6），（図Ⅱ-②-3-3の右股〈THA後〉）．一部の症例では線維性，骨性の股関節強直をきたす（図Ⅱ-②-3-7）．JIAに特異的な大腿骨頭の形状異常例を示す（図Ⅱ-②-3-8, 9）．

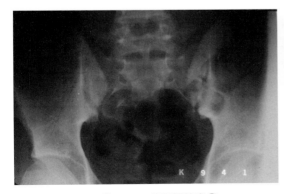

図Ⅱ-②-3-1 仙腸関節炎①
両側ともに関節裂隙の拡大と周辺の骨硬化像がみられる．

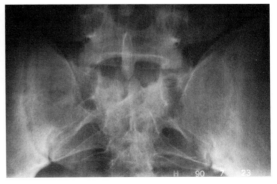

図Ⅱ-②-3-2 仙腸関節炎②
周辺の骨硬化と部分強直像がみられる．

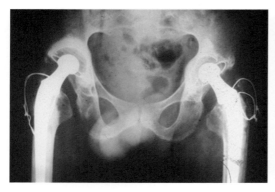

図Ⅱ-②-3-3 仙腸関節炎③
両側完全強直例である．

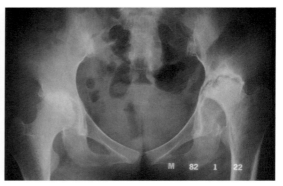

図Ⅱ-②-3-4 成人RA様股関節変化①
左大腿骨頭と寛骨臼内上方の骨吸収破壊が著しい．

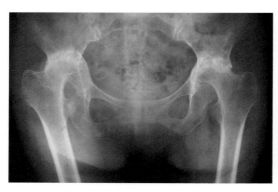

図Ⅱ-②-3-5 成人RA様股関節変化②
両側ともに臼底突出を起こしている．

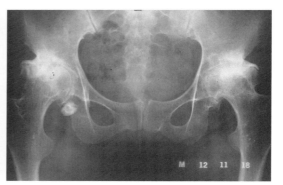

図Ⅱ-②-3-6 臼蓋形成不全様変化①
骨頭は上外方へ偏位している．骨増殖が高度である．

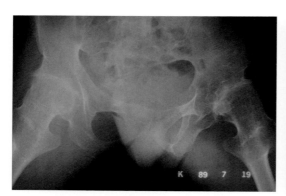

図Ⅱ-②-3-7 臼蓋形成不全様変化②
両側ともに骨性ないし線維性強直をきたしている．

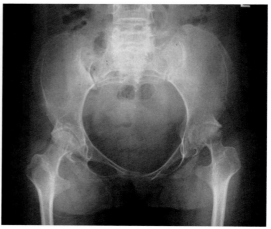

図Ⅱ-②-3-8 特異的なXP像①
骨盤の後傾，股関節過外旋，大腿骨成長障害から奇異な感じを受ける．

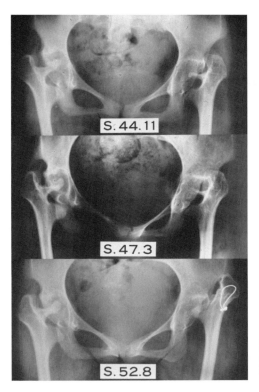

図Ⅱ-②-3-9 特異的なXP像②
大腿骨頭の吸収破壊の進展を示す．
下段は左Milch術後である．

4．その他

　JIAは成人RAよりも骨性強直をきたしやすいようである（図Ⅱ-②-4-1，2）．
　図Ⅱ-②-4-3aでは上位複数の胸椎に圧迫骨折様像がみられるが，椎間板裂隙はむしろ広く空いている．JIAが寛解した10年後のXP（図Ⅱ-②-4-3b）では胸椎は正常に戻っている．
　両側THA後の症例であるが，8年7ヶ月の間に両側の坐骨枝と大転子に骨融解が起こっている（図Ⅱ-②-4-4）．

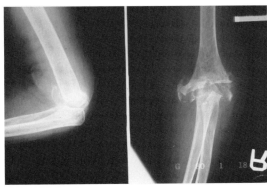
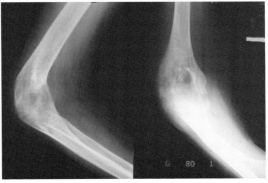

右肘ムチランス変化　　　　図Ⅱ-②-4-1　肘の骨性強直　　　　左肘強直

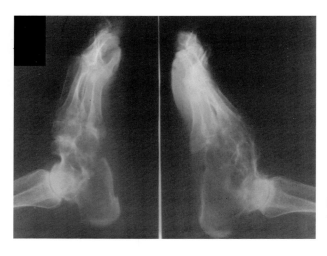

図Ⅱ-②-4-2 足の骨性強直
両側ともに後足部から中足部にかけて骨性強直をきたしている.

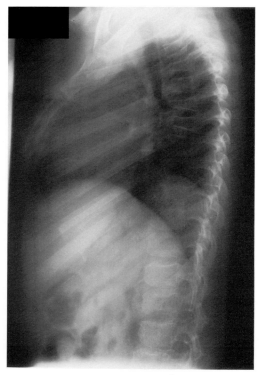

図Ⅱ-②-4-3a 胸椎圧迫骨折
第5, 6胸椎に圧迫骨折様像がみられるが, 椎間は広く保たれている.

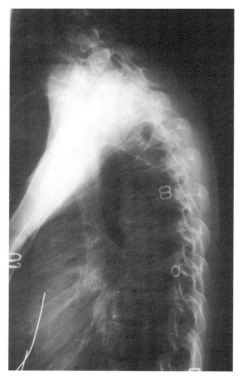

図Ⅱ-②-4-3b 正常化
病勢の鎮静化とともに10年後には正常化した.

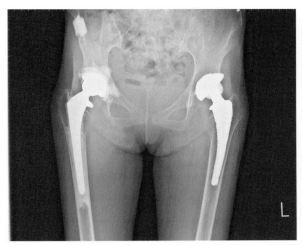

図Ⅱ-②-4-4　坐骨の骨融解の進展
①2003年8月23日　両側坐骨の外側の骨融解と，右大転子の高度の骨萎縮像がみられる．

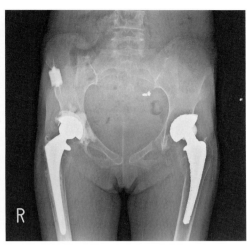

②2007年7月14日　坐骨の融解が進み，左恥骨上枝に骨折がみられる．右大転子は消失し，左大腿骨骨幹端の骨萎縮も著明になっている．

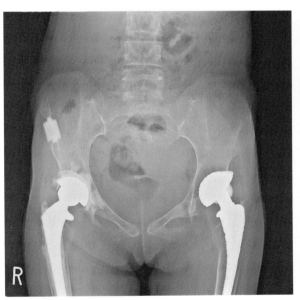

③2008年2月9日　全体として少し進展．左恥骨骨折は治癒している．

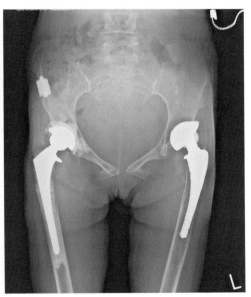

④2011年3月26日　両側ともに坐骨，大転子が消失し，さらに左寛骨臼ソケット周りに骨萎縮が及んでいる．

③ その他の膠原病

1. Sjögren症候群（SS）

Ⅰ部では先端骨融解を提示した（図Ⅱ-③-1-1，2，3）が，一般的ではない．通常は経度変化にとどまるが，RAの重症例に匹敵する関節破壊を呈する症例もある．RAよりは上腕骨骨膜増殖，距骨の破壊吸収，中足部の強直が強い（図Ⅱ-③-1-4a）．歯突起先端の吸収が疑われたが（図Ⅱ-③-1-4b），7年後には明瞭に映っている．第3/4，4/5頸椎間の裂隙狭小化と辺縁不整があり，通常の変形性脊椎症とは異なる．

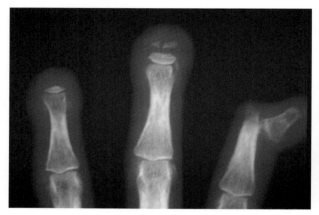

図Ⅱ-③-1-1　指末節骨の先端骨融解

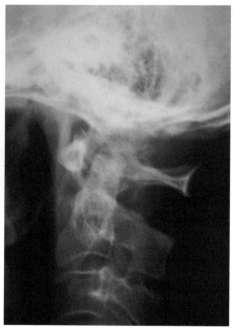

図Ⅱ-③-1-2　歯突起の先端骨融解

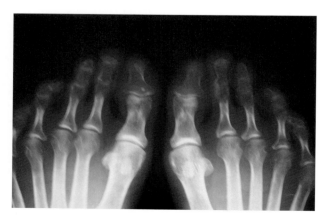

図Ⅱ-③-1-3　趾末節骨の先端骨融解

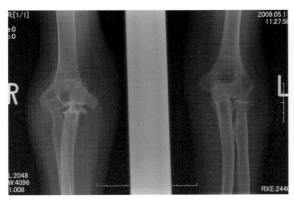
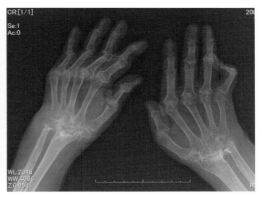

図Ⅱ-③-1-4a　RA相当の関節変化
右肘に高度な骨吸収破壊がみられる．

両手はムチランス変化を呈する．

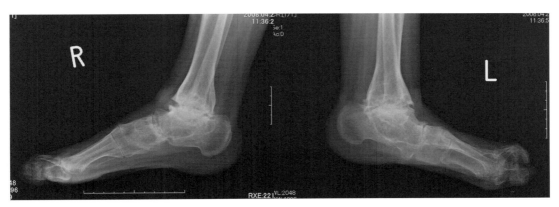

両側とも距骨がほぼ消失している．

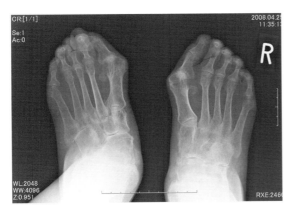

リスフラン関節はほぼ強直しているが，MTP関節の破壊は強くない．

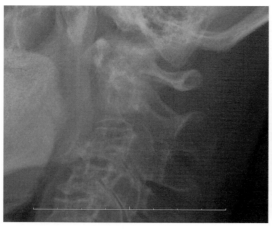 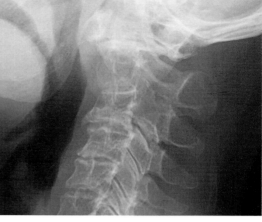

①2008年4月25日　　　図Ⅱ-③-1-4b　歯突起の先端骨融解　　　②2015年9月3日

7年半後．欠損はそれ程目立たない．

2. 皮膚筋炎（DM）

　Jo-1症候群で，両側DIP関節に関節全域にわたる骨融解像と尺側偏位がみられる．母指IP関節の変化はさらに強く，左側は完全に脱臼している（図Ⅱ-③-2-1）．骨増殖性変化は余り目立たず，末節骨先端の吸収破壊はない．

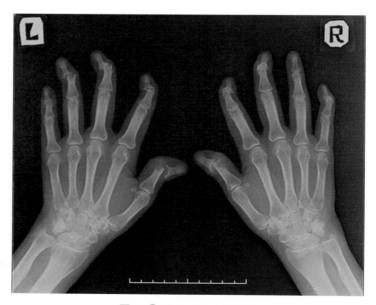

図Ⅱ-③-2-1　Jo-1症候群
IP関節，DIP関節に限局した強い関節破壊がみられる．

3. 強皮症（SSc）

図Ⅱ-③-3-1の症例は末節骨の吸収破壊が強く，右環・小指，左示指に指キャップを着けている．PIP関節，MP関節，手関節には殆ど異常がない．左尺骨頭周辺に石灰沈着を認める．他症例では末節骨の吸収破壊が進み，PIP関節は強直または高度な屈曲拘縮に陥り，手関節にも病変が及んでいるがMP関節は温存されている（図Ⅱ-③-3-2）．指尖の骨吸収はそれ程強くないが，PIP関節，MP関節，手関節周辺の廃用性骨萎縮が高度で，PIP関節で骨融解による離断性関節炎が目立つ．尺骨遠位端の骨融解も認められる（図Ⅱ-③-3-3）．この症例では指尖の骨吸収，指の拘縮ならびに骨性強直，離断性関節炎と多彩で，手関節の破壊も著しい（図Ⅱ-③-3-4）．

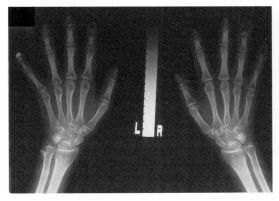

図Ⅱ-③-3-1　SSc①
右示指−小指，左示指，小指の先端骨融解がみられる．左小指指尖には強い石灰沈着もみられる．

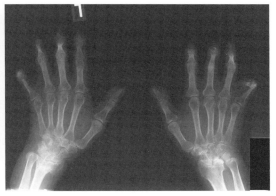

図Ⅱ-③-3-2　SSc②
母指以外の全ての指節骨に先端骨融解がみられPIP関節も強直，拘縮で廃絶している．手関節にも経度変化がみられる．

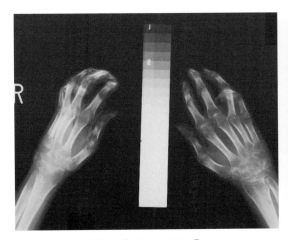

図Ⅱ-③-3-3　SSc③
骨硬化と骨萎縮のコントラストが強く，関節周辺はRSD様である．PIP関節のムチランス変化も目立ち，手関節は強直している．

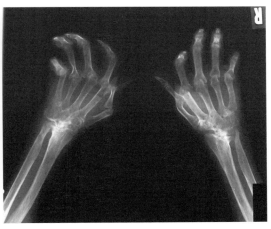

図Ⅱ-③-3-4　SSc④
骨萎縮が全面にみられる中，所々に骨硬化像が散在する．末節骨の吸収はそれ程強くないが，taperingが目立つ．手関節破壊，MP関節破壊が著しい．

4. CREST症候群

先端骨融解が多指に認められ，石灰沈着がところどころにあり左示指先端に顕著である（図Ⅱ-③-4-1a）．石灰沈着は膝周辺に最も顕著で（図Ⅱ-③-4-1b），骨盤，股関節周辺ではまばらである（図Ⅱ-③-4-1c）．

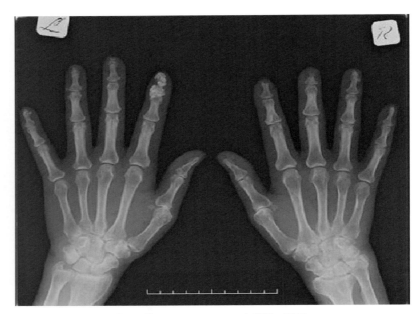

図Ⅱ-③-4-1a　CREST症候群　両手
先端骨融解と皮下石灰沈着がみられる．

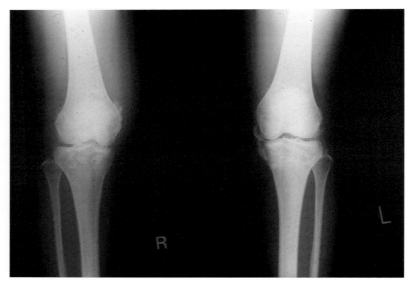

図Ⅱ-③-4-1b　CREST症候群　両膝
石灰沈着は膝周辺，特に膝蓋骨周辺に顕著である．

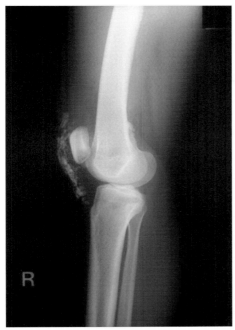
右膝側面像

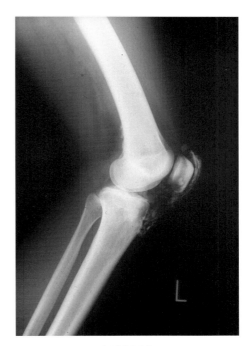
左膝側面像

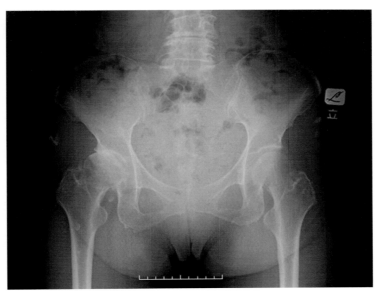

図II-③-4-1c　CREST症候群　骨盤
石灰沈着が股関節，骨盤周辺にもみられる．

④ 脊椎関節炎（SpA：spondyloarthritis）および類縁疾患

A．強直性脊椎炎（AS：ankylosing spondylitis）

1．脊椎病変

【頸　　椎】

　頸椎病変は下位頸椎から始まるが，後方関節強直のみの症例（図Ⅱ-④-A-1-1），後方関節強直が優位な症例（図Ⅱ-④-A-1-2）と，椎体前方の強直が優位な症例（図Ⅱ-④-A-1-3），前後方共に強直する例（図Ⅱ-④-A-1-4）と様々である．重症例では骨性強直が上位頸椎にも到るが，環軸椎は最後まで保たれることが多く，前後屈もかろうじてこの部で可能である（図Ⅱ-④-A-1-5）．

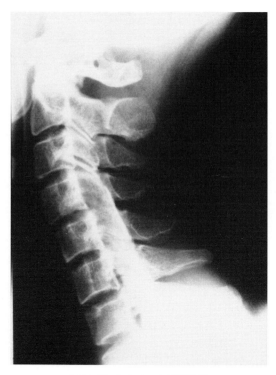

図Ⅱ-④-A-1-1　AS頸椎①
後方関節強直のみ．

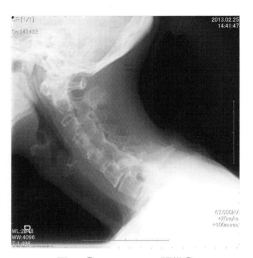

図Ⅱ-④-A-1-2　AS頸椎②
後方関節強直が優位．

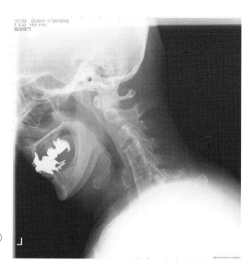

図Ⅱ-④-A-1-3　AS頸椎③
前方の強直が優位．

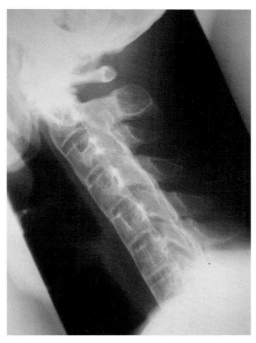

図Ⅱ-④-A-1-4　AS頚椎④
前後側ともに強直.

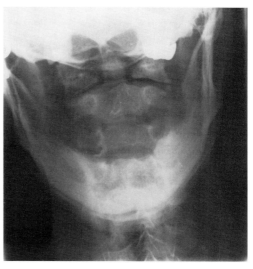

図Ⅱ-④-A-1-5　AS頚椎⑤　頚椎開口正面像
環軸関節は全く正常である.

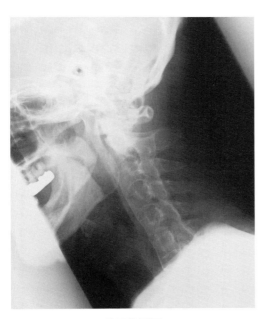

前屈位側面
環椎,軸椎の棘突起間が開いている.

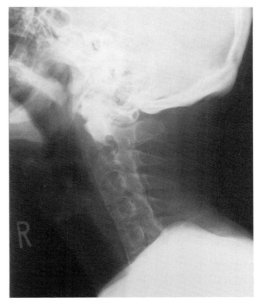

後屈位側面
環椎,軸椎の棘突起間が閉じている.

ASでも環軸椎亜脱臼を起こす場合があり，開口正面像で右環軸関節の狭小化を認める（図Ⅱ-④-A-1-6a，b）．また完全強直例の一部に，強直を免れた椎間に高度の骨棘形成と後縦靱帯骨化症を認め，食道圧迫，脊柱管狭窄症を呈した症例もある（図Ⅱ-④-A-1-7）．

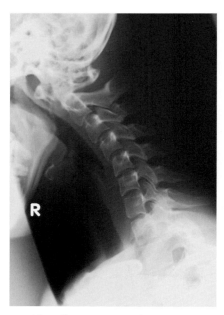

図Ⅱ-④-A-1-6a　環軸椎亜脱臼
環椎の回旋もうかがえる．

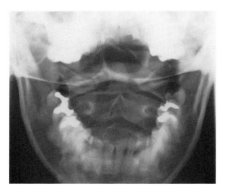

図Ⅱ-④-A-1-6b　環軸関節狭小化
右環軸関節の狭小化を認める．

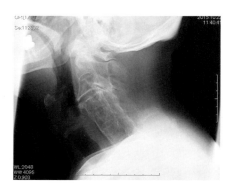

図Ⅱ-④-A-1-7　特異的骨化例　側面XP
C3/4のみが椎間骨化を逃れているが，前方に骨棘形成がみられる．

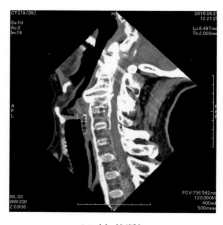

CT（矢状断）
C3/4はsyndesmophyteではないが，旺盛な骨増殖でブリッジがかかっている．

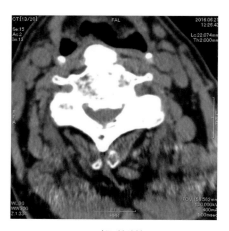

CT（冠状断）
椎体前後面に過剰な骨増殖を認める．

【胸　　椎】

　胸椎は XP で判読し難いが，下位胸椎の椎体方形化が腰椎より先行する（ただ元来胸椎は腰椎に比較すると方形っぽいが）こと，棘間靱帯骨化が胸椎から始まることから，早期から病変は生じているものと考えられる．完全強直で全く椎体からのはみ出しのない例（図Ⅱ-④-A-1-8）と正面像は parasyndesmophyte 様であるが側面像は syndesmophyte 像である例（図Ⅱ-④-A-1-9）を示す．

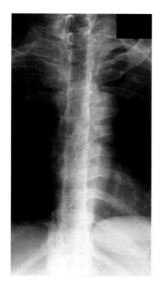 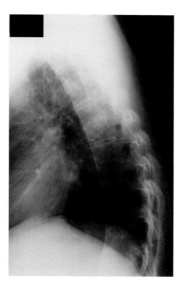

正面　　　図Ⅱ-④-A-1-8　AS胸椎①　　　側面
正面像，側面像ともにはみ出しのない syndesmophyte でつながった完全 AS 型．

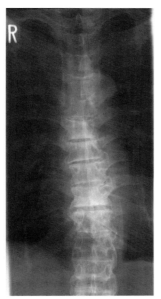 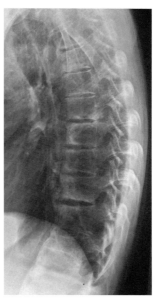

正面　　　図Ⅱ-④-A-1-9　AS胸椎②　　　側面
側面像では syndesmophyte だが，正面像では parasyndesmophyte 様である．

【腰　椎】

　胸椎同様，腰椎でも症例により現れる XP は様々である．典型的な完全強直像を示すもの（図Ⅱ-④-A-1-10, 11）から，側面像では syndesmophyte そのものであるが正面像で少し parasyndesmophyte らしい像を呈する症例（図Ⅱ-④-A-1-12），さらには正面像では骨棘形成がみられる症例まである（図Ⅱ-④-A-1-13）．

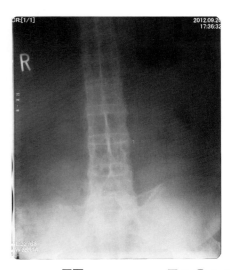 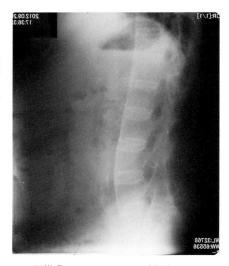

正面　　　　　　　図Ⅱ-④-A-1-10　AS腰椎①　　　　　　側面

正面像は典型的な竹節状腰椎で，側面像も典型的な syndesmophyte（椎間も全周 syndesmophyte で覆われていると考えられる）．

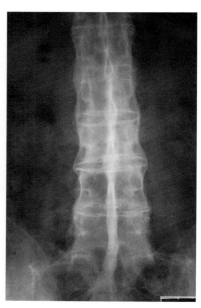 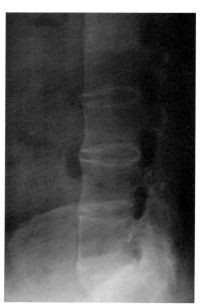

正面　　　　　　　図Ⅱ-④-A-1-11　AS腰椎②　　　　　　側面

典型的な竹節状腰椎である．正面像で棘間靱帯骨化が顕著である．

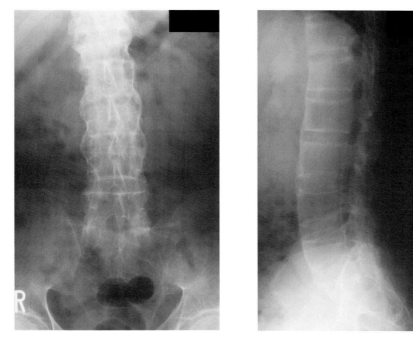

　　　正面　　　　図Ⅱ-④-A-1-12　AS腰椎③　　　　側面
正面像は前2例に比較すると少しparasyndesmophyte様であるが，側面像では完全なsyndesmophyteである．

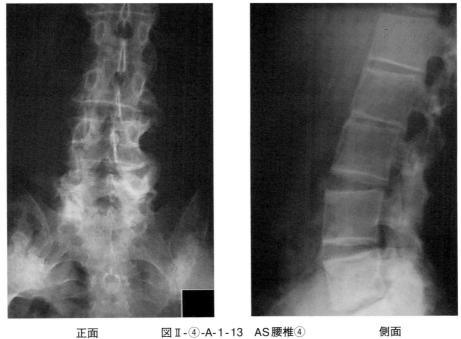

　　　正面　　　　図Ⅱ-④-A-1-13　AS腰椎④　　　　側面
正面像は骨棘形成が旺盛でASH様にみえるが，側面像では典型的なsyndesmophyte像である．

正面像で典型的だが，側面像では後方関節強直像顕著で，syndesmophyte 形成が目立たない症例もある（図Ⅱ-④-A-1-14）．この例では第1，2腰椎間に syndesmophyte，腰椎の方形化がみられ，第1，2腰椎間，第2，3腰椎間には椎体後方に骨性強直があり，棘間靭帯の骨化も顕著である．仙腸関節炎は両側 gradeⅣである．図Ⅱ-④-A-1-15 は 35 歳の女性例であるが，正面像で parasyndesmophyte 様ブリッジがかかり，側面像で第3，4腰椎前面に典型的な syndesmophyte と椎体方形化がみられる．56 歳女性例では腰椎正面像で骨棘用の骨形成がみられる（図Ⅱ-④-A-1-16）．仙腸関節炎は右側 gradeⅡ，左側 gradeⅢである．

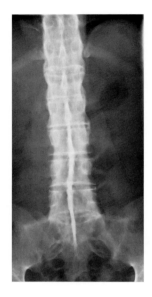

正面
典型的な竹節状腰椎で，棘間靭帯骨化も顕著である．

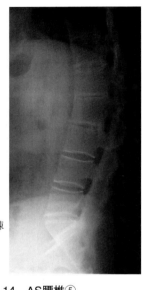

側面
後方関節強直像が顕著で，椎体の方形化もあるが，下位腰椎に syndesmophyte はみられない．

図Ⅱ-④-A-1-14　AS腰椎⑤

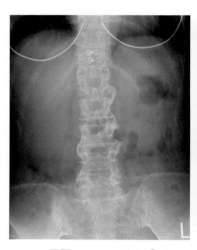

正面　　図Ⅱ-④-A-1-15　AS腰椎⑥　　側面
正面像では parasyndesmophyte 様ブリッジがかかっているが，側面像では典型的な syndesmophyte 像がみられる．

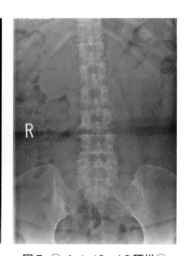

図Ⅱ-④-A-1-16　AS腰椎⑦
両側仙腸関節は基準を満たすが，腰椎は骨棘様形成がみられるのみである．

隅角部の変化を経年的に追跡できた症例を提示する．第3腰椎椎体上隅角部の骨吸収，骨硬化像が，次第に大きくなり，第2腰椎椎体下縁にまで広がり椎間腔が狭小化を起こした症例である（図Ⅱ-④-A-1-17）．図Ⅱ-④-A-1-18の症例は，既に複数の椎体にsyndesmophyteの形成がみられるが，第3，4腰椎隅角部に高度の骨硬化を認め骨形成も始まっている．経年的に硬化像は弱まり骨吸収が起こった後に強い骨形成，骨架橋に到った．ただ新しい骨架橋は上下椎間と異なりparasyndesmophyte様である．

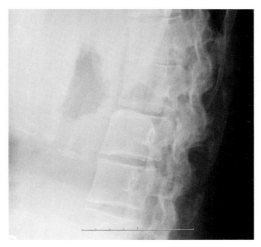

図Ⅱ-④-A-1-17　前隅角病変の進展
①2001年1月5日

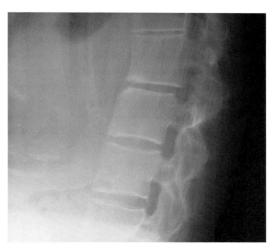

②2003年5月1日

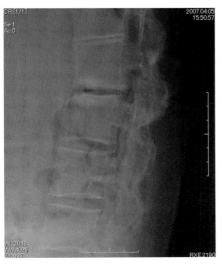

③2007年4月5日

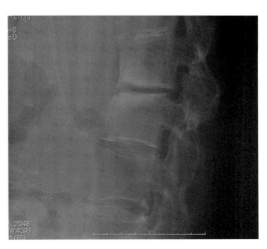

④2010年4月15日

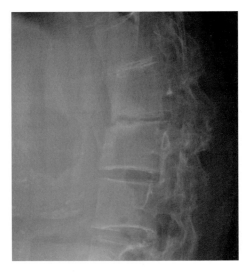

⑤2014年12月27日
L2-4椎体の方形化も認める.

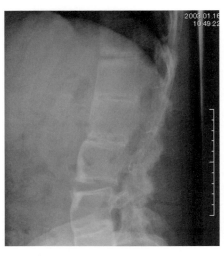

図Ⅱ-④-A-1-18 椎体前面骨硬化病変とsyndesmophyteの進展 ①2003年1月16日

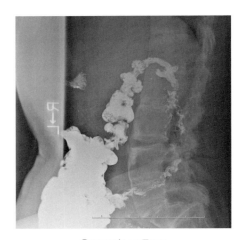

②2007年12月3日

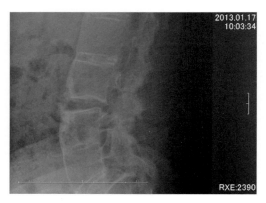

③2013年1月17日

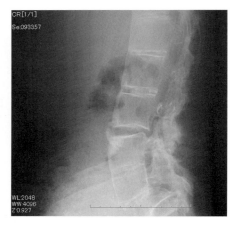

④2016年2月4日

2. 仙腸関節炎，恥骨結合炎

　仙腸関節炎の grade は，筆者は腰椎正面 XP 像あるいは骨盤正面 XP 像で決めている．わかりにくいときは CT を撮れば判読しやすい（図Ⅱ-④-A-2-1，2）．症例を使って grade を示す．両側 grade Ⅱ 例である（図Ⅱ-④-A-2-3，4）．右仙腸関節は grade Ⅱ，左は grade Ⅲ 例である（図Ⅱ-④-A-2-5）．両側 grade 仙腸Ⅲ 例である（図Ⅱ-④-A-2-6）．両側 grade Ⅳ 例である（図Ⅱ-④-A-2-7，8）．

　図Ⅱ-④-A-2-8 の症例は，両側恥骨上下枝の周辺に骨硬化と辺縁不整があり，付着部病変をうかがわせる．図Ⅱ-④-A-2-9 では恥骨結合の下半分に骨融解像とそれを取り囲む骨硬化像がみられ，恥骨結合炎を考える．さらに進むと恥骨結合の強直に到る（図Ⅱ-④-A-2-10）．

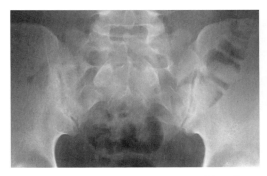 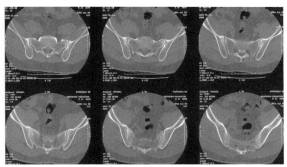

図Ⅱ-④-A-2-1　仙腸関節炎①　　　　　　　　　　　　　　　　　　　　　CT

XPでは右側 grade Ⅱ，左側 grade Ⅰ である．CTでは左側にも関節面の不整や骨萎縮がみられ，grade Ⅱ と判定できる．

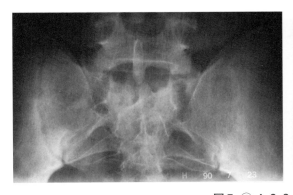 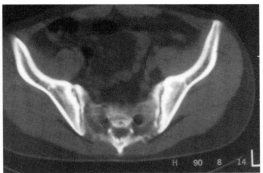

図Ⅱ-④-A-2-2　仙腸関節炎②　　　　　　　　　　　　　　　　　　　　　CT

XPで両側 grade Ⅲ と判定．CTで骨硬化像が顕著で部分的に強直もみられ grade Ⅲ を確定．

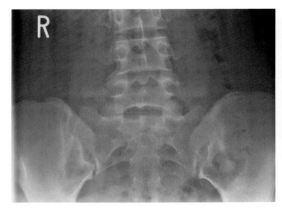

図Ⅱ-④-A-2-3 仙腸関節炎③
両側 grade Ⅱ.

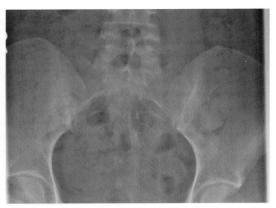

図Ⅱ-④-A-2-4 仙腸関節炎④
両側 grade Ⅱ.

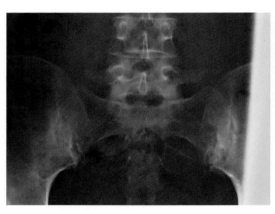

図Ⅱ-④-A-2-5 仙腸関節炎⑤
右側 grade Ⅱ，左側 grade Ⅲ.

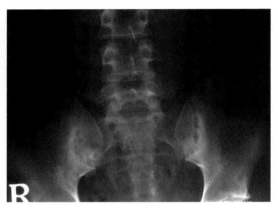

図Ⅱ-④-A-2-6 仙腸関節炎⑥
両側 grade Ⅲ.

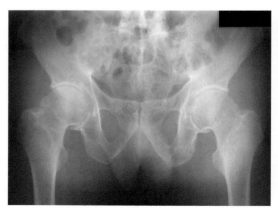

図Ⅱ-④-A-2-7 仙腸関節炎⑦
両側 grade Ⅳ.

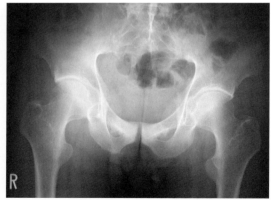

図Ⅱ-④-A-2-8 仙腸関節炎⑧
両側 grade Ⅳ．恥骨結合周辺の骨硬化，骨増殖性変化も高度である．

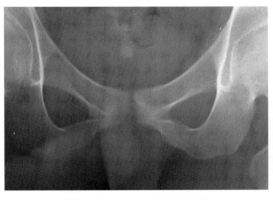

図Ⅱ-④-A-2-9　恥骨結合炎

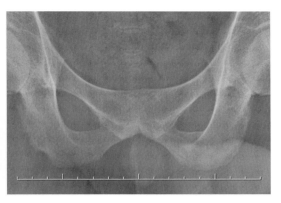

図Ⅱ-④-A-2-10　恥骨結合強直

3. 股関節病変

股関節はASでよく傷害を受ける関節であり，初期には関節包付着部に不整，骨形成がみられる（図Ⅱ-④-A-3-1，2）．大腿骨骨頭は関節包付着部の骨増殖反応によりヘルメット様になる（図Ⅱ-④-A-3-3）．病変が進行すれば付着部の骨増殖が明らかとなる．関節裂隙は保たれている場合（図Ⅱ-④-A-3-4）と，狭小化する場合（図Ⅱ-④-A-3-5）がある．さらに病変が進行すると骨頭変形が進み，関節裂隙は消失する（図Ⅱ-④-A-3-6）．骨性強直に到ることもある（図Ⅱ-④-A-3-7）．また，ASと診断できずに放置していると，関節構造は保たれていても強度な痛みと不良肢位拘縮から人工骨頭関節形成術を必要とする場合もある（図Ⅱ-④-A-3-8a，b，c）．

他の末梢関節に関しては，下肢を中心に単ないし少関節炎はよく現れる症状ではあるが，純粋のASでは手足の関節に余り特徴的なXP変化を残さないことが多い．

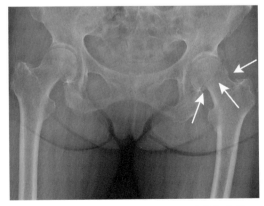

図Ⅱ-④-A-3-1　左股関節関節包付着部炎①
付着部全周に骨増殖性変化がみられる（→）．

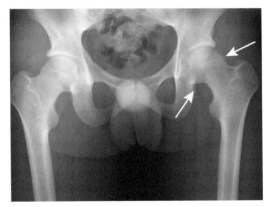

図Ⅱ-④-A-3-2　左股関節関節包付着部炎②
内外付着部に骨増殖性変化を認める（→）．

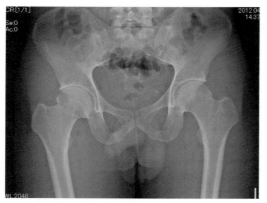

図Ⅱ-④-A-3-3　大腿骨頭ヘルメット様変化①
右大腿骨頭のヘルメット様変化.

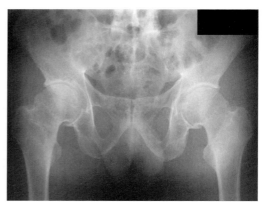

図Ⅱ-④-A-3-4　大腿骨頭ヘルメット様変化②
関節裂隙は保たれている.

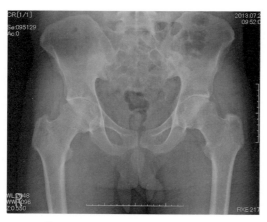

図Ⅱ-④-A-3-5　大腿骨頭ヘルメット様変化③
右股に関節裂隙の狭小化が明らかである.

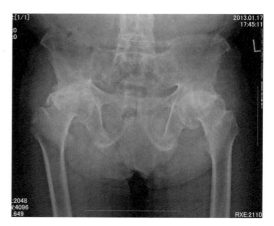

図Ⅱ-④-A-3-6　両側股関節破壊性変化

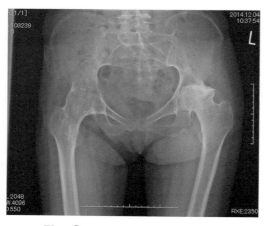

図Ⅱ-④-A-3-7　右股関節骨性強直

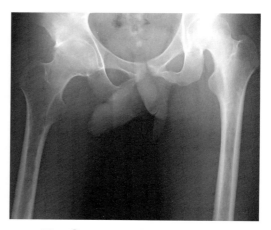

図Ⅱ-④-A-3-8a　右股関節外転拘縮
骨盤の傾きのため軽度外転に見える.

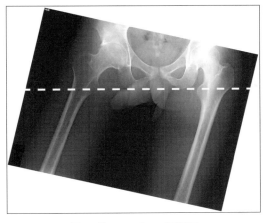

図Ⅱ-④-A-3-8b　修正図
骨盤を水平にすると約40°の外転拘縮であることがわかる.

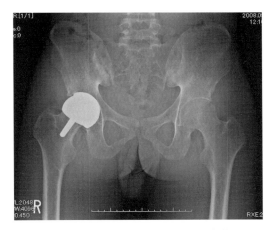

図Ⅱ-④-A-3-8c　大腿骨頭置換術後

4. 付着部炎

踵骨の靱帯付着部炎によるアキレス腱付着部,足底筋膜付着部の骨棘形成はよくみられる所見である(図Ⅱ-④-A-4-1).他の脊椎関節炎グループ同様,骨盤,股関節周辺にも付着部炎はよくみられる(図Ⅱ-④-A-4-2).

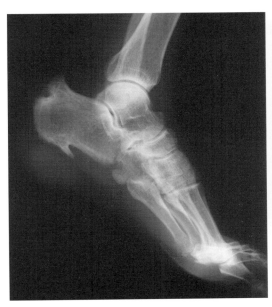

図Ⅱ-④-A-4-1　踵骨付着部炎
アキレス腱,足底筋腱の付着部に骨棘形成がみられる.

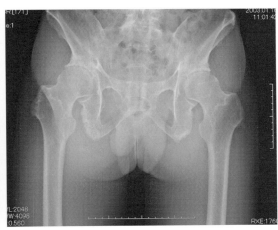

図Ⅱ-④-A-4-2　多発性の付着部炎
坐骨結節,大転子部などに不整,骨増殖性変化を認める.

P. 乾癬性関節炎（PsA：psoriatic arthritis）

1. 手の病変

PsA に特徴的なのは DIP 病変である（図Ⅱ-④-P-1-1, 2）．しかし DIP 関節だけにとどまることは稀で多関節に及ぶことが多く，罹患関節数が増えるほど当然ながら対称性も増す（図Ⅱ-④-P-1-3）．症例によっては短期間の間にムチランス変化に到る（図Ⅱ-④-P-1-4）．DIP 関節の中節骨末端の骨融解が進み，末節骨中枢の骨吸収とともに内外側への骨増殖が進むと，いわゆる pencil-in-cup 像となる（図Ⅱ-④-P-1-5）．PsA の場合は骨融解像の周辺に淡い骨増殖性病変を伴うことが多く，診断的価値が高い（図Ⅱ-④-P-1-6）．

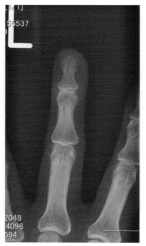

図Ⅱ-④-P-1-1　早期の DIP 関節骨ビラン

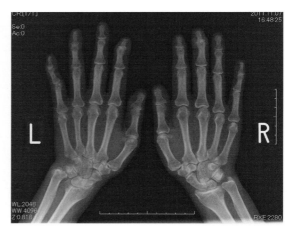

図Ⅱ-④-P-1-2　DIP 関節炎
左手関節にも骨変化が始まっている．

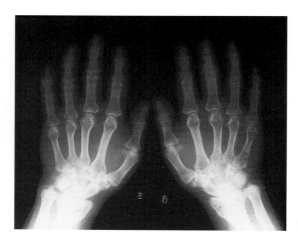

図Ⅱ-④-P-1-3　対称性多関節炎

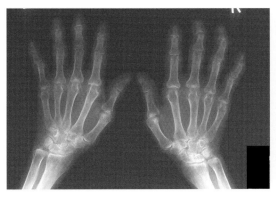

図Ⅱ-④-P-1-4　ムチランス病変の進展
①1998年2月15日

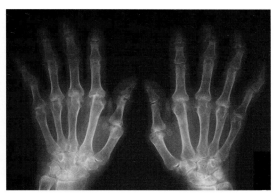

②1999年2月16日

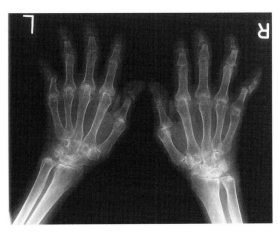

③2000年4月10日

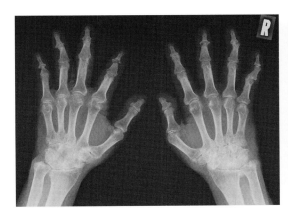

図Ⅱ-④-P-1-5　pencil-in-cup像
左小指が典型的．右中指，左示指にも非定型的ながら認める．

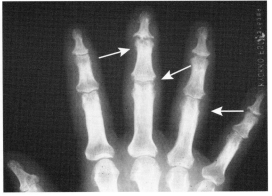

図Ⅱ-④-P-1-6　骨融解周辺の骨増殖性病変
淡い骨増殖像（→）が特徴的である．

DIP関節病変と並んでPsAに特徴的な手の病変としては，末節骨の骨融解が挙げられる（acro-osteolysis）（図Ⅱ-④-P-1-7）．SpAの特徴の一つである指炎もよくみられる（図Ⅱ-④-P-1-7, 8）．症例によっては骨強直とムチランス変化が混在し，指の高度の屈曲拘縮を伴う（図Ⅱ-④-P-1-9）．

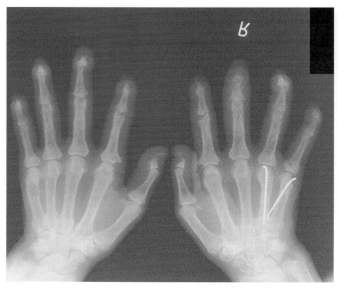

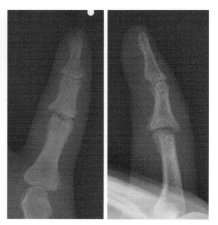

図Ⅱ-④-P-1-8　指炎
正，側面ともに右小指全体が著明に腫れている．

図Ⅱ-④-P-1-7　先端骨融解
右示指，中指，左示指に指炎も認める．

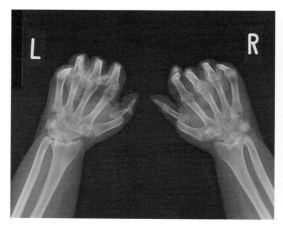

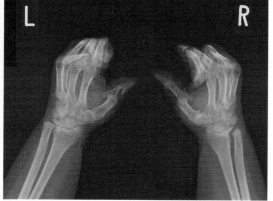

図Ⅱ-④-P-1-9　高度の指変形
両側CM関節，IC関節は骨性強直をきたしている．

2. 脊椎病変

PsAにおける頚椎病変は多彩で，ときにはRAに頻発する環軸椎亜脱臼がみられ（図Ⅱ-④-P-2-1），この症例では軸椎先端，前方の骨吸収および第2/3頚椎椎弓に骨吸収性変化と骨増殖性変化がみられる．また症例によってはASにみられる強直性変化がみられることもある（図Ⅱ-④-P-2-2）．

胸椎側面でもsyndesmophyte様像や多発椎間板炎をうかがわせる像（図Ⅱ-④-P-2-3）がみられたり，腰椎側面でもsyndesmophyte様像や（図Ⅱ-④-P-2-4）椎体方形化像（図Ⅱ-④-P-2-5）を認める症例がある．図Ⅱ-④-P-2-6では胸腰椎にかけてsyndesmophyteおよびparasyndesmophyte像がみられ，仙腸関節はgradeⅣを呈している．

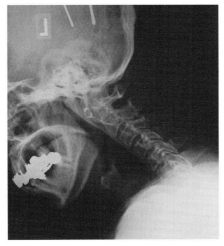

図Ⅱ-④-P-2-1　RA様変化
環軸椎亜脱臼，軸椎先端の吸収像．

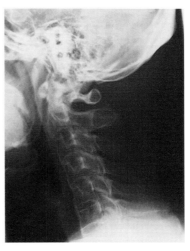

図Ⅱ-④-P-2-2　AS様変化①
syndesmophyteと頚椎強直．

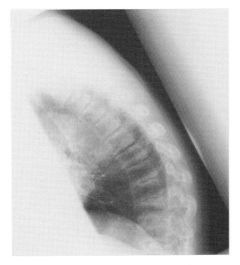

図Ⅱ-④-P-2-3　AS様変化②
胸椎におけるsyndesmophyte形成．

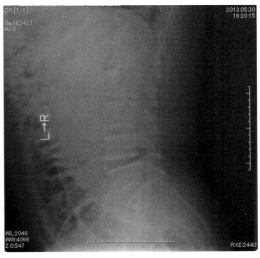

図Ⅱ-④-P-2-4　AS様変化③
腰椎におけるsyndesmophyte形成．

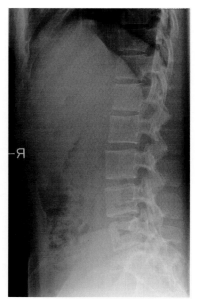 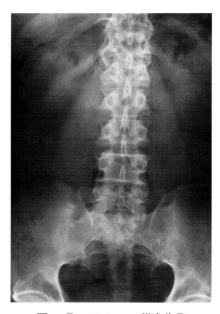

図Ⅱ-④-P-2-5　AS様変化④
腰椎における椎体の方形化.

図Ⅱ-④-P-2-6　AS様変化⑤
胸腰椎におけるsyndesmophyte形成と仙腸関節強直.

3. 骨盤および股関節

　仙腸関節炎も多彩である．図Ⅱ-④-P-3-1では右側にgradeⅡの変化がみられ，図Ⅱ-④-P-3-2は両側に，gradeⅡの変化を認める．図Ⅱ-④-P-3-3は左側はgradeⅡであるが，右側はgradeⅢである．図Ⅱ-④-P-3-4は両側にgradeⅣの仙腸関節炎があり，坐骨，腸骨に軽度の付着部炎変化がみられる．図Ⅱ-④-P-3-5に11年間で仙腸関節病変がgradeⅠからgradeⅣに進行した症例を提示する．

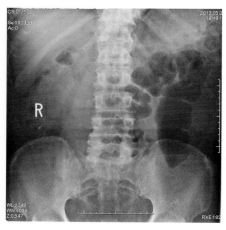 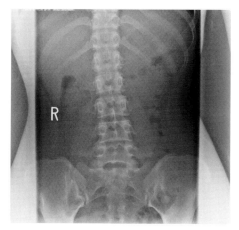

図Ⅱ-④-P-3-1　仙腸関節炎①
右側gradeⅡ.

図Ⅱ-④-P-3-2　仙腸関節炎②
両側gradeⅡ.

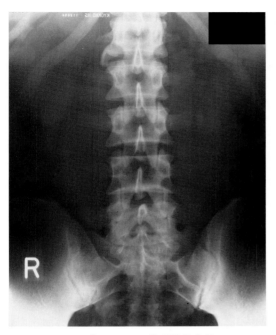

図Ⅱ-④-P-3-3　仙腸関節炎③
右側 grade Ⅲ，左側 grade Ⅱ．

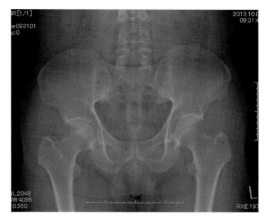

図Ⅱ-④-P-3-4　仙腸関節炎④
両側 grade Ⅳ．

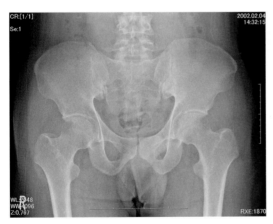

①2002年2月4日　　　図Ⅱ-④-P-3-5　仙腸関節炎の進展　　　②2013年10月7日
両側 grade Ⅰ．　　　　　　　　　　　　　　　　　　　　　　　両側 grade Ⅳ．

　坐骨を中心に多数の部位に付着部炎変化を認め骨増殖性変化も旺盛である（図Ⅱ-④-P-3-6）．恥骨結合周囲の骨増殖，骨硬化像が著明で，右腸骨部にも骨増殖性変化がみられる（図Ⅱ-④-P-3-7）．
　PsAでは股関節炎も起こし，人工股関節置換術に到ることもある（図Ⅱ-④-P-3-8）．

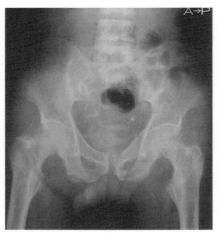

図Ⅱ-④-P-3-6　多発性の付着部炎

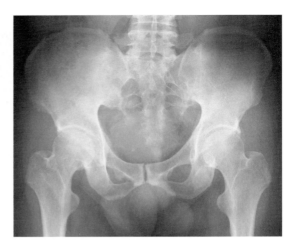

図Ⅱ-④-P-3-7　恥骨結合炎

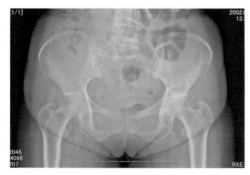

①2002年8月26日
左股関節裂隙消失.

図Ⅱ-④-P-3-8　PsAにおける股関節病変の進展

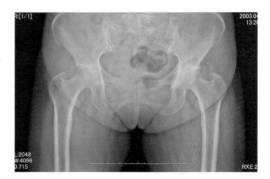

②2003年4月14日
骨頭の骨破壊，臼蓋の変化も高度.

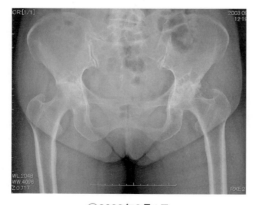

③2003年9月1日
さらに進行．右股も関節裂隙が殆ど消失している．

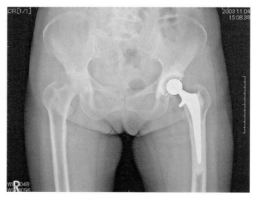

④2003年11月4日
左THA施行.

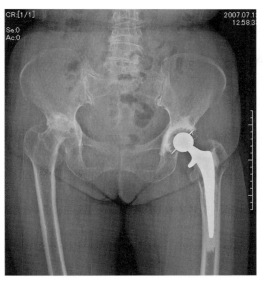

⑤2007年7月12日
右大腿骨頭は殆ど消失し，臼底突出も始まっている．

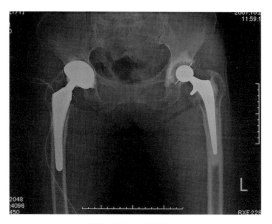

⑥2007年10月23日
右THA施行．

4．足

足指の変化は原則，手指の変化と変わらない．末節骨の吸収破壊とDIP関節主体の病変（図Ⅱ-④-P-4-1）が，PIP関節からMTP関節にまで及び（図Ⅱ-④-P-4-2），PIP関節部のpencil-in-cup変化やムチランス変化をきたす（図Ⅱ-④-P-4-3）．

PsAでもアキレス腱付着部炎はよくみられる（図Ⅱ-④-P-4-4a）が，羽毛状の骨増殖性変化が他のSpAとは異なっている（図Ⅱ-④-P-4-4b）．

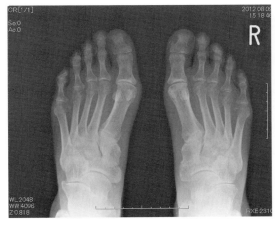

図Ⅱ-④-P-4-1　DIP関節炎

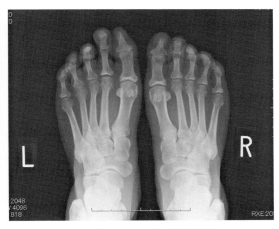

図Ⅱ-④-P-4-2　趾多関節変化
関節病変はPIP関節，MTP関節にも及んでいる．先端骨融解も明らかである．

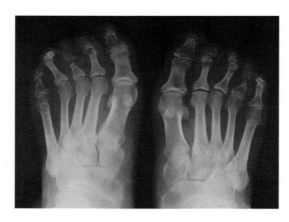

図Ⅱ-④-P-4-3　pencil-in-cup病変

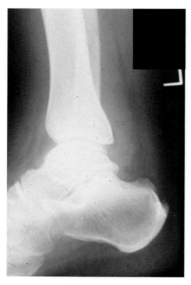

図Ⅱ-④-P-4-4a　アキレス腱付着部炎

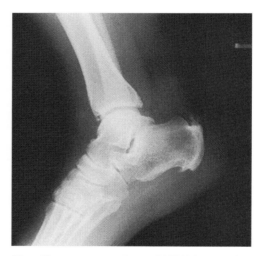

図Ⅱ-④-P-4-4b　アキレス腱付着部の羽毛状骨増殖

S. SAPHO症候群（以下 SAPHO）

前胸部を主病変部位とした過剰骨形成，骨（髄）炎様病巣を特徴とするが，全身のあらゆる部位に病変は生じうる．掌蹠膿疱症（PPP：Palmoplantar Pustulosis）を伴う例が大半を占めるが，皮膚病変を伴わない場合もある．

1. 前胸部

PPPに伴う骨関節病変の何よりの特徴は，前胸部（とりわけ鎖骨，第1肋骨，胸骨結合部）の骨吸収，骨硬化，骨増殖病変である．完成例として，左右の鎖骨と第1肋骨が肥厚し，胸鎖関節，胸（第1）肋関節，胸骨が一体化したような像を示す例（図Ⅱ-④-S-1-1）と，両側鎖骨が膨隆し内部が骨硬化像と骨透亮像が混在する骨（髄）炎様XPを呈する例（図Ⅱ-④-S-1-2）を提示する．前者はPPP例で，後者は既往，現症ともに皮疹はない．

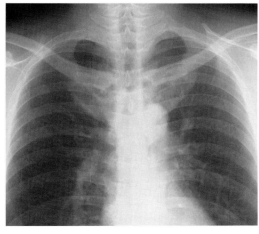

図Ⅱ-④-S-1-1　典型的な前胸部肥厚
鎖骨，第1肋骨と胸骨が一体化している．PPP例である．

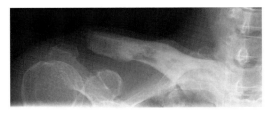 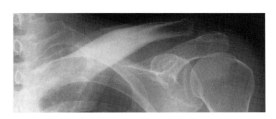

右鎖骨　　　　　**図Ⅱ-④-S-1-2　骨炎（骨髄炎様変化）**　　　　　左鎖骨
皮疹を伴わない例である．

次に発症早期の症例を提示する．発症前に呼吸器症状で撮られた胸部 XP（図Ⅱ-④-S-1-3a①）では，前胸部骨格には異常を認めない．左鎖骨部疼痛発症後 1 年 4 ヶ月，当科初診時の XP（②）は，左第 1 肋骨遠位端に骨硬化像と骨透亮像が混在しているが，肥厚性変化はみられない．初診後半年の XP（③）では，左第 1 肋骨遠位端の骨吸収性変化が明らかとなり，その中枢部で少し骨が膨隆している．発症 3 年 5 ヶ月後の XP（④）では，骨（髄）炎像は胸骨にも及んでいる．初診時持参した，発症 2 ヶ月後の胸部 CT である（図Ⅱ-④-S-1-3b）．既に左第 1 肋骨遠位端が膨隆し，骨膜肥厚と辺縁の不整を認め，CT の有用性を示す．

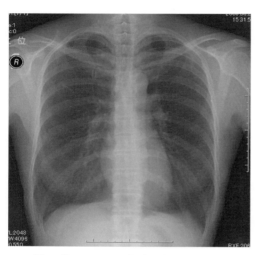

図Ⅱ-④-S-1-3a　発症早期例の経過
①2009 年 6 月 22 日　発症前．

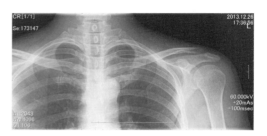

②2013 年 12 月 26 日　発症 1 年 4 ヶ月．

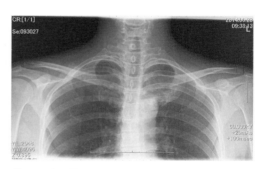

③2014 年 6 月 23 日　左第 1 肋骨遠位端の骨吸収変化が明らかで，周囲に硬化像もみられる．

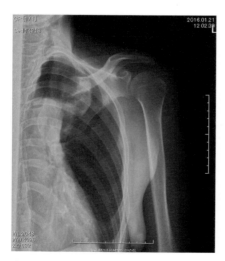

④2016 年 1 月 21 日　左第 1 肋骨は膨隆し骨（髄）炎様像が明らかである．

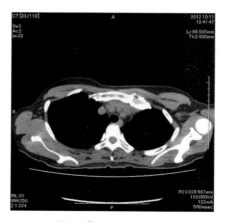

図Ⅱ-④-S-1-3b　CT
CT では 2012 年 10 月 15 日の時点で既に左第 1 肋骨遠位端の変化が捉えられている．

2. 脊　椎

頚椎椎体前方に靱帯骨化よりは骨増殖が旺盛で，OAの骨棘よりは先端部が鈍な骨増殖性変化がみられる（図Ⅱ-④-S-2-1）．前例よりもさらに骨増殖性変化が強く，骨強直もみられる（図Ⅱ-④-S-2-2）．症例によっては椎体そのものの横径が増加したように見えるが，この症例では骨増殖像同士のつながりはない（図Ⅱ-④-S-2-3）．

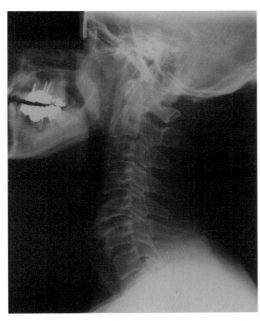

図Ⅱ-④-S-2-1　頚椎前方の旺盛な骨増殖①

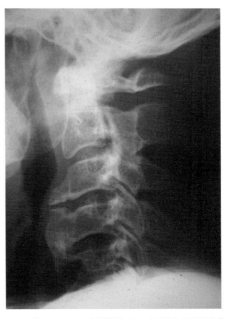

図Ⅱ-④-S-2-2　頚椎前方の旺盛な骨増殖②
増殖骨同士が繋がっている．

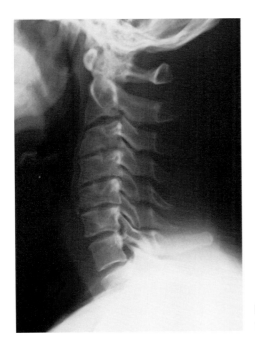

図Ⅱ-④-S-2-3　頚椎前方の旺盛な骨増殖③
前方への横径の増加．

SAPHOのXP上の特徴の一つが骨（髄）炎像であるが，頚椎にみられた症例である（図Ⅱ-④-S-2-4）．他症例であるが頚椎の骨（髄）炎様変化の経年変化を提示する（図Ⅱ-④-S-2-5）．発症後10年のXPで第5，6頚椎に硬化像がみられる（①）．第6頚椎の変化が高度で，第5頚椎の硬化が増強している（②）．第6頚椎の下方に伸びるsyndesmophyteが発達し，第5頚椎から上方に伸びるsyndesmophyteが新たにできている（③）．骨硬化病変は弱まり第4，5頚椎間のsyndesmophyteが完成している（④）．第6，7頚椎間のsyndesmophyteも完成し，後方関節強直像がみられる．9年の経過で椎体の骨（髄）炎像は消失している（⑤）．

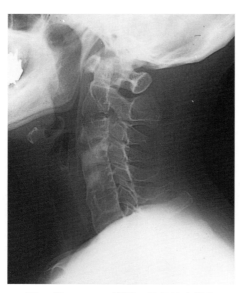

図Ⅱ-④-S-2-4　頚椎の骨（髄）炎様像
syndesmophyteもみられる．

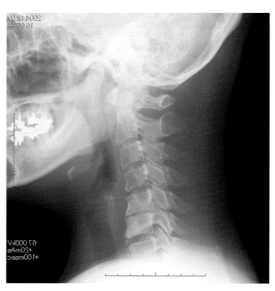

図Ⅱ-④-S-2-5　頚椎病変の進展
①2004年12月9日　第5，6頚椎の骨（髄）炎様像．

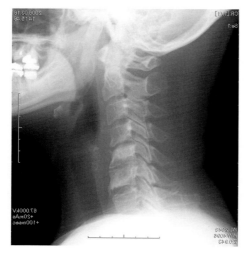

②2006年3月16日　上下椎体前面のsyndesmophyte形成．

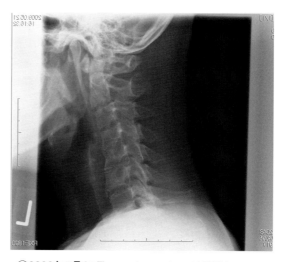

③2009年5月21日　syndesmophyteは発達しているが，骨（髄）炎様像は軽快している．

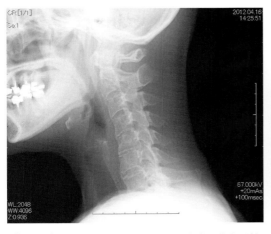
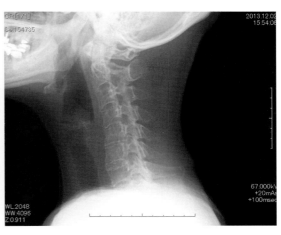

④2012年4月16日　syndesmophyte完成．後方関節の強直が始まっている．

⑤2013年12月2日　骨（髄）炎様像は消失している．

　腰椎変化も多彩である．S-2-1と同症例で頸椎同様の骨増殖性変化がみられる（図Ⅱ-④-S-2-6）．他の症例（図Ⅱ-④-S-2-7）ではASを思わせるような正面像であるが，側面像でみると椎体を離れた骨増殖が旺盛で，椎間板に斑紋状の骨化像がみられる．中にはparasyndesmophyteで椎間が繋がる症例もある（図Ⅱ-④-S-2-8）．

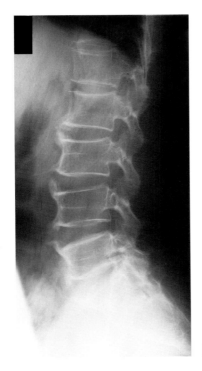

図Ⅱ-④-S-2-6　腰椎前面の骨増殖性変化

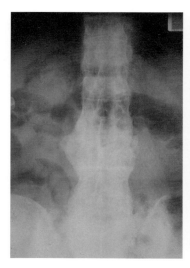 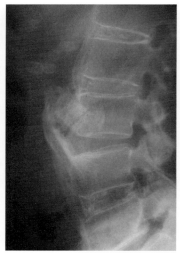 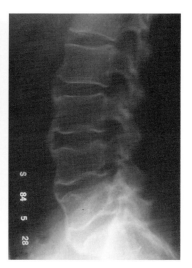

図Ⅱ-④-S-2-7　腰椎骨増殖病変
正面像はAS様である．側面像ではASと異なり，椎体から離れた骨増殖が顕著である．椎間板の石灰化もみられる．

図Ⅱ-④-S-2-8　parasyndesmophyte様骨増殖

3. 骨盤および股関節

仙腸関節炎を伴うことは少なく，あっても片側例が多い（図Ⅱ-④-S-3-1）．しかし稀ではあるが強直に到る症例もある（図Ⅱ-④-S-3-2）．骨盤全体に付着部の骨増殖が強く，恥骨結合周囲に硬化像がみられる症例もある（図Ⅱ-④-S-3-3）．骨硬化病変は椎間関節から椎弓にかけて時々みられる（図Ⅱ-④-S-3-4）．股関節病変は今まで経験していない．

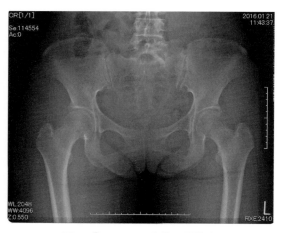

図Ⅱ-④-S-3-1　左仙腸関節炎

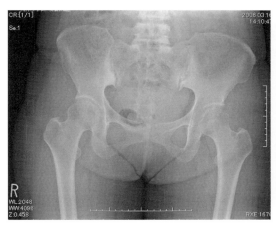

図Ⅱ-④-S-3-2　仙腸関節炎の進展
①2006年3月16日　gradeⅡ.

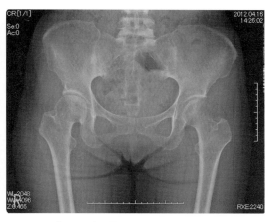

②2012年4月16日　gradeⅢ～Ⅳ.

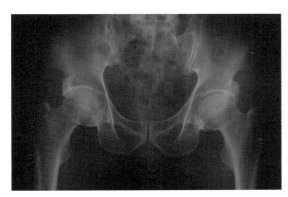

図Ⅱ-④-S-3-3　付着部骨増殖を示すSAPHO例
寛骨臼周辺の骨増殖が強い.

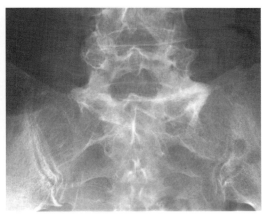

図Ⅱ-④-S-3-4　SAPHOの骨硬化病変
腰仙部の強直と骨硬化.

4．その他

　少数ながらSAPHOでも手，足の少関節にXP変化を呈する場合がある（図Ⅱ-④-S-4-1，2）．しかしXP変化は，全体としてPsA様であるがDIP関節のerosionに乏しく，関節破壊も軽度にとどまる．

　骨（髄）炎像は長管骨にも認められる（図Ⅱ-④-S-4-3）．また複数の長管骨に著明な皮質骨の増殖を認めることもある（図Ⅱ-④-S-4-4）．この症例では，両側の上腕骨は骨（髄）炎像も呈している．

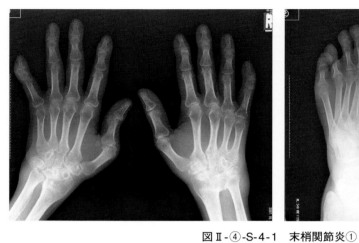

図Ⅱ-④-S-4-1　末梢関節炎①
両手関節はgrade Ⅳである．　　　　　　　　　左第4, 5 MTP関節に溶骨性変化を認める．

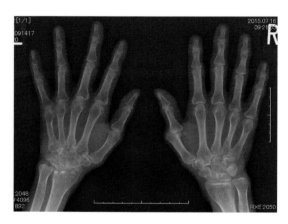

図Ⅱ-④-S-4-2　末梢関節炎②
左手関節はgrade Ⅳであり，右母指MP関節変化も強い．

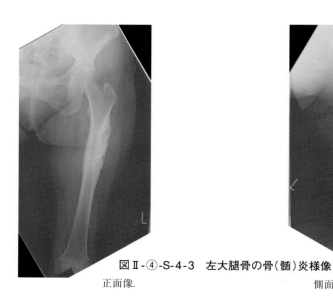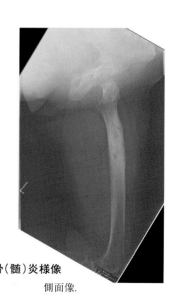

図Ⅱ-④-S-4-3　左大腿骨の骨（髄）炎様像
正面像．　　　　　　　　　　　　　側面像．

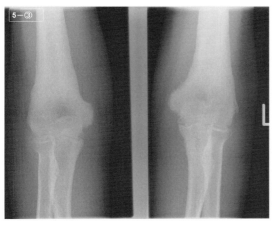
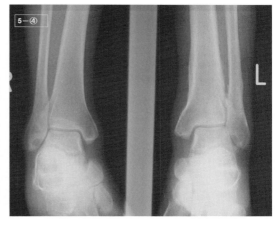

両側上腕骨　　　　図Ⅱ-④-S-4-4　骨(髄)炎様像と骨膜肥厚　　　　両側下腿骨

両側上腕骨の遠位骨幹から骨幹端に著明な皮質骨肥厚と骨(髄)炎を認め，尺骨にも病変が及んでいる．左脛骨遠位骨幹端に骨膜肥厚がみられ，外側は不整で腓骨に続いている．

O．その他

1．炎症性腸炎

腸ベーチェット病症例であるが，右 grade Ⅰ，左 grade Ⅱ の仙腸関節炎像を認める（図Ⅱ-④-O-1-1）．腰椎に変化はみられない．

潰瘍性大腸炎症例であるが，胸椎，上位腰椎，仙腸関節にASに合致するXP像を呈している（図Ⅱ-④-O-1-2）．

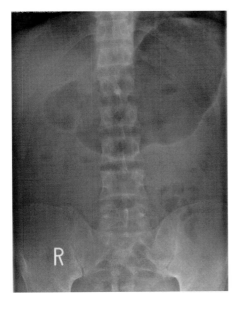

図Ⅱ-④-O-1-1　腸ベーチェット病
仙腸関節炎を認める．

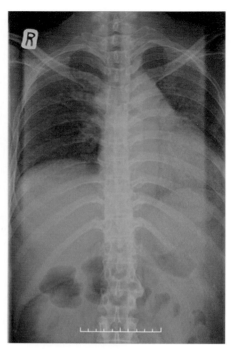
胸椎正面 syndesmophyte

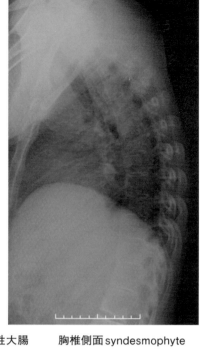
胸椎側面 syndesmophyte

図Ⅱ-④-O-1-2　潰瘍性大腸炎におけるAS様変化

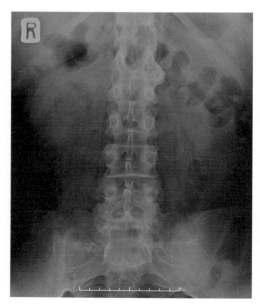
grade Ⅳの仙腸関節炎

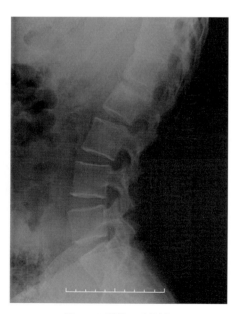
第1，2腰椎の方形化

2. 多発性付着部炎

図Ⅱ-④-O-2-1 は Shichikawa が新たな疾患概念"polyenthesitis"を提唱した症例である．両仙腸関節部に著明な限局性の骨硬化像があり，仙腸関節縁は不規則で浸食性で拡大している．左右坐骨結節にも限局性の骨硬化像と骨浸食像がある．胸腰椎部でも椎間の狭小化とともに，椎体前方の上下隅に三角状の硬化性変化が認められ，浸食像もあるが，骨棘形成はないか，きわめて軽度である．

筆者の症例（図Ⅱ-④-O-2-2）であるが，腸骨，寛骨臼，坐骨，大転子，小転子に明らかな付着部炎は認められるが，仙腸関節炎は右が grade Ⅰ～Ⅱ 程度で骨硬化像は認められない．多数の部位に付着部炎変化がみられる症例は，特に SpA では多い（図Ⅱ-④-O-2-3）が，"polyenthesitis"とは厳密に区別されるべきであろう．

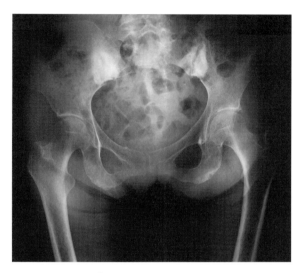

図Ⅱ-④-O-2-1　"polyenthesitis"
両側仙腸関節と坐骨結節に辺縁不整を伴う顕著な骨硬化像がみられる．

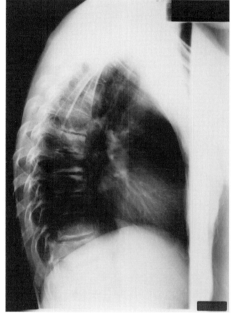

胸椎の多椎間の上下縁に骨硬化巣があり一部に浸食像を認める．

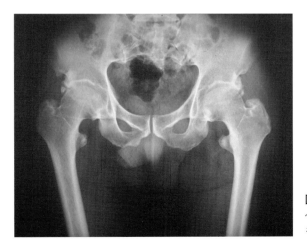

図Ⅱ-④-O-2-2　多発性の付着部炎①
骨盤，大腿骨の多数の付着部に骨浸食像と骨増殖性を認める．

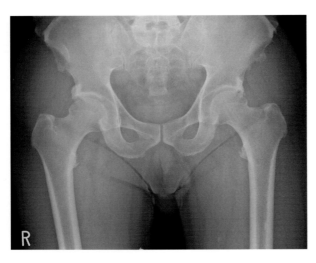

図Ⅱ-④-O-2-3　多発性の付着部炎②
uSpA症例である．

《Polyenthesitis》　多発性付着部炎

　七川先生が新たに提唱された疾患概念であり，通常SpAにみられる多発性の付着部炎とは厳密に区別すべきであろう．

　筆者の症例（Ⅱ-④-O-2-2）でも腸骨，寛骨臼，坐骨，大転子，小転子に明らかな付着部炎が認められるが，七川先生に"polyenthesitis"は却下された．今のところ，多発性の付着部炎ないし多発性付着部症（polyenthesopathy）としている．今後の検証，議論が待たれるところである．

3. Condensans ilii

　本来はSpAに入れるべきではないだろうが，画像上鑑別診断に必須なので敢えてこの章でとりあげる．仙腸関節の腸骨側にのみ骨硬化像があり，仙腸関節辺縁に骨侵食を窺わせる不整，裂隙の拡大などの所見がない（図Ⅱ-④-O-3-1）．また他部位に付着部の所見もみられない．

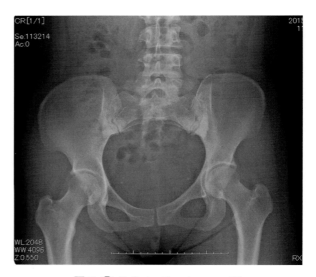

図Ⅱ-④-O-3-1　Condensans ilii

4. ASH

前項同様である．一部に parasyndesmophyte 様所見もみられるが，全体的には骨棘様骨増殖像が椎体から大きくはみ出し一部で癒合を起こしている像である（図Ⅱ-④-O-4-1）．前症例より正面像では骨増殖，骨癒合変化が強いが，側面像では SpA 様 parasyndesmophyte 像が混在する（図Ⅱ-④-O-4-2）．両症例共に仙腸関節は正常である．

一部脊椎にのみ強い骨増殖像を認める場合を**限局性骨増殖症**という．胸椎症例（図Ⅱ-④-O-4-3）と腰椎症例である（図Ⅱ-④-O-4-4）．

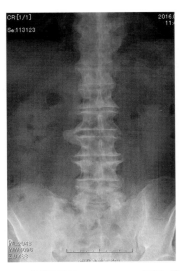 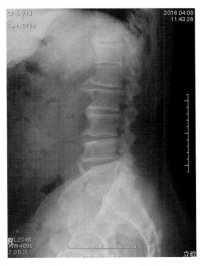

腰椎正面　　　図Ⅱ-④-O-4-1　ASH①　　　腰椎側面

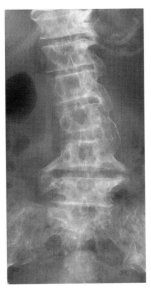 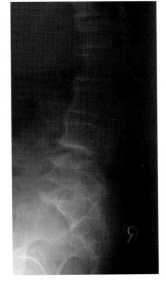

腰椎正面　　　図Ⅱ-④-O-4-2　ASH②　　　腰椎側面

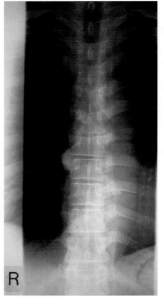 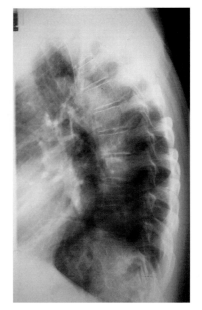

胸椎正面　　図Ⅱ-④-O-4-3　限局性骨増殖症①　　胸椎側面

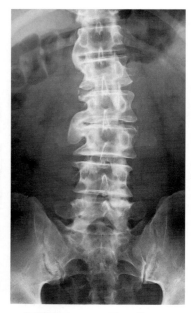 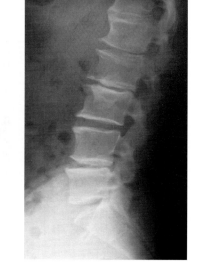

腰椎正面　　図Ⅱ-④-O-4-4　限局性骨増殖症②　　腰椎側面

⑤ 骨関節炎（OA：osteoarthritis）（変形性関節症）

日本では通常変形性関節症と呼ばれる．

1．手

手のOAは，結節性（nodal）OA（NOA），浸食性（erosive）OA（EOA），全身性（generalized）OA（GOA）に分けられる．

DIP関節のNOAはヘバーデン結節と呼ばれ，図Ⅱ-⑤-1-1では右小指にのみ認められる．側面像で関節面の不整，末節骨，中節骨ともに関節周囲の骨増殖性変化が明らかとなる．他の症例では多発性にヘバーデン結節を認める（図Ⅱ-⑤-1-2）．拡大像で，右中指DIP関節全域にわたるerosionと強い硬化像，内外側に広がる骨増殖像が明らかとなる．PsAにみられるような羽毛状の骨増殖像はみられない．全てのDIP関節にOA変化がみられるが，PIP関節は異常を認めない（図Ⅱ-⑤-1-3）．ヘバーデン結節が両示指・中指に認められ，さらにブシャール結節と呼ばれるPIP関節のNOAが両中指に始まっている（図Ⅱ-⑤-1-4）．両母指IP関節にもOA変化が始まっており，この症例では右母指のMP関節にもOA変化が疑われる．斜位像では上記所見がさらに明らかとなり，左第1CM関節にもOA変化が始まっていることがわかる．ブシャール結節優位でヘバーデン結節は軽度な症例もときにみられる（図Ⅱ-⑤-1-5）．全指にヘバーデン結節，ブシャール結節が現れることもある（図Ⅱ-⑤-1-6）．

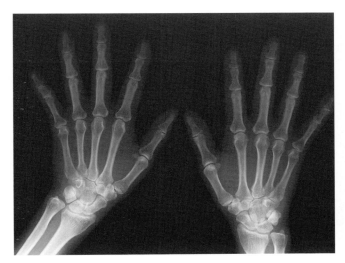

図Ⅱ-⑤-1-1　右小指ヘバーデン結節

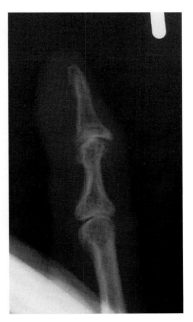

側面像で骨増殖が明らかとなる．

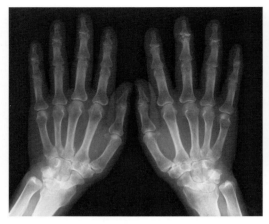

図Ⅱ-⑤-1-2　多発性ヘバーデン結節①

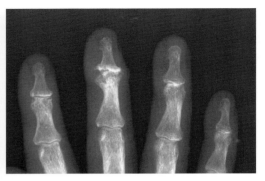

斜位像で骨増殖，骨硬化，骨浸食像が明らかである．

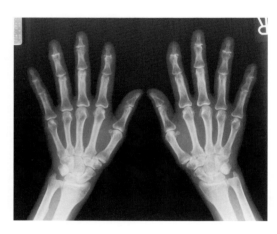

図Ⅱ-⑤-1-3　多発性ヘバーデン結節②
母指を除く全指にヘバーデン結節を認める．

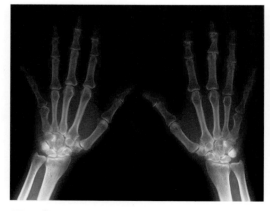

図Ⅱ-⑤-1-4　ヘバーデン結節およびブシャール結節

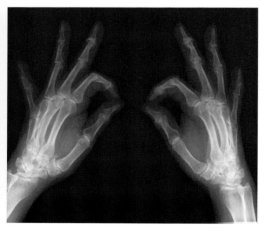

斜位像でDIP関節，PIP関節ともに骨浸食像と骨増殖性変化を認める．

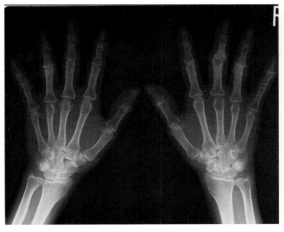
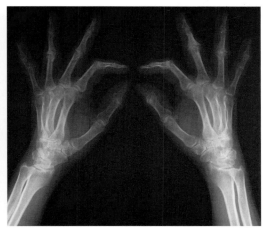

正面　　　図Ⅱ-⑤-1-5　ブシャール結節優位例　　　斜位

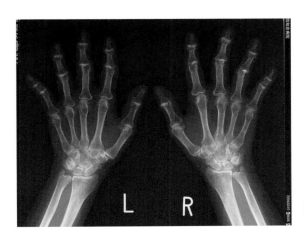

図Ⅱ-⑤-1-6　全指にヘバーデン結節およびブシャール結節を認める．

　NOAでも多少の骨浸食像を伴うことはよくあるが，骨浸食像が前面に現れる場合がありEOAと呼ばれる（**図Ⅱ-⑤-1-7a**）．右手斜位像でみると，骨吸収性病変に加えて非常に旺盛な骨増殖反応があり，一部関節では骨性強直に陥っている（**図Ⅱ-⑤-1-7b**）．左手の拡大像ではいわゆる"gull-wing deformity"が明らかである（**図Ⅱ-⑤-1-7c**）．早期例を提示する（**図Ⅱ-⑤-1-8**）．両環指のPIP関節に骨浸食所見がみられ，左示指の中節骨遠位端は剪断されたようになっている．斜位像で，環指の中節骨遠位端は関節面全体に浸食され関節裂隙は拡大しているようにみえる．一方骨増殖反応もあり，左示指でより顕著である．

199

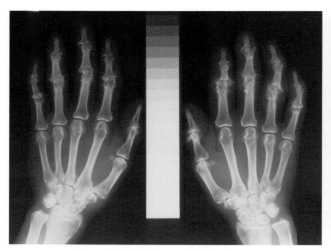

図Ⅱ-⑤-1-7a　EOA
溶骨性変化が強く，ムチランス様である．

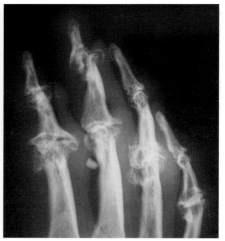

図Ⅱ-⑤-1-7b　右手拡大斜位像
骨増殖性反応も強く一部関節では強直に陥っている．

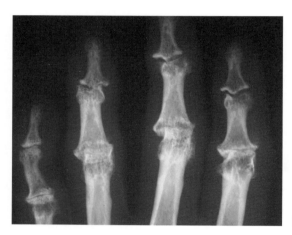

図Ⅱ-⑤-1-7c　gull wing deformity

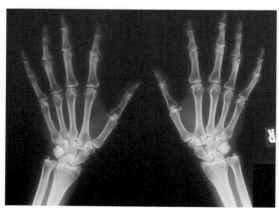
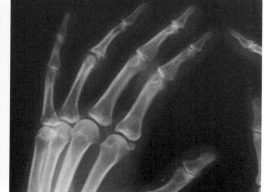

正面　　　　　図Ⅱ-⑤-1-8　EOA早期例　　　　斜位
両側環指のPIP関節に溶骨性変化を認める．斜位では同時に骨増殖性変化もあることがわかる．

手のOAとともに脊椎，膝，足関節などにもOA変化を伴うものをGOAという．手指，膝関節，足関節，足指にOA変化がみられる（図Ⅱ-⑤-1-9）．他の症例では手指，股関節，膝関節にOA変化がみられる（図Ⅱ-⑤-1-10）．

いずれのタイプも第1CM関節にもOA変化を伴うことが多い．

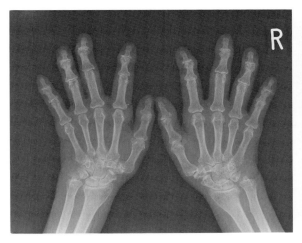

図Ⅱ-⑤-1-9　GOA①
DIP関節，PIP関節，第1CM関節にOA変化．

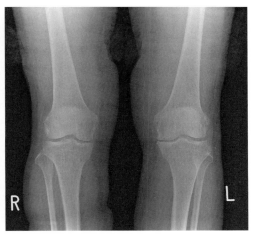

左膝OA

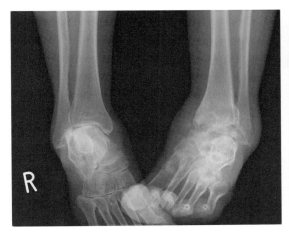

両足関節OA

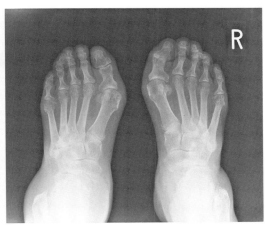

趾のOA

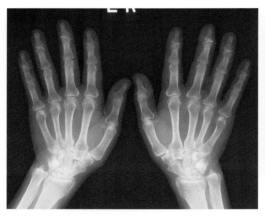

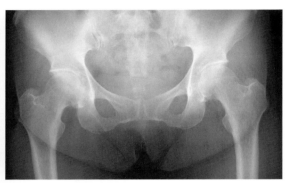

左股OA(一次性)

図Ⅱ-⑤-1-10　GOA②
DIP関節，第1CM関節にOA変化がみられる．

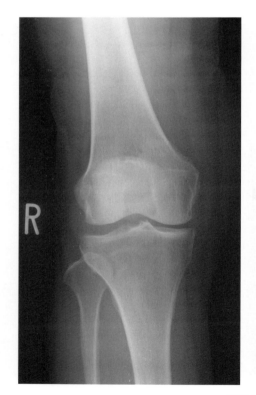

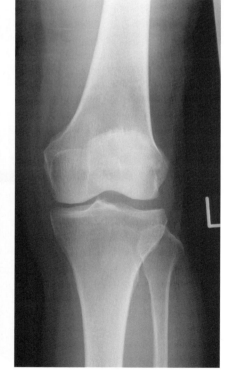

両膝OA

2. 股関節

　日本人では，臼蓋形成不全による二次性の変形性股関節症が女性優位にみられる（図Ⅱ-⑤-2-1）．左股は程度が軽いが，右股は既に関節裂隙が狭小化し，大腿骨頭の外上方偏位が始まっている（図Ⅱ-⑤-2-2）．他症例であるが病変が進行し骨頭変形，反応性の骨形成が進んでいる（図Ⅱ-⑤-2-3）．

　我が国では少ないが一次性の変形性股関節症では骨頭は中枢部に偏位し，関節裂隙狭小化は関節全体（図Ⅱ-⑤-2-4）あるいは中枢優位（図Ⅱ-⑤-2-5）に進行する．

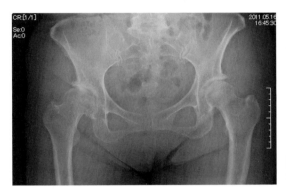

図Ⅱ-⑤-2-1　両股二次性OA①
初期．臼蓋の骨増殖を認め，右側に強い．

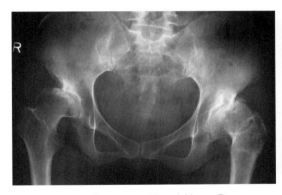

図Ⅱ-⑤-2-2　両股二次性OA②
進行期．

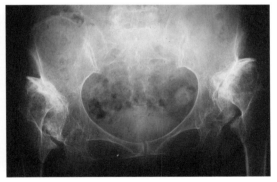

図Ⅱ-⑤-2-3　両股二次性OA③
晩期．

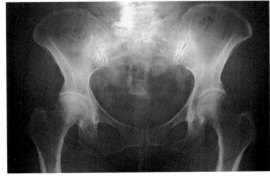

図Ⅱ-⑤-2-4　一次性股関節OA①　右股OA

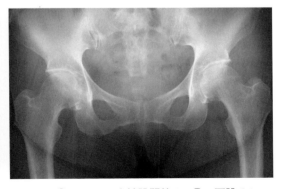

図Ⅱ-⑤-2-5　一次性股関節OA②　両股OA

3. 膝関節

膝 OA は一次性が殆どで，我が国では内側型が圧倒的に多い（図Ⅱ-⑤-3-1）．

内側関節裂隙の狭小化とともに関節辺縁や顆間隆起に骨棘形成がみられる（図Ⅱ-⑤-3-2）．通常は大腿膝蓋関節も障害され（図Ⅱ-⑤-3-3），さらに進行すると関節裂隙は消失する（図Ⅱ-⑤-3-4）．軟骨下骨の硬化と囊胞状陰影も特徴である．最近では RA でも内側型が多くなったが，RA に特徴的な変化は外側も傷害されることである（図Ⅱ-⑤-3-5）．RA では関節周囲の骨萎縮像もみられる．

他疾患に続発する二次性の多発性 OA についてはそれぞれの章で提示する．

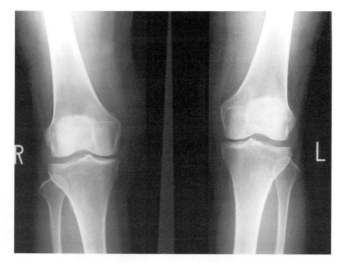

図Ⅱ-⑤-3-1 両膝OA
内側罹患が圧倒的である．

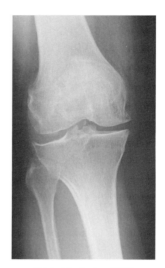

図Ⅱ-⑤-3-2 初期
骨棘形成がみられる．

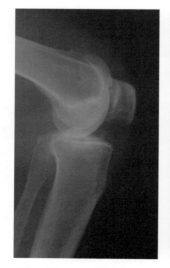

図Ⅱ-⑤-3-3 膝蓋大腿関節OA

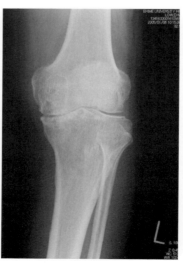

図Ⅱ-⑤-3-4 膝OA晩期

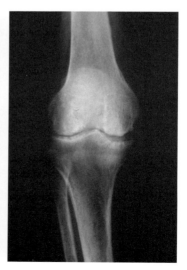

図Ⅱ-⑤-3-5 RAの膝関節
内外側ともに関節破壊がみられる．

⑥ 結晶沈着性疾患，石灰化をきたす疾患

1. 尿酸結晶沈着症（痛風）

図Ⅱ-⑥-1-1 では右中指中節骨遠位端，小指中手骨骨頭，左母指中手骨骨頭に大小さまざまな境界明瞭な骨浸食像とそれを取り巻く骨硬化像が認められる．その他の部位にも同様所見が散在する．同症例の足では母趾を中心にさらに骨関節破壊が激しく，右母趾末節骨で骨融解像が目立つ．他の症例（図Ⅱ-⑥-1-2）では PIP 関節に多発性対称性関節腫脹がみられるが，通常 RA ではみられない骨硬化像に囲まれた骨透亮像を左中，小指中節骨基部に認める．2 年後には関節破壊が DIP 関節，一部 MP 関節にも波及し，左中・小指 PIP 関節の軟部陰影は明らかにいびつで普通の関節腫脹とは異なっている．罹患関節も定説の母趾 MTP 関節（図Ⅱ-⑥-1-3）以外に肘（図Ⅱ-⑥-1-4），膝（図Ⅱ-⑥-1-5）と様々で，あらゆる関節が浸食されうる．図Ⅱ-⑥-1-6 は透析患者にみられた変化で，ムチランス様変化が目立つが，融解部の骨硬化所見が痛風の特徴となる．典型的な痛風結節と骨関節破壊像である（図Ⅱ-⑥-1-7）．

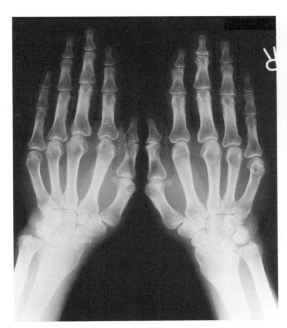 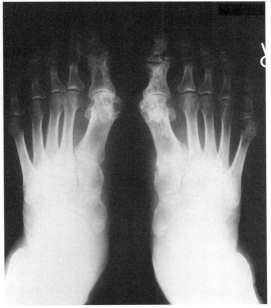

図Ⅱ-⑥-1-1 尿酸結晶沈着性関節症
境界明瞭な骨浸食像とそれを取り巻く骨硬化像を認める．趾の変化の方が強く，母趾に（特に右側）顕著で，関節裂隙狭小化もみられる．

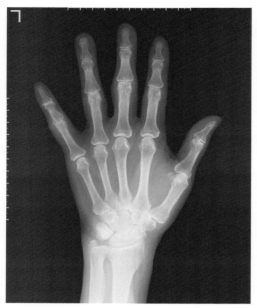 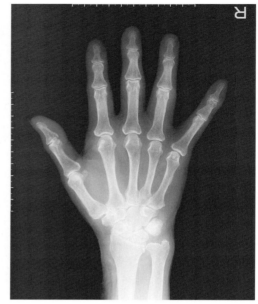

左手　　図Ⅱ-⑥-1-2　尿酸結晶沈着性初期変化　　右手
PIP関節腫脹と周辺骨内の透亮像.

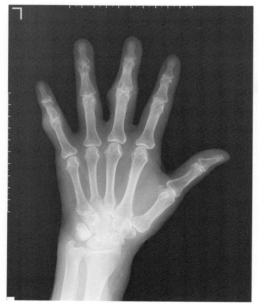 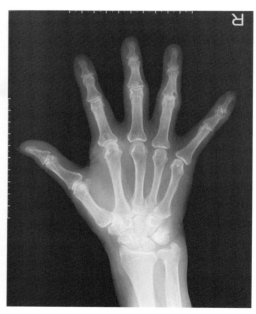

左手　　　　　　同症例　2年後　　　　　右手
いびつで陰影の濃い関節周囲の腫脹と明瞭な骨浸食像.

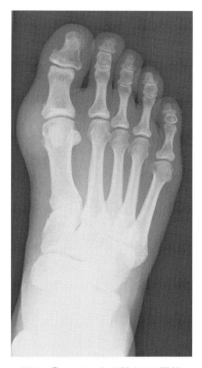

図Ⅱ-⑥-1-3　右母趾MTP関節
著明な腫脹を認める．

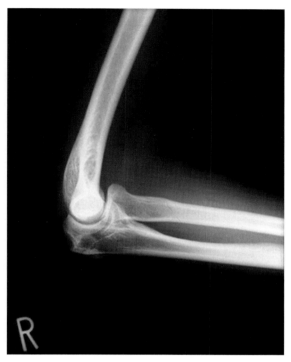

図Ⅱ-⑥-1-4　右肘
肘頭に境界明瞭な骨浸食像とそれを取り巻く骨硬化像および石灰沈着を認める．

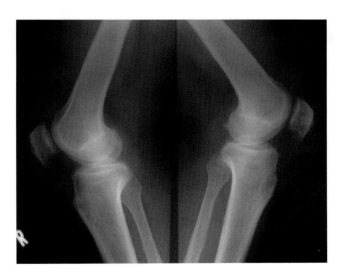

図Ⅱ-⑥-1-5　両膝蓋骨
境界明瞭な骨浸食像とそれを取り巻く骨硬化像および石灰沈着を左優位に認める．

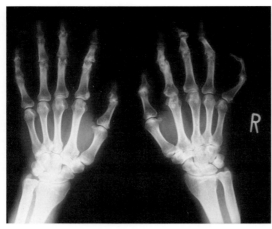
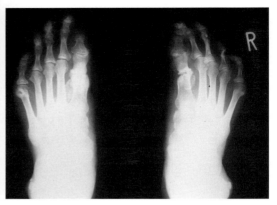

図Ⅱ-⑥-1-6 透析患者
DIP関節，PIP関節のムチランス様変化と骨硬化．母趾ではMTP関節に変化が強い．

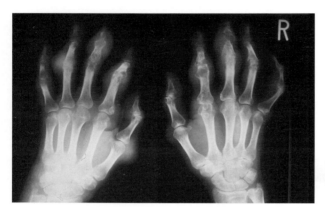

図Ⅱ-⑥-1-7 典型的痛風結節
軟部陰影が特徴的であるが，骨破壊も高度である．

2．ピロリン酸カルシウム（CPPD）結晶沈着症（軟骨石灰化症）

初期には，硝子軟骨や線維軟骨に沈着する．結晶沈着がXPで確認しやすい関節は通常，手関節（三角軟骨複合体）（図Ⅱ-⑥-2-1），膝関節（半月板）（図Ⅱ-⑥-2-2），恥骨結合（図Ⅱ-⑥-2-3）であるが，ときには頚椎椎間板（図Ⅱ-⑥-2-4）や肩関節（図Ⅱ-⑥-2-5）で判読できることもある．白色の淡い房状ないし雲状から濃い層状の陰影として認められる．

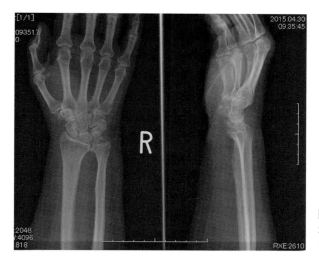

図Ⅱ-⑥-2-1 軟骨石灰化症
右手関節の三角軟骨複合体へのピロリン酸カルシウムの沈着.

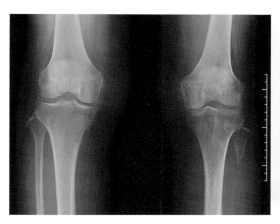 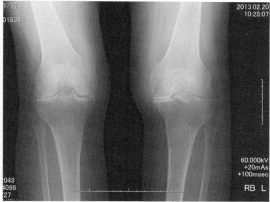

症例①　　　図Ⅱ-⑥-2-2 膝半月板の石灰沈着　　　症例②

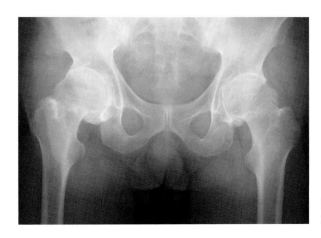

図Ⅱ-⑥-2-3 恥骨結合の石灰沈着
石灰沈着誘引の両股OAもみられる.

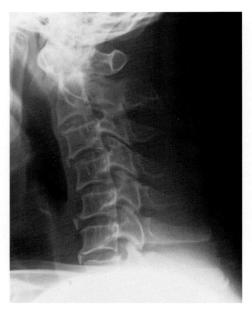
図Ⅱ-⑥-2-4　頚椎椎間板の石灰沈着
第2-3椎間に明らかである．

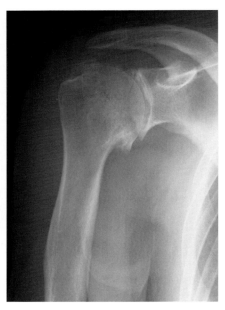
図Ⅱ-⑥-2-5　肩関節への石灰沈着
肩OAも起こっている．

　ときに二次性多発性OAの原因となり，高度の破壊から手術を要することもある．図Ⅱ-⑥-2-6に挙げた症例では肩関節，肘，手関節，股関節，膝関節，足関節，足指にOA変化がみられた．稀に上腕骨骨頭（図Ⅱ-⑥-2-7）や大腿骨頭で急激な吸収破壊を起こすことがある（図Ⅱ-⑥-2-8）．

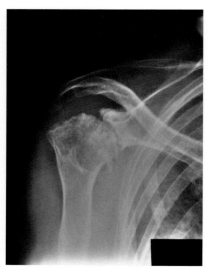
右肩　　　　図Ⅱ-⑥-2-6　軟骨石灰化症による多関節破壊例　　　　左肩

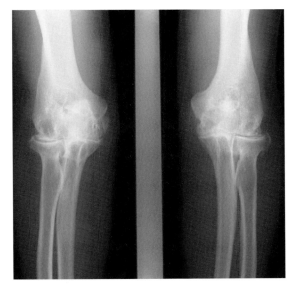

肘関節 OA

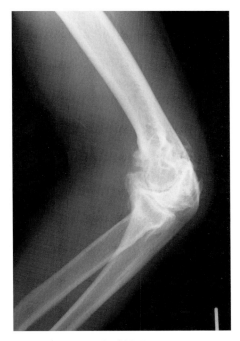

左肘側面

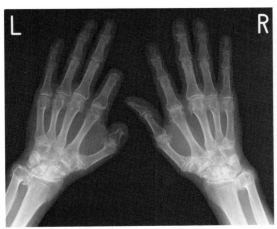

手関節およびMP関節 OA

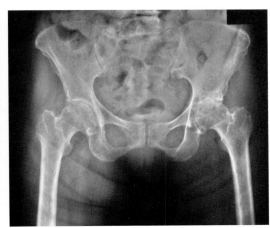

股関節 OA

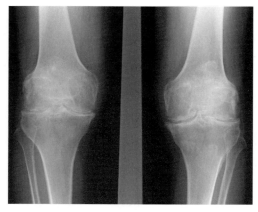
膝関節OA

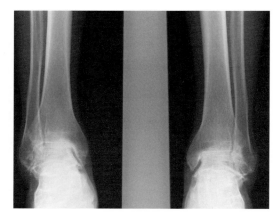
足関節OA

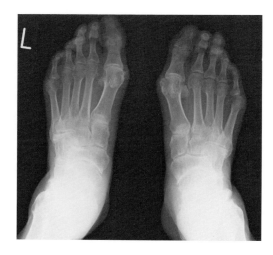
MTP関節OA

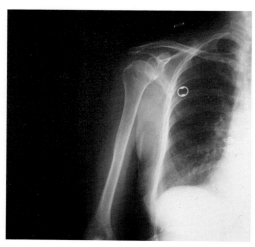

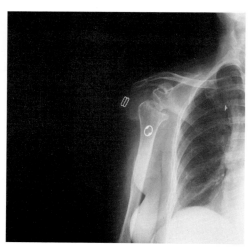
半年後

図Ⅱ-⑥-2-7 軟骨石灰化症による急速な関節破壊①
右上腕骨頭の内下方に軽度の石灰沈着がみられ，半年後に上腕骨骨頭が消失した．

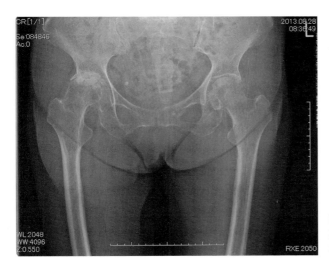

図Ⅱ-⑥-2-8　軟骨石灰化症による急速な関節破壊②
右大腿骨頭および臼蓋の破壊．

3．ハイドロキシアパタイト（HA）結晶沈着症

　初期には関節包や滑液包などの関節周囲に沈着する．沈着陰影は大きな密な濃い雲状の陰影（図Ⅱ-⑥-3-1），大小さまざまな楕円状の濃い陰影と大きく広がる淡い陰影（図Ⅱ-⑥-3-2），関節周囲の粒状の小さな濃い陰影（図Ⅱ-⑥-3-3），関節破壊を伴った関節周囲の淡い綿状の陰影（図Ⅱ-⑥-3-4）と様々である．沈着部位も長管骨の骨幹部周辺のこともあり（図Ⅱ-⑥-3-5），この症例では両側大転子周辺にも HA の沈着がみられる．

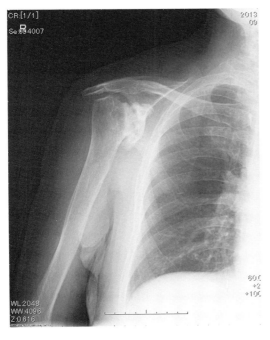

図Ⅱ-⑥-3-1　ハイドロキシアパタイト結晶沈着症①
右肩に大きな密な石灰化陰影を認める．

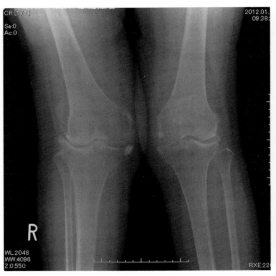
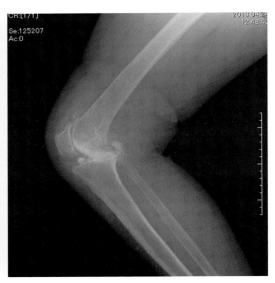

図Ⅱ-⑥-3-2　ハイドロキシアパタイト結晶沈着症②　　　　　　　　　　　　　　右膝側面
石灰化陰影が関節周囲に散在する.

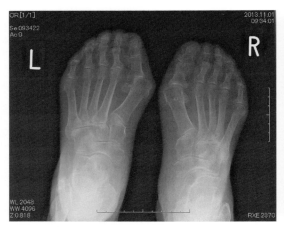

図Ⅱ-⑥-3-3　ハイドロキシアパタイト結晶沈着症③

小粒状影が点在している.

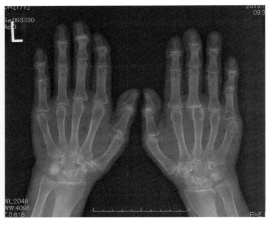

図Ⅱ-⑥-3-4　ハイドロキシアパタイト結晶沈着症④

関節破壊が高度で, 関節周辺に淡い綿状の陰影を認める.

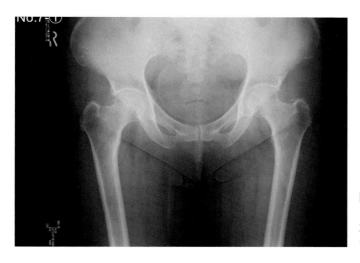

図Ⅱ-⑥-3-5 ハイドロキシアパタイト結晶沈着症⑤
左大腿骨外側と両側大転子周辺への沈着がみられる．

4．その他

A．関節周囲石灰化症

大小さまざまな大きさの濃度不整の塊状の陰影を関節周囲に認める（図Ⅱ-⑥-4-1）．関節構造には異常を認めない．

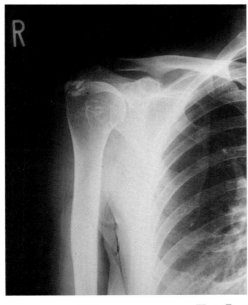
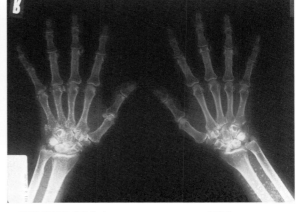

右肩　　　図Ⅱ-⑥-4-1　関節周囲石灰化症　　　両手

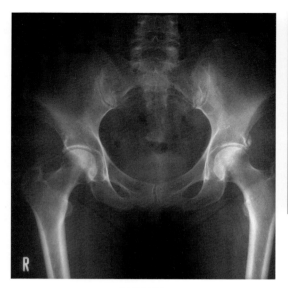

両股関節

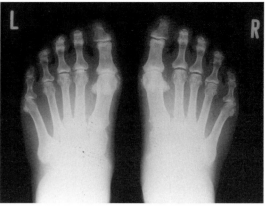

両足

B. 腫瘍状石灰沈着症

分節状，塊状の大きな石灰沈着が主に大関節周囲に起こる．
原因不明のことも多いが，症例は人工透析を10年続けている（図Ⅱ-⑥-4-2）．

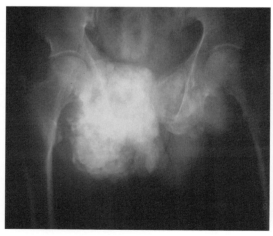

単純XP

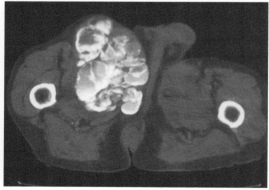

CT

図Ⅱ-⑥-4-2　腫瘍状石灰沈着症
右股関節周辺に巨大な石灰塊を認める．

C. 石灰沈着性腱炎

棘上筋腱への HA の沈着により起こる（図Ⅱ-⑥-4-3）．穿刺により泥状の内容物を吸引できる（図Ⅱ-⑥-4-4）．

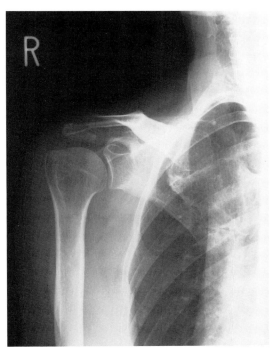

図Ⅱ-⑥-4-3 石灰沈着性腱炎①
棘上筋腱への石灰沈着．

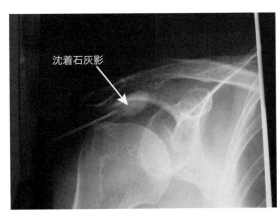

透視下に穿刺．　　**図Ⅱ-⑥-4-4 石灰沈着性腱炎②**　　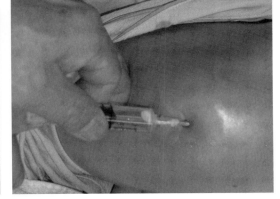　実際の写真である．

⑦ 骨化異常，骨増殖をきたす疾患

1. 透析性脊椎炎

図Ⅱ-⑥-4-2の症例もそうであるが，腎透析の患者では軟部組織に石灰沈着を起こしやすい．脊損患者でも異常骨化を起こしやすい．透析性脊椎炎に対し脊椎固定術を施行後に起こった大きな塊状の骨化である（図Ⅱ-⑦-1-1a，b，c）．

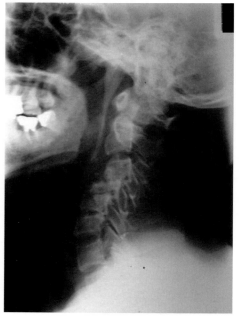

図Ⅱ-⑦-1-1a　透析性関節症
椎体の脆弱化により第4, 5, 6頚椎が圧潰し動揺性も生じている．

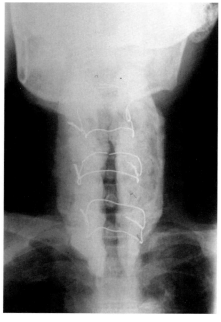

図Ⅱ-⑦-1-1b　固定術後頚椎正面
巨大な塊状骨化を伴っている．

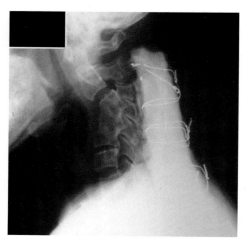

図Ⅱ-⑦-1-1c　固定術後頚椎側面
手術部の骨癒合は良好である．

2. 骨斑紋症（osteopoikilosis）

円形，楕円形あるいは不規則な骨硬化が海綿骨内に散在性に認められる疾患である．脛骨の骨幹端から骨幹に続く前皮質骨に沿った斑紋状の骨増殖像が特徴的である（図Ⅱ-⑦-2-1）．

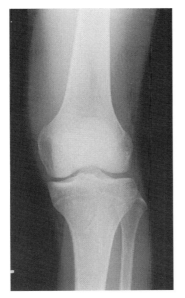
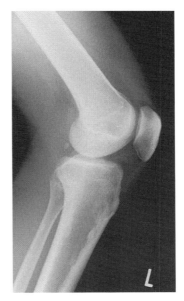

図Ⅱ-⑦-2-1　骨斑紋症

3. 骨化性筋炎，異所性骨化

外傷後に筋および筋付着部に骨化がみられるもので，典型例は中心部の透亮域の周辺を境界明瞭な石灰化層が取り囲んだ像である．この症例では中心部に石灰化が強いが，最外層に明瞭な石灰化層があり，また骨膜から離れ，骨膜反応もみられない（図Ⅱ-⑦-3-1）．

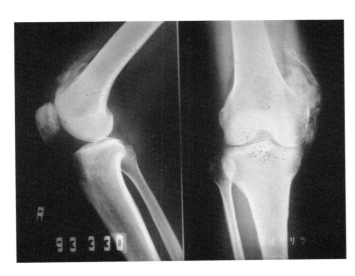

図Ⅱ-⑦-3-1　骨化性筋炎

同様の現象は長管骨の骨幹部でも起こる．左大腿骨の中央部外側に淡い骨化像がわずかにみえる．側面像でみると淡い骨化層が明らかとなる．骨実質に異常なく，骨膜反応もみられず外傷後の異所性骨化である（図Ⅱ-⑦-3-2）．

右大腿骨内後側に皮質骨に沿った広範な骨形成がみられる．骨増殖は骨髄腔にまで及んでいるが，皮質骨表面は均一で不整がみられない．骨膜下出血による反応性の骨形成である（図Ⅱ-⑦-3-3）．

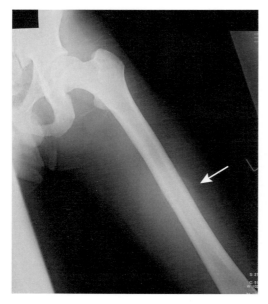
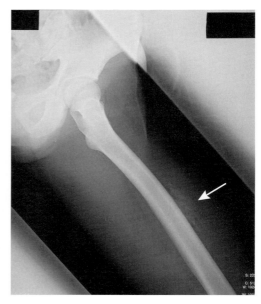

正面　　　　　図Ⅱ-⑦-3-2　外傷後の異所性骨化　　　　　側面

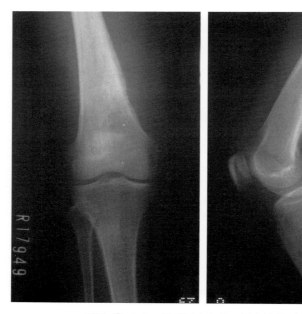

図Ⅱ-⑦-3-3　骨膜下出血後の反応性骨形成

4. 靭帯骨化症

靭帯骨化症をまとめてあらためてここに提示するが,所見は第一部を参照して頂きたい.
後縦靭帯骨化症　（図Ⅱ-⑦-4-1）　（図Ⅰ-2-10e 参照）
黄色靭帯骨化症　（図Ⅱ-⑦-4-2）　（図Ⅰ-3-9 参照）
棘間靭帯骨化症　（図Ⅱ-⑦-4-3）　（図Ⅰ-3-10 参照）

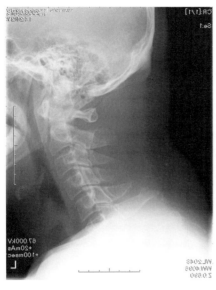

図Ⅱ-⑦-4-1　後縦靭帯骨化症

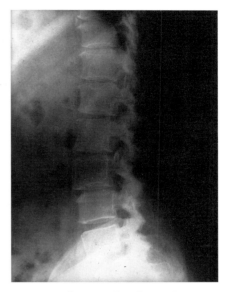

図Ⅱ-⑦-4-2　黄色靭帯骨化症

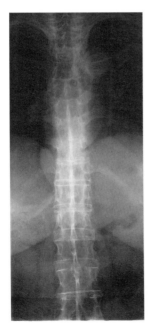

図Ⅱ-⑦-4-3　胸腰椎の棘間靭帯骨化症

⑧ 骨壊死，骨端症，骨梗塞をきたす疾患

1. 無腐性骨壊死

A. 特発性大腿骨頭壊死

両側大腿骨頭の線状影より上方が少し濃くなり，周囲から陥凹しているのがわかる．関節裂隙は保たれている．5年後には骨頭破壊が決定的となり，ほぼ全骨頭が壊死している．両側人工股関節置換術を施行した（図Ⅱ-⑧-1-1）．

左大腿骨頭の内上方に骨硬化像と骨透亮像が混在している．この症例では臼蓋にも同様の所見がみられる．関節裂隙狭小化も軽度認められる（図Ⅱ-⑧-1-2）．

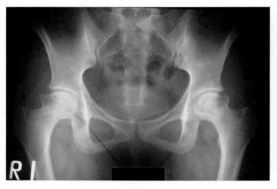

図Ⅱ-⑧-1-1　両側特発性大腿骨頭壊死
①1973年6月12日　壊死で沈下が起こり関節裂隙はむしろ拡大している．

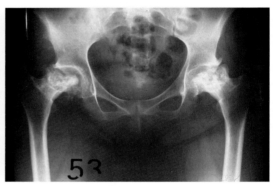

②1978年7月12日　両側とも骨頭は消失している．

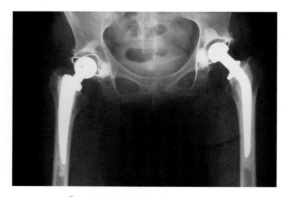

③1978年9月7日　両側THA後．

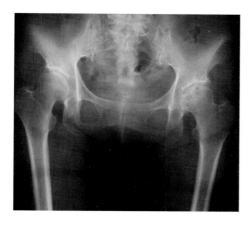
図Ⅱ-⑧-1-2　左特発性大腿骨頭壊死

　RA例である（図Ⅱ-⑧-1-3）．右股は末期変化を示し，直後にTHAを施行した．この時点で左大腿骨頭は上半分に骨萎縮はみられるものの形状は正常である．2年後，RA性股関節炎が進行し，臼底突出も起こしている．荷重面の軟骨下骨の硬化およびその直下の帯状の骨透亮像が明らかである．CTでより一層明確に描出される．

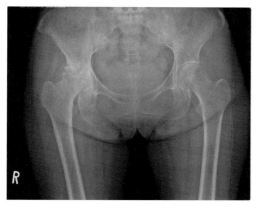
図Ⅱ-⑧-1-3　RA例に起こった両側大腿骨頭壊死　①右大腿骨頭壊死．

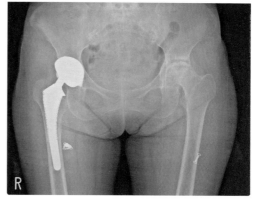
②2年後　左大腿骨頭に壊死がみられる．

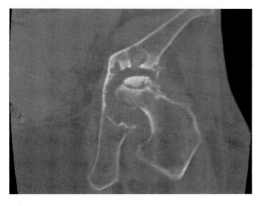
CT
左大腿骨頭に典型的な壊死像を認める．

B. 多発性無腐性骨壊死

左上腕骨骨頭の内上方に帯状の骨硬化像があり，骨端は消失，細片化している．両側膝関節の裂隙は保たれている（左側はむしろ少し拡大）が，大腿骨の外顆は硬化が目立ち，関節面が不整である（図Ⅱ-⑧-1-4）．

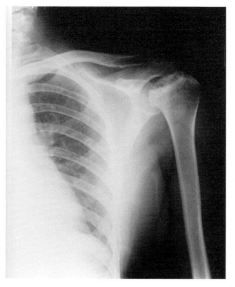
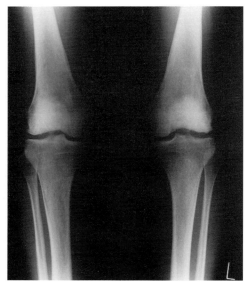

左肩　　　　図Ⅱ-⑧-1-4　多発性無腐性骨壊死　　　　両膝
左上腕骨骨頭と両側大腿骨外顆に骨壊死がみられる．

C. Freiberg 病

右第2中足骨骨頭の骨壊死で，変形，骨硬化像，関節症性変化，関節症に伴う骨・軟骨片を認める（図Ⅱ-⑧-1-5）．

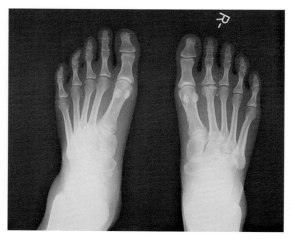

正面　　　　図Ⅱ-⑧-1-5　Freiberg病　　　　右趾拡大

D. Kienbeck 病

月状骨全体が少し圧潰し，硬化像と透亮像が混在する．橈尺骨に接する面に骨硬化帯を認める（図Ⅱ-⑧-1-6）．

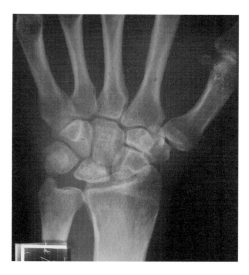

図Ⅱ-⑧-1-6　Kienbeck病

2. 急速破壊型股関節症（RDC）

左大腿骨頭は消失し，臼蓋も破壊され上外方へ偏位している．骨頭の破壊片が関節周辺に散乱している．6ヶ月前は関節裂隙は消失しているものの骨頭，臼蓋ともに残存していた（図Ⅱ-⑧-2-1）．

他症例である．右股は未だ早期OAの段階であるが，6ヶ月後に骨頭は消失し内方へ偏位している（図Ⅱ-⑧-2-2）．

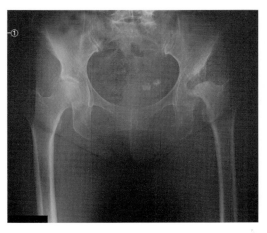 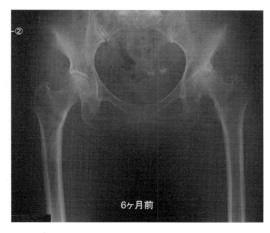

図Ⅱ-⑧-2-1　RDC①
左大腿骨頭が消失しているが，6ヶ月前には関節裂隙の消失，骨硬化像などのOA変化をみるのみである．

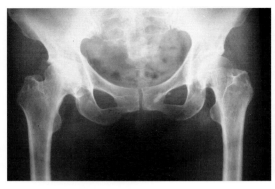
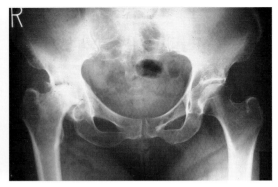

①1978年8月23日　　　　　図Ⅱ-⑧-2-2　RDC②　　　　　②1979年2月16日
①では初期OA変化のみであるが，②では右大腿骨頭はほぼ消失している．

3. 骨梗塞

　右大腿骨の骨幹端に"渦巻き状の煙"の外観を呈する不規則な骨硬化部があり，骨幹部の方へ伸びている．境界は明瞭で，周囲骨に骨増殖とか骨融解がなく，反応性の骨膜増殖もない（図Ⅱ-⑧-3-1）．

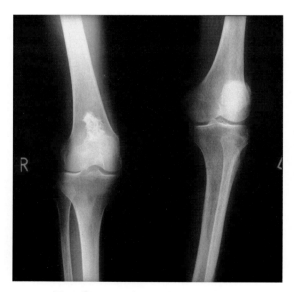

図Ⅱ-⑧-3-1　右大腿骨骨幹端骨梗塞

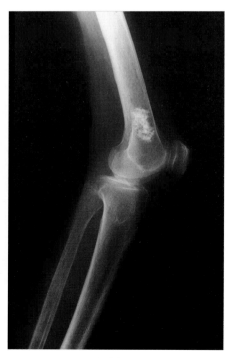

右膝側面

4. 離断性骨軟骨炎

左大腿骨内顆に関節面の不整とこれに続く囊胞状陰影がある．側面像でも内顆部関節面の不整が認められる．関節裂隙の狭小化や骨硬化像はない（図Ⅱ-⑧-4-1）．

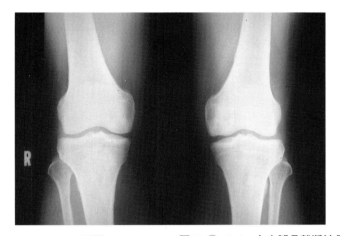

正面　　　図Ⅱ-⑧-4-1　左大腿骨離断性骨軟骨炎　　側面
　　　　　　　内顆が好発部位である．　　　（大腿骨遠位を横断する線は
　　　　　　　　　　　　　　　　　　　　　　フィルムの汚れである）

野球少年で右上腕骨外顆に関節面の欠損とそれを取り巻くわずかな骨硬化像を認める（図Ⅱ-⑧-4-2）．CTでは骨軟骨欠損部が明確となり，離断した骨軟骨片も描写されている．

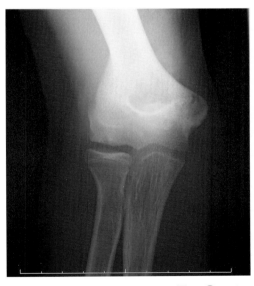 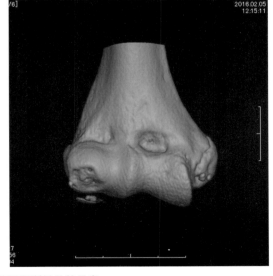

単純XP　　　図Ⅱ-⑧-4-2　左大腿骨離断性骨軟骨炎　　CT
　　　　　　　　外顆が好発部位である．

⑨ 骨系統疾患，先天異常症候群

1. carpal tarsal osteolysis

両側の手根骨と中手骨の中枢端が融解し，さらに尺骨頭もなくなっている（図Ⅱ-⑨-1-1）．足では遠位足根骨と中足骨の遠位および近位端が融解している（図Ⅱ-⑨-1-2）．この症例では腰椎の前弯が消失し，椎体の前後端が融解し中央が盛り上がったようになっている（図Ⅱ-⑨-1-3）．

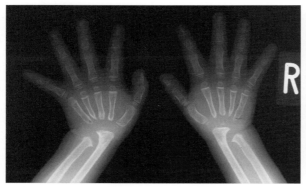

図Ⅱ-⑨-1-1　carpal tarsal osteolysis
両手正面．

図Ⅱ-⑨-1-2　carpal tarsal osteolysis
両足正面．

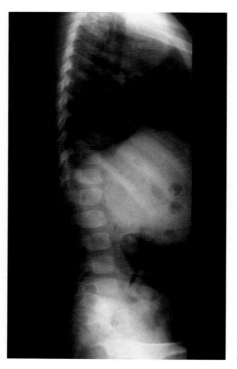

図Ⅱ-⑨-1-3　carpal tarsal osteolysis
胸腰椎側面．

2. Hadju-Cheney症候群(特発性先端骨融解症)

末節骨の骨融解性変化が目立つ.手では分節化,足では先端の吸収が明らかである(図Ⅱ-⑨-2).骨萎縮はそれ程顕著ではない.

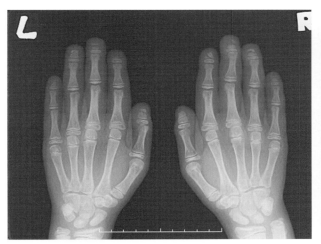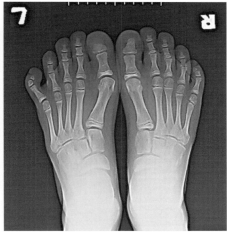

図Ⅱ-⑨-2　Hadju-Cheney症候群
指末節骨の分節化が目立つ.足末節骨では先端の骨吸収変化が強い.

3. infantil cortical hyperostosis

下顎骨,両側上腕骨,尺骨,右橈骨,指骨,右大腿骨,両側脛骨に層状構造を呈する骨膜性骨新生を認める.特に脛骨に顕著で,脛骨は前方に弯曲している(図Ⅱ-⑨-3-1).6ヶ月後には右脛骨の硬化増殖像がさらに進展し,両側腓骨の肥厚,硬化が新たに出現しているが,左脛骨の硬化像は終息している(図Ⅱ-⑨-3-2).

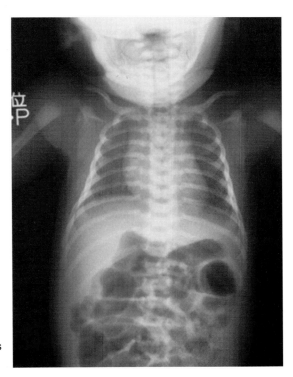

図Ⅱ-⑨-3-1　infantil cortical hyperostosis
下顎骨の骨増殖が顕著である.

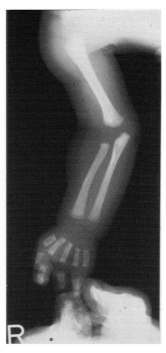 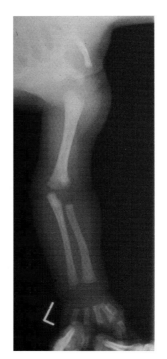

右上肢　　　　　　　　　　　　左上肢

長管骨の骨硬化像と軟部組織の腫脹がみられる．

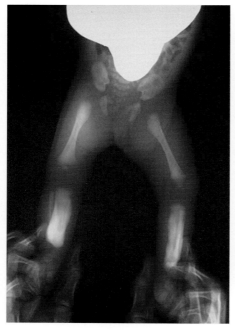 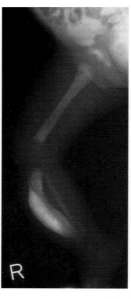 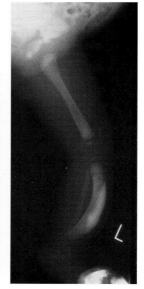

両下肢正面
脛骨の肥厚，硬化が目立つ．

両下肢側面

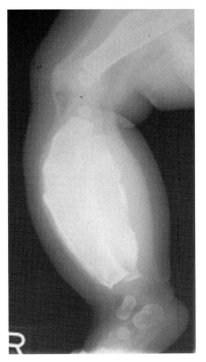 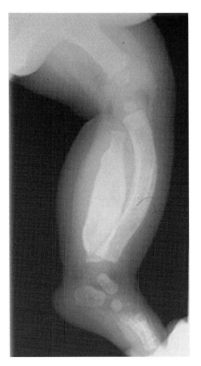

図Ⅱ-⑨-3-2　6ヶ月後
右脛、腓骨はさらに高度に肥厚、硬化し弯曲もみられるが、左脛骨は弯曲はみられるものの終息に向かっている。しかし腓骨は新たな病巣となっている。

4. Morquio 病

　椎体が短く、低身長をきたす。椎体は全体に扁平化し、側面像での椎体前縁中央のくちばし状突出が特徴である。

　この症例では、頚椎、胸腰椎の扁平化と癒合椎形成が著明である。椎体前縁中央のくちばし状突出は第12胸椎に痕跡的に認められる（図Ⅱ-⑨-4-1, 2）。

　手根骨はそれぞれ過成長し、輪郭を残しながらも一塊となっている。中手骨は骨端部が肥大し、MP関節は骨性強直を起こしている（図Ⅱ-⑨-4-3）。両側股関節は寛骨臼が浅く、外上方へ亜脱臼し、大腿骨頚部も内反変形している。骨増殖性変化が著明で、臼蓋、骨頭がほぼ一体化している（図Ⅱ-⑨-4-4）。

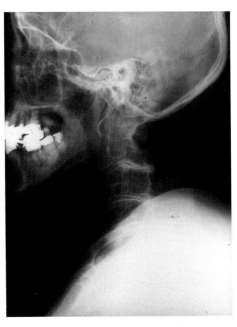

図Ⅱ-⑨-4-1　Morquio 病
頚椎側面.

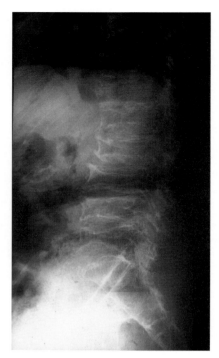

図Ⅱ-⑨-4-2　Morquio病
　　　　　　腰椎側面

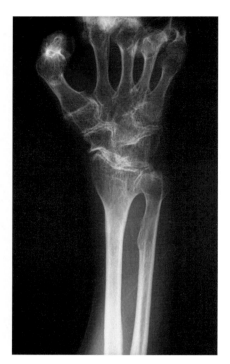

図Ⅱ-⑨-4-3　Morquio病
　　　　　　右手関節正面

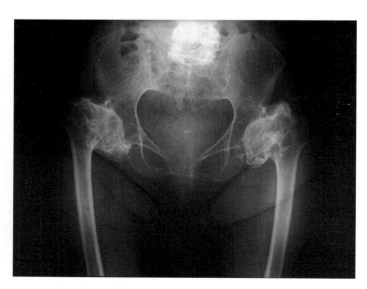

図Ⅱ-⑨-4-4　Morquio病
　　　　　　両股関節正面

5. Klippel-Feil 症候群

頚椎個数の減少（全ないし部分癒合），歯突起異形成，先天性側弯症，Sprengel 変形（翼状頚，肩甲骨高位）などを特徴とする．

この症例では，第2, 3頚椎が椎体，椎間関節を含めて癒合し，さらに第3, 4頚椎間が狭く硬化している（図Ⅱ-⑨-5）．

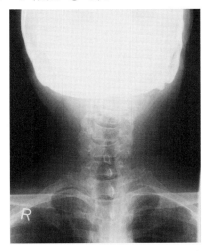 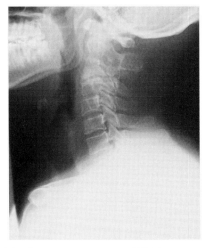

頚椎正面　　　　　図Ⅱ-⑨-5　Klippel-Feil症候群　　　　頚椎側面
側面像でC2/3を中心とした異常が明らかである．

6. Werner 症候群

手のXPでは指節骨のまだら状の骨硬化像と関節周囲石灰化症が明らかである（図Ⅱ-⑨-6-1）．下腿骨間膜の付着部に著明な骨増殖と石灰化がみられ（図Ⅱ-⑨-6-2），アキレス腱周囲および腱付着部にも同様石灰化があり，右で顕著である．足関節以下は骨萎縮が顕著で，踵骨は高度に破壊され，左側は殆ど消滅している（図Ⅱ-⑨-6-3）．足のXPでは関節周囲石灰沈着も散見できる（図Ⅱ-⑨-6-4）．

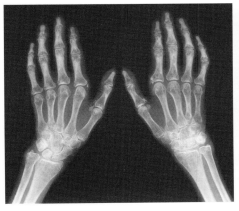

両手正面　　　　　図Ⅱ-⑨-6-1　Werner症候群　　　　斜位
指骨のまだら状の骨硬化像と関節周囲の石灰沈着を認める．

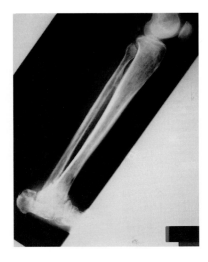

図Ⅱ-⑨-6-2　Werner症候群
下腿骨間膜の骨増殖.

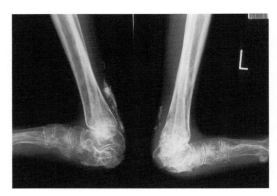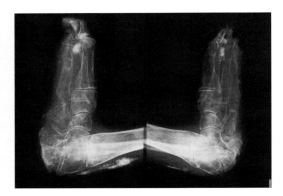

図Ⅱ-⑨-6-3　Werner症候群
アキレス腱周囲の石灰沈着と著明な骨萎縮像，踵骨の破壊.

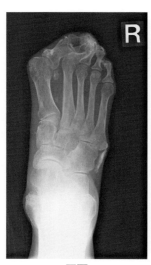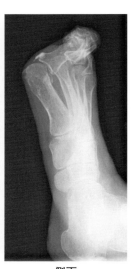

正面　　　　側面

図Ⅱ-⑨-6-4　Werner症候群
右足の関節周囲に石灰沈着が散見される.

7. SED tarda

小児期以降に発症する体幹短縮型低身長，股関節，膝関節の関節症を特徴とする．

腰椎は全般的に扁平で，後弯を呈している．椎体中央から後方にかけてラクダの瘤状隆起と，椎間の石灰化陰影を認める（図Ⅱ-⑨-7-1）．右大腿骨頭は上半分が大きく破壊され，寛骨臼上方の軟骨下骨の硬化が強い．骨頭，寛骨臼ともに囊胞状陰影が明らかである．左股関節の関節裂隙の狭小化も明らかである（図Ⅱ-⑨-7-2）．両膝の関節裂隙は内外ともに拡大し，脛骨内顆部に骨萎縮像を認める．右側に高度である（図Ⅱ-⑨-7-3）．

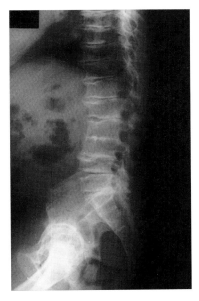

図Ⅱ-⑨-7-1　SED tarda
腰椎の後弯と多椎間の消失，石灰化．椎体にラクダの瘤状隆起を認める．

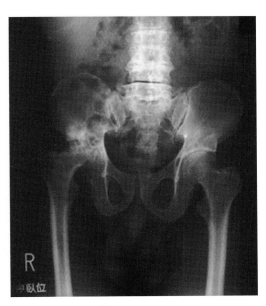

図Ⅱ-⑨-7-2　SED tarda
右大腿骨頭と臼蓋の囊胞状破壊．

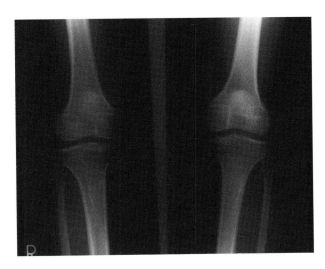

図Ⅱ-⑨-7-3　SED tarda
脛骨骨端の形成不全と関節裂隙の拡大．

8. 骨形成不全症

骨塩減少と，骨脆弱性による繰り返す骨折を特徴とする．
　この症例でも全体に骨塩減少が目立ち，皮質骨も菲薄化している．左股関節にロングステムの人工骨頭が入っていることは，易骨折性の傍証となるであろう．左恥骨上下枝にも骨折跡がみられる（図Ⅱ-⑨-8-1）．

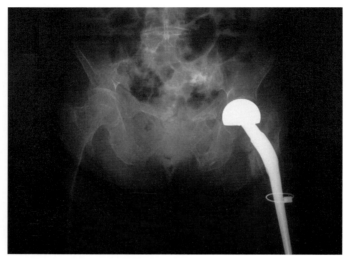

図Ⅱ-⑨-8-1　骨形成不全症
全般に骨萎縮が強く多数の骨折跡がみられる．

9. Marfan 症候群

やせ型高身長で四肢特に末梢が長い傾向があり，くも指を特徴とする．側弯症，関節弛緩を合併することが多い．
　この症例では頚椎の後弯がみられ，環軸椎亜脱臼も認める（図Ⅱ-⑨-9-1）．中手骨，中足骨が細く長い．手指の関節はほぼ正常であるが，手関節は両側ともに高度に破壊されている（図Ⅱ-⑨-9-2，3）．

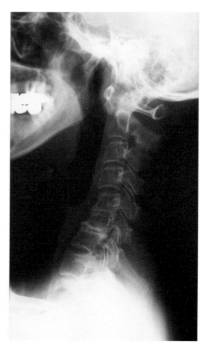

図Ⅱ-⑨-9-1　Marfan症候群
頚椎は中間位でも後弯している．

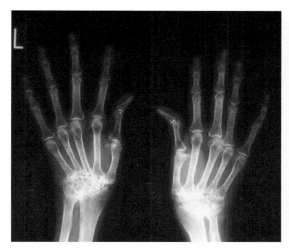

図Ⅱ-⑨-9-2 両手正面
中手骨が長く，両手関節には高度の破壊がみられる．

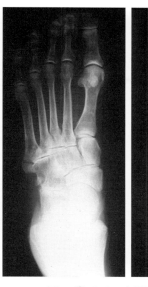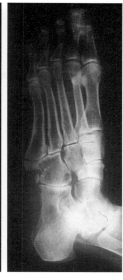

図Ⅱ-⑨-9-3 左足正面，斜位
中足骨の長大化が目立つ．

10. 血友病

血友病性関節病変はよく知られているが，本症例（図Ⅱ-⑨-10-1）は関節外病変である．血友病でも骨膜下に血腫ができると，骨膜を持ち上げ骨膜性骨新生が起こる．同時に mass effect により，骨皮質を外から陥没させる．

膝関節正面像では，左大腿骨遠位部に大小不同の骨透亮像がみられ周囲は硬化している．その近位の内，外側ともに骨膜性骨新生が認められる．また皮質骨表面から放射状に伸びる骨梁がみられる．左大腿骨遠位の骨端は肥大している．膝関節側面像では，大腿骨前，後面ともに骨膜反応がみられ，後面の皮質骨は圧痕状に陥没しているが骨髄腔の変化はないようである．また軟部組織陰影を見ると大腿骨遠位後方に軟部腫瘤が存在することがわかる．

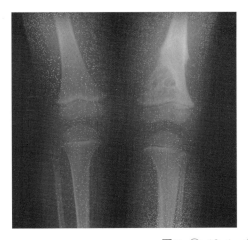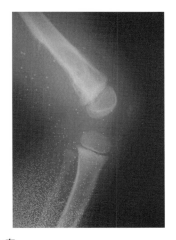

図Ⅱ-⑨-10-1 血友病
左大腿骨遠位骨幹端の骨透亮像と骨膜反応が明らかで，側面像で関節裂隙の拡大がより明らかになる．

11. 流蝋骨症（melorheostosis）

長管骨の末端付近において特徴的な骨皮質の肥厚をきたす骨新生が認められる．通常，この変化は骨の片側だけに生じ"滴が垂れたロウソク"様のXPを呈する．病変は隣接した骨にまたがり症状をきたすこともある．

本症例では，右腓骨〜踵骨〜立方骨〜Ⅰ，Ⅱ，Ⅲ趾に特徴的な骨硬化像がみられる．関節は正常である（図Ⅱ-⑨-11-1）．

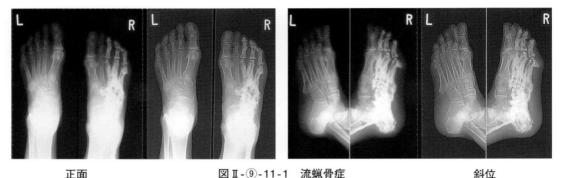

正面　　　　　　　図Ⅱ-⑨-11-1　流蝋骨症　　　　　　斜位
右下腿骨から足の外側に特徴的な骨硬化像がみられる．

⑩ 代謝性疾患

1. Kashin-Beck 病

　内軟骨性骨成長異常のため，骨端ないし骨幹端に発育異常が起こり，末梢関節や脊椎に強い二次性の変形性関節症がみられる．手では全ての関節に骨端部の骨増殖性変化がみられ，一部骨幹端にも骨増殖がみられる．MP 関節の関節裂隙の拡大，中手骨骨頭の骨増殖性変化が特徴的である（図Ⅱ-⑩-1-1）．肘（図Ⅱ-⑩-1-2），膝（図Ⅱ-⑩-1-3），足関節（図Ⅱ-⑩-1-4）にも，二次性変形性関節症がみられる．

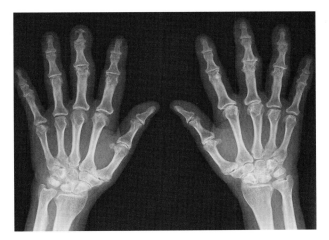

図Ⅱ-⑩-1-1　Kashin-Beck病　両手正面

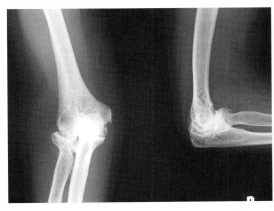
右肘

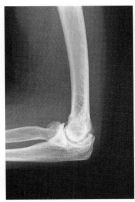
図Ⅱ-⑩-1-2　両肘関節OA

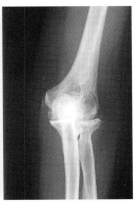
左肘

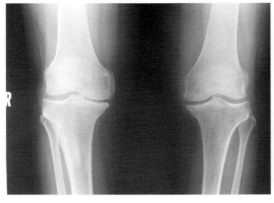
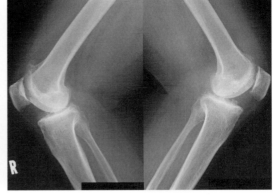

両膝正面　　図Ⅱ-⑩-1-3　両膝関節OA　　両膝側面

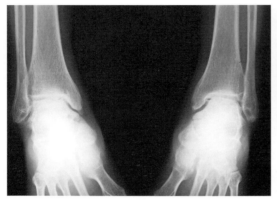
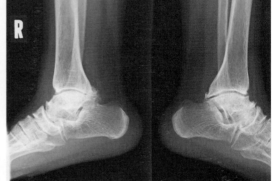

両足関節正面　　図Ⅱ-⑩-1-4　両足関節OA　　両足関節側面

2. Paget病

　初期には骨吸収による骨萎縮像が目立つ．続いて骨形成による硬化や骨肥厚像が加わり，両者の所見が混合するようになる．さらには骨硬化病変が優位となる．骨吸収と骨形成病変が混在し，綿花様にもやもやと肥厚してくる．頭蓋では内外板の区別がつきにくい．長管骨では皮質骨の幅が広くなり骨髄腔の区別がつきにくい．脊椎では椎体に変化が起きやすい．

　この症例では他の椎体に比べ第1腰椎と第4腰椎の椎体が相対的に大きくなっている．辺縁部が全体的に増殖しているが骨棘形成や椎間狭窄はみられない．これら椎体の周辺部は硬化して，輪郭が濃く，太く縁取ったようである（額縁椎体，図Ⅰ-3-3参照：p63）．仙骨，第11，12胸椎にも不規則な骨硬化病変が及んでいる（図Ⅱ-⑩-2-1）．腰椎の横径増加は椎体の前後にみられ，この点が前方に広がる先端巨大症と異なっている．

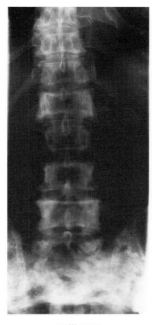
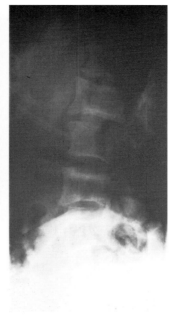

腰椎正面　　　　　　　腰椎側面

図Ⅱ-⑩-2-1　Paget病①　胸腰椎例
第1，4腰椎にいわゆる額縁椎体がみられる．

　第2頸椎，第1腰椎罹患例である（図Ⅱ-⑩-2-2）．骨盤もPagetの好発部位で，仙骨にも病変が及びはじめている．恥骨，坐骨の骨皮質の硬化，増殖が目立つ（図Ⅱ-⑩-2-3）．
　DISH合併例である．仙骨を含む骨盤が不規則，びまん性に侵されている．線条陰影もPagetの特徴の一つである（図Ⅱ-⑩-2-4）．

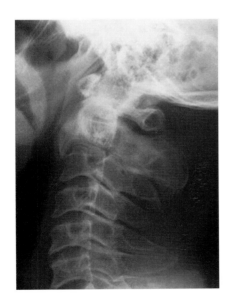

図Ⅱ-⑩-2-2　Paget病②　頸腰椎例
軸椎は歯突起，椎体，椎弓と全体に膨隆し，椎体前面への骨増殖も旺盛である．

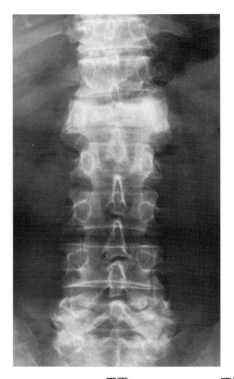
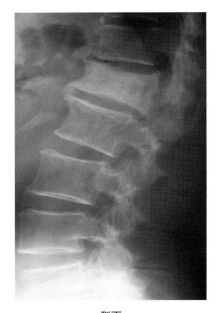

正面　　　　腰椎　　　　側面

第1腰椎は扁平化しているが，前後面への骨増殖が明白で，椎体には不規則な骨硬化病変がみられる．

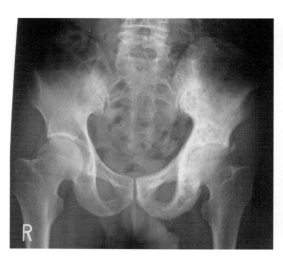

図Ⅱ-⑩-2-3　Paget③　骨盤例
左寛骨臼を中心に病変は寛骨全体に及び，仙骨にも浸潤している．

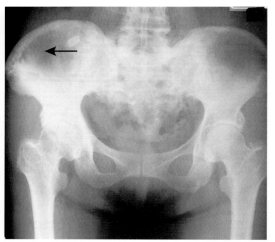

図Ⅱ-⑩-2-4　Paget④　DISH合併例
右側優位であるが骨盤全体に病変を認める．線条陰影を→で示す．

3. オクロノーシス

下位頸椎に椎体前後径の拡大がみられるが，椎間の狭小化，椎間の不整，椎体の硬化像がみられ，SAPHOや先端巨大症とは異なっている（図Ⅱ-⑩-3-1）．腰椎ではさらにオクロノーシスに特徴的な，椎間の狭小化，椎体縁の硬化像，椎間板の石灰化がみられ，上位腰椎では椎体前方の骨性癒合もみられる（図Ⅱ-⑩-3-2）．

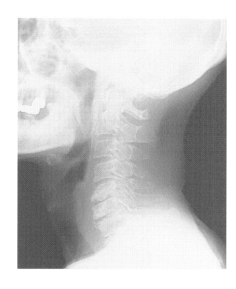

図Ⅱ-⑩-3-1　オクロノーシス①　頸椎
C5/6/7の椎間の狭小化，不整，椎体の硬化がみられる．

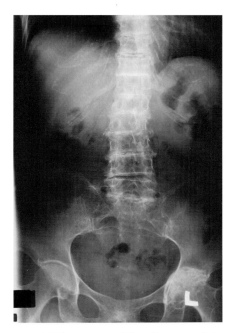 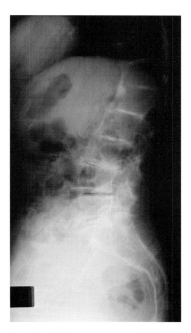

　　　正面　　　　図Ⅱ-⑩-3-2　オクロノーシス①　腰椎　　　　側面
竹節状腰椎であるが，椎間の石灰化陰影が特徴的である．左股関節にも特徴的な変化がみられる．腰椎側面像では椎体前方の骨性癒合も認める．

末梢関節炎も頻発し，肩関節（図Ⅱ-⑩-3-3），指関節（図Ⅱ-⑩-3-4）では関節裂隙の消失，辺縁不整，辺縁の硬化が起こる．さらに股関節には様々なタイプの関節破壊がみられる．骨頭の扁平化と中心性脱臼（図Ⅱ-⑩-3-2），骨頭壊死様で外上方へ偏位（図Ⅱ-⑩-3-5），壊死様骨頭破壊に関節周囲に骨軟骨腫症様の像を呈する症例（図Ⅱ-⑩-3-6a）などである．3-2と3-6bで恥骨結合に骨性癒合がみられる．仙腸関節は概ね正常であるが，ときに grade Ⅳ を呈する（図Ⅱ-⑩-3-6b）．

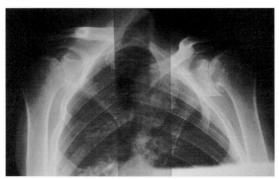

図Ⅱ-⑩-3-3 オクロノーシス② 肩関節
左側に顕著であるが，関節裂隙の消失，辺縁不整，硬化がみられる．

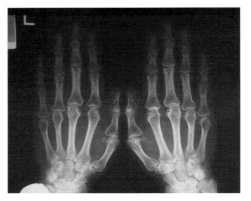

図Ⅱ-⑩-3-4 オクロノーシス② 両手
母指，示指，中指のMP関節に関節裂隙の消失，辺縁不整を認めるが，骨増殖性変化はそれ程目立たない．

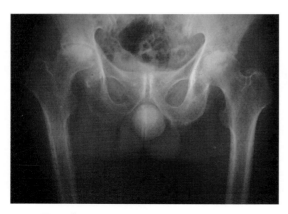

図Ⅱ-⑩-3-5 オクロノーシス③ 股関節
右大腿骨頭は骨頭壊死様で外上方へ偏位している．左股関節にも裂隙の消失，辺縁不整，硬化を認める．

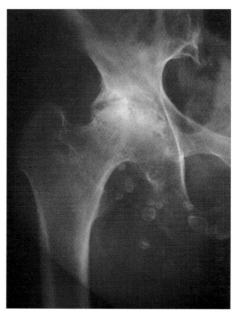

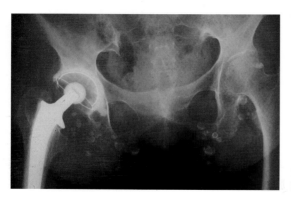

図Ⅱ-⑩-3-6a オクロノーシス④ THR例
術前は骨頭壊死状の破壊が進んだ．

図Ⅱ-⑩-3-6b オクロノーシス④
右THR後．左股は健常である．仙腸関節は強直している．

4. ヘモクロマトーシス

全体的に骨萎縮が強い中に，まだらな骨硬化陰影が混ざっている（特に基節骨で顕著）．MP 関節に関節裂隙の狭小化および関節裂隙不整がみられ，骨端が硬化している．ヘモクロマトーシスでは高率に CPPD 結晶沈着を伴い，本例でも両側の尺骨茎状突起周辺に石灰沈着がみられる（図 II-⑩-4-1）．

軽症例であるが，ヘモクロマトーシスに特徴的な MP 関節（特に示指，中指）の関節裂隙の狭小化および関節裂隙不整を認める．さらに中手骨骨頭の平坦化や軟骨下嚢胞状陰影もみられる（図 II-⑩-4-2）．

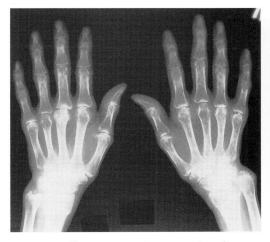

図 II-⑩-4-1　ヘモクロマトーシス①
手関節，MP 関節を中心に関節裂隙の消失，辺縁不整，硬化を認める．骨萎縮像にまだらな骨硬化陰影が混在する．

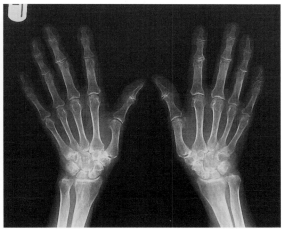

図 II-⑩-4-2　ヘモクロマトーシス②　初期例
母指，示指，中指の関節裂隙の狭小化，辺縁不整を認めるが，骨増殖性変化はそれ程目立たない．手関節にも変化が始まっている．

5. クル病，骨軟化症

骨石灰化障害を特徴とする症候群で，文字通り骨の軟化を惹起する．特に骨端線閉鎖以前に発症し，成長障害や骨格異常を主徴とするものをクル病と呼び，骨端線閉鎖後に発症するものを骨軟化症と呼んでいる．

病因分類

I. ビタミン D 欠乏
　　吸収不全症候群
II. ビタミン D 活性化障害
　　慢性腎不全
III. ビタミン D 受容機構の異常

IV. 尿細管でのリン再吸収障害
　1. 尿細管性アシドーシス
　2. Fanconi 症候群
　3. 微量金属などによる骨軟化症
　4. 家族性低リン血症ビタミン D 抵抗性クル病
　5. 腫瘍性低リン血症性骨軟化症

A. クル病

小児期発症の成人例である．腰椎側面では骨塩不足で骨梁が不鮮明である．軽度魚椎変形がみられ椎間は拡大している（図Ⅱ-⑩-5-1a）．両大腿骨は小転子下から内弯が増強し，骨頭下にルーザー改変層がみられる（図Ⅱ-⑩-5-1b）．両側大腿骨顆部の骨萎縮，低形成が明らかである（図Ⅱ-⑩-5-1c）．両側下腿骨は骨幹部で骨折後弯曲，肥厚しているが遠位部は骨萎縮が明らかである（図Ⅱ-⑩-5-1d）．

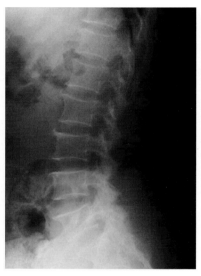

図Ⅱ-⑩-5-1a　クル病
軽度魚椎を呈し，椎間は拡大している．

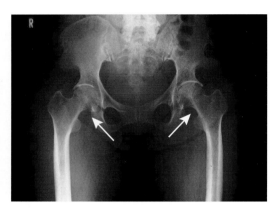

図Ⅱ-⑩-5-1b　ルーザー改変層
両側大腿骨頭下にルーザー改変層（→）がみられる．

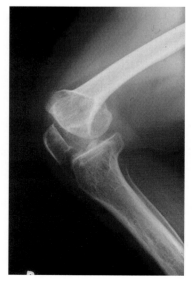
右膝側面

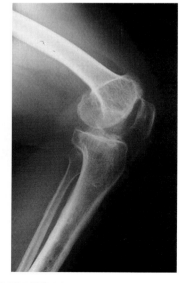
左膝側面

図Ⅱ-⑩-5-1c　両側大腿骨顆部低形成
膝蓋骨低位が顕著である．

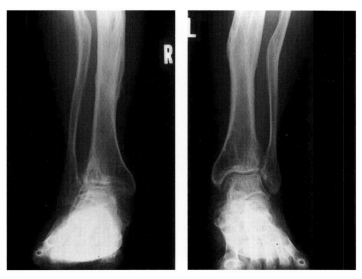

図II-⑩-5-1d　両側下腿骨の変形
両側下腿骨は骨折後弯曲，肥厚している．

B. 尿細管アシドーシス

右第3-5肋骨に骨折後の変形治癒がみられる（図II-⑩-5-2a）．図II-⑩-5-2bに恥骨骨折の進展を載せる．①の時点で，両側寛骨臼上方腸骨に骨硬化像を認め，両側恥骨下枝に淡い線状骨透亮像が見える．②のXPでは腸骨の骨硬化像はなくなっているが，恥骨下枝は骨折が明らかで既に修復像になっている．③のXPでは，両側腸骨には横断する骨透亮像とその周囲に骨硬化像がみられ，さらに両側恥骨で，下枝は修復像が顕著になり上枝に新たな骨折修復像を認める（図II-⑩-5-2b）．この症例では両膝脛骨内顆部にもルーザー改変層がみられる（図II-⑩-5-2c）．

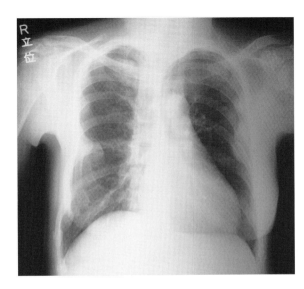

図II-⑩-5-2a　尿細管アシドーシス
右肋骨の骨折後変形治癒．

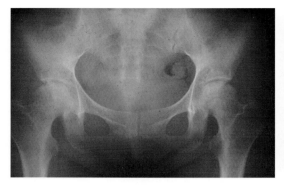
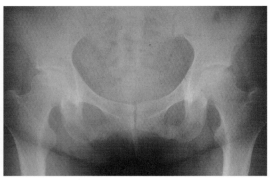

図Ⅱ-⑩-5-2b　恥骨骨折の進展
①1993年6月24日　両側恥骨下枝に淡い線状骨透亮像を認める．
②1994年4月20日　両側恥骨下枝には骨折後の修復像がみられる．

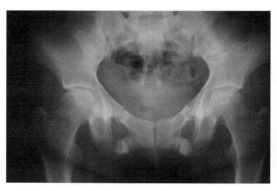
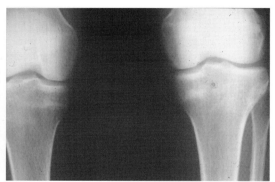

③1998年7月1日　両側恥骨上下枝に骨折修復像．さらに両側腸骨に新たな骨透亮像を認める．

図Ⅱ-⑩-5-2c　両側脛骨内顆部のルーザー改変層

C. 成人 Fanconi 症候群

尿細管アシドーシス，アミノ酸尿，低リン低カルシウム血症があり，Fanconi 症候群と診断された．基本的に骨軟化症性の XP 変化を示している．骨は全体として骨萎縮を呈し，骨皮質は薄く，陰影も薄い．一方，中手骨，基節骨は全て骨膜性増殖による骨幅の増大があって，一般にみられるくびれが消失し，桿状を呈している．関節面の不整はない（図Ⅱ-⑩-5-3）．この患者では，ばち指も認める．

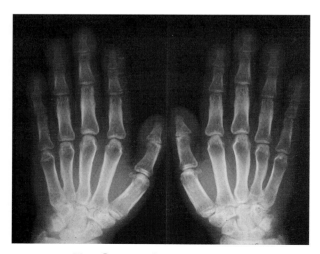

図Ⅱ-⑩-5-3　成人 Fanconi 症候群

D. 腫瘍性骨軟化症（病的骨折）

　間葉系腫瘍が産生するFGF23などにより全身性の骨軟化症を誘導する病態である．本疾患は低リン血症を伴うが，原因腫瘍の摘出により低リン血症と骨軟化症は劇的に改善する．

　この症例は左尺骨骨幹部に溶骨性の囊腫様病変があり，病的骨折も認められる（図Ⅱ-⑩-5-4a）．左橈骨骨幹部にルーザー改変層がみられる．骨盤，大腿骨に骨萎縮像と両側大腿骨頸部にルーザー改変層がみられる（図Ⅱ-⑩-5-4b）．

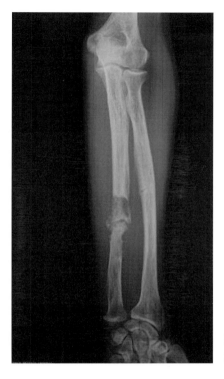

図Ⅱ-⑩-5-4a　腫瘍性骨軟化症①
左尺骨骨幹部の溶骨性囊腫様病変と橈骨骨幹部のルーザー改変層．

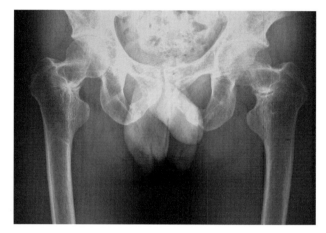

図Ⅱ-⑩-5-4b　腫瘍性骨軟化症①
両側大腿骨頸部にルーザー改変層がみられる．

　他症例の手のXPでは全体的に骨萎縮が強く，皮質骨も菲薄している．溶骨性変化がところどころにみられ，中でも右母指，示指の中手骨近位，両側大菱形骨が大部分消失している．また右側の月状骨は萎縮，圧潰している（図Ⅱ-⑩-5-5a）．前腕骨は髄腔が線状硬化像で満たされている（図Ⅱ-⑩-5-5b）．骨盤XPは骨軟化症像で，両側恥骨の骨折，大腿骨頭の消失とそれに伴う外上方への脱臼がみられる（図Ⅱ-⑩-5-5c）．Hemangiopericytomaの摘出により，骨軟化症は速やかに治癒した（図Ⅱ-⑩-5-5d）．

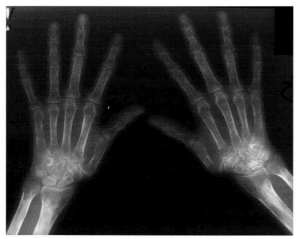

図Ⅱ-⑩-5-5a　腫瘍性骨軟化症②
全体的に骨萎縮が強く，ところどころに溶骨性変化がみられる．

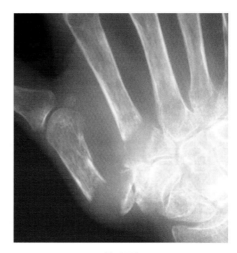

拡大図

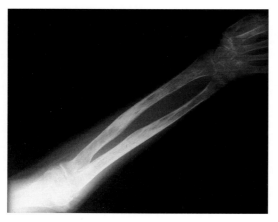

図Ⅱ-⑩-5-5b　前腕骨変化
前腕骨の髄腔は線状硬化像で満たされている．

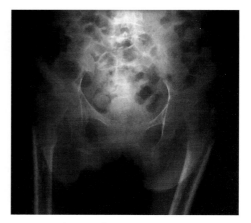

図Ⅱ-⑩-5-5c　骨盤
両側大腿骨頭が消失している．

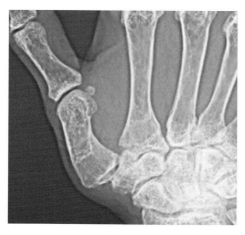

図Ⅱ-⑩-5-5d　腫瘍摘出後
骨軟化に伴う変化は急速に改善した．

E. 低リン血症性骨軟化症

骨盤，大腿骨全体に骨萎縮があり，両側大腿骨の内側皮質骨にルーザー改変層がみられる（図Ⅱ-⑩-5-6）．

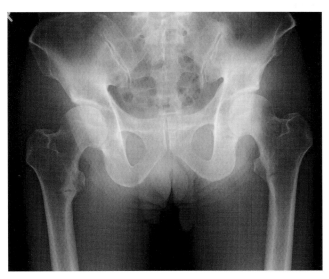

図Ⅱ-⑩-5-6　低リン血症性骨軟化症
両側大腿骨小転子下にルーザー改変層を認める．

⑪ 内分泌性疾患

1. 先端巨大症（Acromegaly）

手のXPは，全体的にゴツゴツした印象である．手指全関節の骨端肥大，骨棘形成が認められるが関節裂隙の狭小化はみられず，むしろ拡大傾向である．末節骨のトランプのスペード様形状が特徴的である．中手骨骨頭の旺盛な骨増殖像にも注目（図Ⅱ-⑪-1-1）．肩関節でも同様に骨端部の骨増殖性変化が強く，OA変化がみられる．腰椎側画像で，椎間板の石灰化，前縦靭帯の骨化も認められるが，下位腰椎にみられる椎間の拡大，椎体横径の前方への増加は，この疾患の特徴の一つである．股関節もよくOA変化を起こす関節である．足指にも手指と同様の変化がみられ，スペード様末節骨も認められる．頭蓋骨の肥厚も特徴の一つである．他症例（図Ⅱ-⑪-1-2）では，胸椎側面像で椎間の狭小化はないが椎体の前方への過成長がみられ，両股にOA変化と右大腿骨に過成長がみられる．

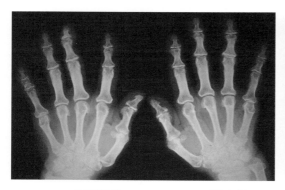 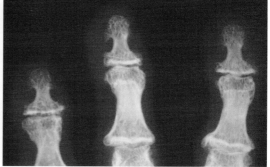

両手正面　　　　図Ⅱ-⑪-1-1　先端巨大症①　　　　拡大図
全関節にゴツゴツした骨増殖性変化が強い．関節裂隙はむしろ拡大している．拡大図で末節骨のスペード様変形が明らかである．

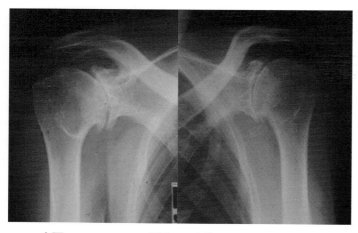

右肩　　　　肩のOA変化　　　　左肩

周辺の骨増殖性変化が強い．

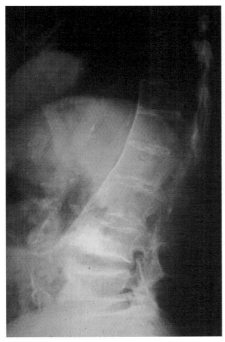

腰椎変化
椎体の前方への過成長とともにこの症例では前縦靱帯の骨化も認められる.

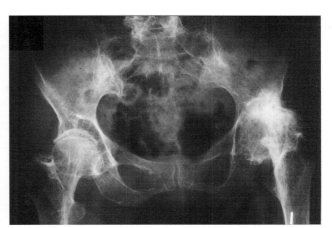

股関節のOA変化

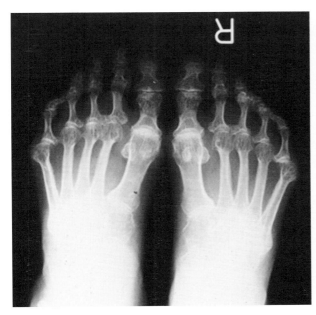

足の関節変化
手指同様の変化がみられる.

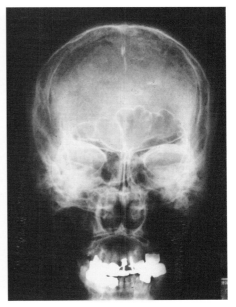

頭蓋骨変化
頭蓋骨の肥厚が顕著である.

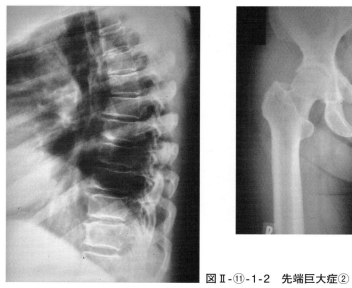

胸椎
椎体の前方への過成長を認める.

図Ⅱ-⑪-1-2　先端巨大症②
股関節
右大腿骨の過成長も認める.

2. 甲状腺機能亢進症

指趾先端の棍棒状化，骨膜の増生，軟部組織の腫脹が特徴で，骨代謝回転が上がるため骨粗鬆症になる．

本例では上記特徴は明らかでないが，両手示指・中指・環指の基節骨遠位骨幹端の骨膜増殖による骨端肥大が明らかである．その他右母指IP関節，両第1CM関節にも骨増殖性の強い関節破壊がみられる（図Ⅱ-⑪-2-1）.

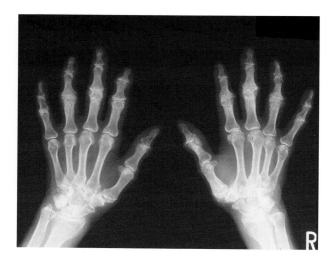

図Ⅱ-⑪-2-1　甲状腺機能亢進症
示指，中指，環指のPIP関節の骨増殖性変化が明らかである．

3. 副甲状腺機能亢進症

　骨吸収が亢進し，骨膜下骨吸収，皮質骨内骨吸収像を呈する．骨吸収された領域が拡大して骨内に囊胞性腫瘤を形成したものを褐色腫（brown tumor）と呼ぶ．

　末節骨先端の軽度吸収，中節骨，基節骨の骨膜下骨吸収を認める．また囊腫状陰影を多数の中手骨骨頭，中節骨遠位端に認め，右小指の中節骨では全体に及んでいる（図Ⅱ-⑪-3-1）．斜位像で骨膜下骨吸収像，骨内囊腫状陰影の様々な様相がみられる．

　長期人工透析症例で，2次性副甲状腺機能亢進症である（図Ⅱ-⑪-3-2）．胸腰椎は椎体上下縁の骨硬化により"rugger jersey appearance"を呈する（図Ⅰ-3-14参照：p70）．末節骨は様々な程度に吸収破壊され，左中指中節骨橈側に強い骨膜下骨吸収を認める．腰椎も"rugger jersey appearance"を呈するがparasyndesmophyteなどの骨性架橋はみられない．骨盤正面像で仙腸関節は閉鎖し石灰沈着がみられる．恥骨結合，坐骨結節に骨吸収が認められ，左恥骨下枝は骨折を起こしている．血管壁の石灰化もみられる．

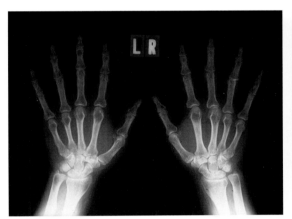 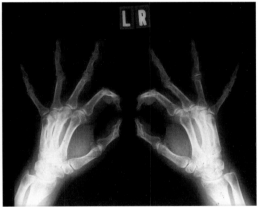

正面　　　　　　　　図Ⅱ-⑪-3-1　副甲状腺機能亢進症①　　　　　　　　斜位
左中指中節骨遠位端以外にも多部位に囊腫状陰影を認める．斜位像で骨膜下骨吸収像がより明らかとなる．

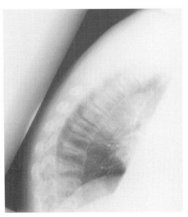 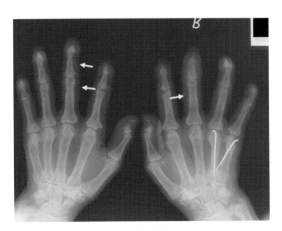

図Ⅱ-⑪-3-2　副甲状腺機能亢進症②　　　　　　両手正面
（長期人工透析例）　　　　　　　　　　　　指橈側の骨膜下骨吸収像（→）がみられる．

　胸椎のrugger jersey appearance．

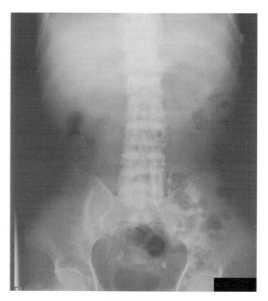

腰椎正面
rugger jersey appearance を認める．

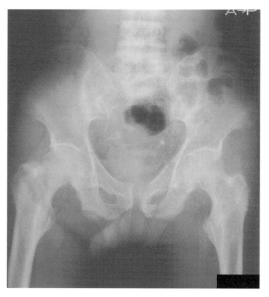

骨盤正面
仙腸関節は閉鎖し石灰化陰影もみられる．

4．性腺機能低下症

18歳男子である．四肢特に末梢が長い高身長で，下節長が上節長より長く，指端長が身長を上回る．くも指を呈する．脊椎側弯症を伴わず，殆どの成長板が未だ厚く残っている（図Ⅱ-⑪-4-1）．

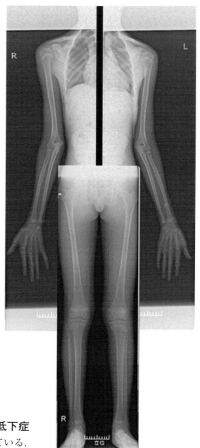

図Ⅱ-⑪-4-1　性腺機能低下症
四肢長優位の高身長で，成長板が厚く残っている．

⑫ 腫瘍性疾患

B. 良性腫瘍

1. 類骨骨腫

左大腿骨小転子部に骨硬化がみられ，境界は明瞭で，中心部に骨透亮像（nidus）を持っている（図Ⅱ-⑫-B-1）．

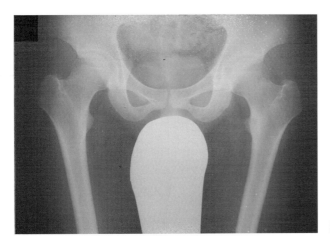

図Ⅱ-⑫-B-1　左大腿骨小転子部類骨骨腫

2. 骨軟骨腫症（外骨腫）

軟骨で覆われた骨が長管骨骨幹端より横方向に発育したものであり，有茎性のことも無茎性のこともある．多発性で膝周辺，足関節周辺に病変が認められることが多い．この症例では右上腕骨の骨幹部，両膝周辺，両脛骨遠位骨幹端部に大きな骨軟骨腫が多発している（図Ⅱ-⑫-B-2）．

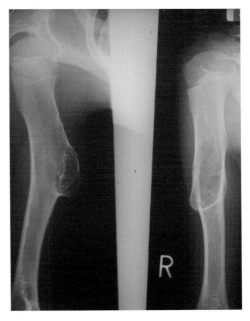

図Ⅱ-⑫-B-2　骨軟骨腫症
　　　　　　右上腕骨

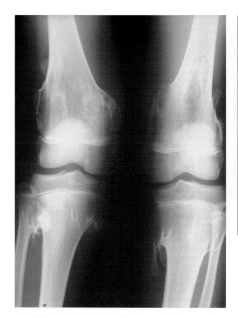

両側膝関節周辺（大腿骨，脛骨）正面像

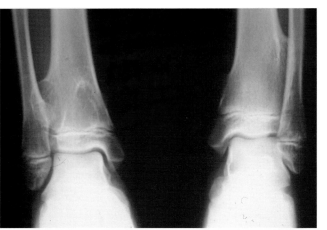

両側遠位脛骨

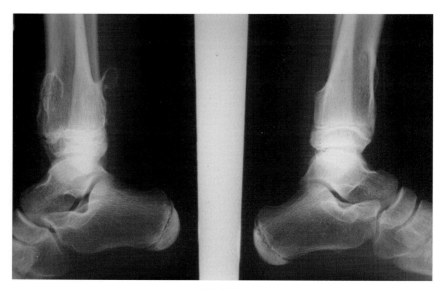

両側脛骨側面

3. 多発性内軟骨腫（Ollier病）

両手，両足に多発する内軟骨腫症，多発性溶骨性病変を認める．中心性のこともあれば偏心性のこともあり，また膨張性のこともあればそうでないこともある．

この症例では手の症状が強く，特に左手では示指〜小指の中手骨，基節骨に大きな膨隆性の陰影を認める．骨膜反応はない（図Ⅱ-⑫-B-3）．

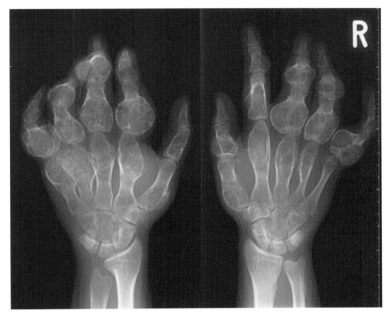

図Ⅱ-⑫-B-3　Ollier病
両手

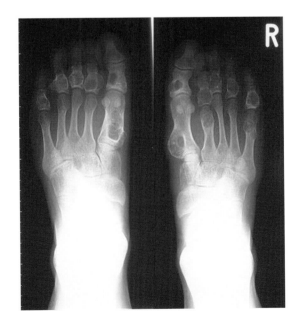

両足

4. Maffucci症候群

両手手指に多発する内軟骨腫と右手関節橈側，左手母指球に存在する血管腫（＋静脈石）が特徴．軟部組織に小さな多発性の石灰化巣を認める．血管腫内の静脈石である（図Ⅱ-⑫-B-4-1）．

片側例である（図Ⅱ-⑫-B-4-2）．左環指，小指に著明な変形がみられ，環指には大きな結節状陰影とその内部に不規則な石灰沈着が存在する．環指基節骨，中節骨は膨隆し，多房性の石鹸泡状の陰影があり，小指基節骨，中節骨も幅が増大し，関節端は瘤状の変形をなす．左母指DIP関節，中手骨骨幹部周辺および示指DIP関節周辺に石灰化巣を認める．右手は正常である．両母趾基節骨，末節骨を中心に軽度泡状の陰影と骨幅の増大を認める．左足全体内側の軟部組織に腫瘤形成と多数の粒状石灰化陰影がある．

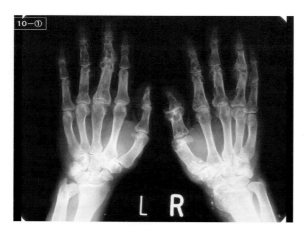

図Ⅱ-⑫-B-4-1　Maffucci症候群①　内軟骨腫両側例　手

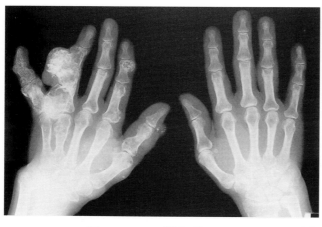
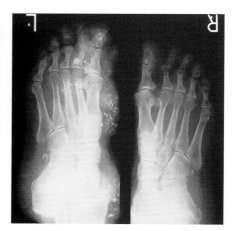

手　　　図Ⅱ-⑫-B-4-2　Maffucci症候群②　片側例　　　足

5. 軟骨芽細胞腫

左上腕骨遠位の外顆部に骨幹端から骨端にかけて大きな骨透亮像がある．薄い硬化性辺縁を持ち，内部に不規則な石灰沈着を認める（図Ⅱ-⑫-B-5-1）．図Ⅱ-⑫-B-5-2は骨盤発症例である．

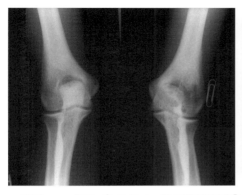
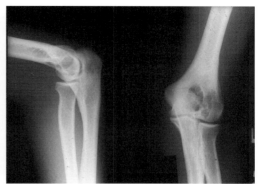

正面　　図Ⅱ-⑫-B-5-1　軟骨芽細胞腫①　左肘例　側面　　　　　斜位

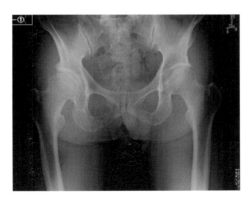

図Ⅱ-⑫-B-5-2　軟骨芽細胞腫②　骨盤例
左寛骨臼蓋上部に透亮像とその上部に骨盤外にまではみ出た骨硬化像を認める．

6. 滑膜骨軟骨腫症

好発部位は膝関節，次いで股関節，肘関節，肩関節，足関節である．辺縁の比較的スムーズな多数の円形の石灰化像を認める．XPには映らないが石灰化前の多数の軟骨腫が関節内遊離体を形成している．

右近位脛腓関節例で，右膝捻挫で受診した際にたまたま見つかった（図Ⅱ-⑫-B-6-1）．

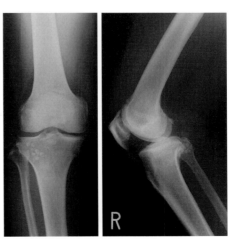

図Ⅱ-⑫-B-6-1　滑膜骨軟骨腫①
右近位脛腓関節に多数の小円形硬化陰影を認める．

非常に珍しい部位の早期例である．右環指MP関節に軟部腫脹と骨頭尺側辺縁に蚕食像がみられる（図Ⅱ-⑫-B-6-2）．拡大すると複数の粒状透亮像が識別できる．

左股関節周辺に，頚部ではゴマ粒から米粒大の石灰化陰影が集簇し，臼蓋よりさらに上部にまで石灰化陰影が散在している．関節裂隙は正常で，骨浸食像もみられない（図Ⅱ-⑫-B-6-3）．

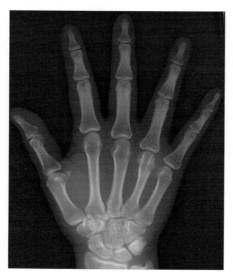
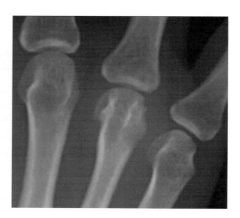

拡大図

図Ⅱ-⑫-B-6-2　滑膜骨軟骨腫②
右環指MP関節に病変．

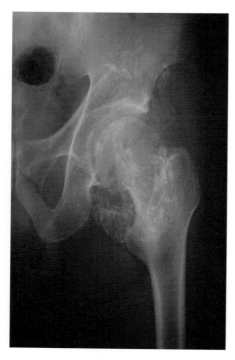

図Ⅱ-⑫-B-6-3　滑膜骨軟骨腫③
左股関節罹患例．（p103にCT像あり）

7. 皮膚骨腫（osteoma cutis）

皮内骨化像巣が両上腕，左大腿に多発性に認められる（図Ⅱ-⑫-B-7-1）．

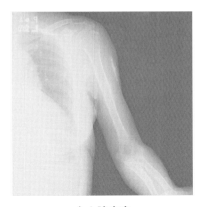
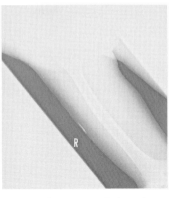
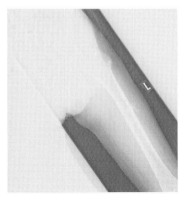

右上腕皮内　　図Ⅱ-⑫-B-7-1　皮膚骨腫　　左大腿骨周辺
　　　　　　　　左上腕皮内

8. 線維性骨異形成

顔面頭蓋骨，肋骨，大腿骨，脛骨などに好発し，骨格変形や病的骨折を引き起こす骨病変である．スリガラス様の均質な骨不透過像を示す．骨格成長後は，骨硬化性変化が混在した不均一な透過像を示すようになる．骨膜反応を伴うことはない．

左第2～4肋骨遠位部に膨隆したスリガラス様の像がみられる．表面はスムーズである（図Ⅱ-⑫-B-8-1）．

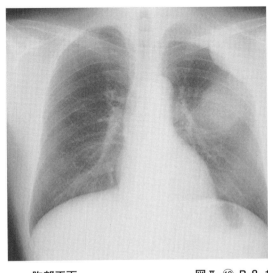
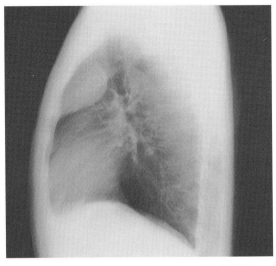

胸部正面　　　　　図Ⅱ-⑫-B-8-1　線維性骨異形成　　　　　胸部側面
左第2～4肋骨にスリガラス状陰影がみられる．

9. 骨巨細胞腫

脛骨近位，大腿骨遠位，橈骨遠位，上腕骨近位が好発部位である．骨硬化性の境界をもたない骨透亮像が特徴的で，通常骨膜反応を伴わない．

右大腿骨外顆部に骨幹端から骨端をまたぐ大きな骨透亮像があり，一部骨皮質が破綻しているようにみえる．骨膜反応はない（図Ⅱ-⑫-B-9-1）．CTでは境界部は薄い骨硬化像で囲まれているようにみえる．

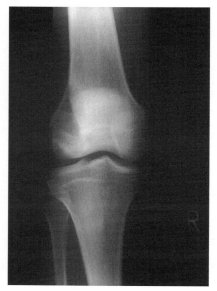
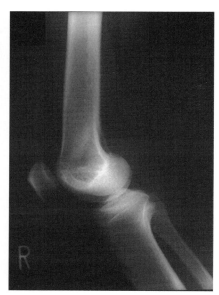

図Ⅱ-⑫-B-9-1　骨巨細胞腫①
右大腿骨外顆部の骨透亮像．

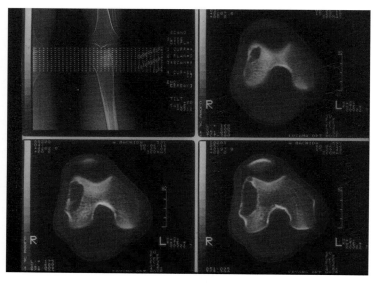

CT

左脛骨近位は全体に骨萎縮が強い．その中に脛骨外顆部に骨端をまたぐ大きな骨透亮像があり軟骨下骨にまで達している（図Ⅱ-⑫-B-9-2）．MRIで信号濃度は低濃度から高濃度までまちまちで，腫瘍は一部骨皮質を貫き，軟部にまで広がっている．

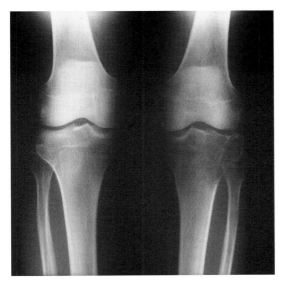

図Ⅱ-⑫-B-9-2　骨巨細胞腫②
左脛骨外顆部の骨透亮像．

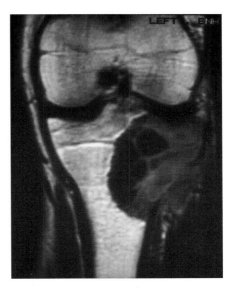

MRI：T1強調
左脛骨近位部外側に骨幹端から骨端にまたがる巨大な骨欠損像を認める．

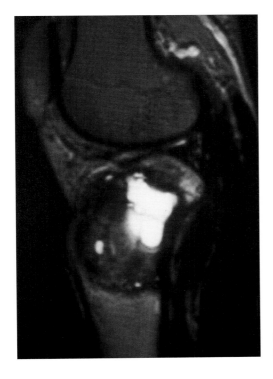

MRI：T2強調
巨大な骨欠損像の中心部には液貯留を認める．

10. Gorham 病（大量骨融解症）

進行性に骨吸収性変化がみられる．右膝蓋骨，腓骨上位端，踵骨が吸収破壊されている．他の骨，関節は正常である．良性の脈管増殖（血管腫，リンパ管腫）による（**図Ⅱ-⑫-B-10-1**）．

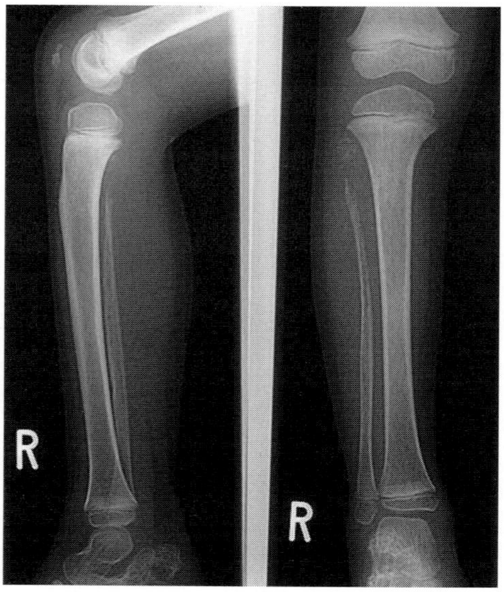

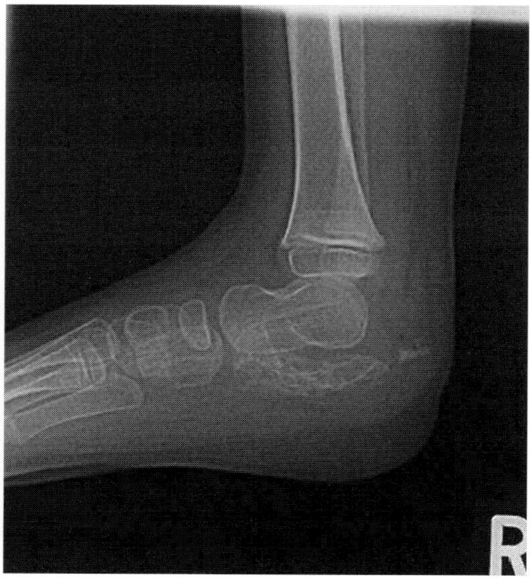

右下腿　　図Ⅱ-⑫-B-10-1　Gorham 病　　右踵骨

11. リンパ管腫

右第5肋骨中枢部に骨透亮像が認められる．両側腸骨にも骨透亮像が散在している．CT では，頚椎，胸椎，肋骨，骨盤（特に仙骨）に大きな骨欠損が多数箇所に認められる．最終的に肋骨生検により，リンパ管腫と確定診断された（**図Ⅱ-⑫-B-11-1**）．

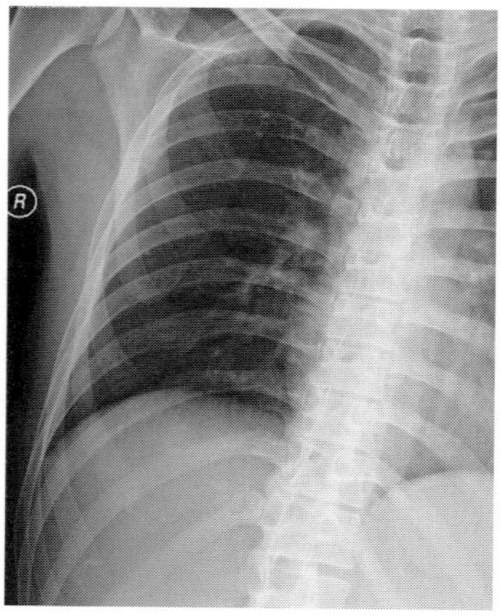

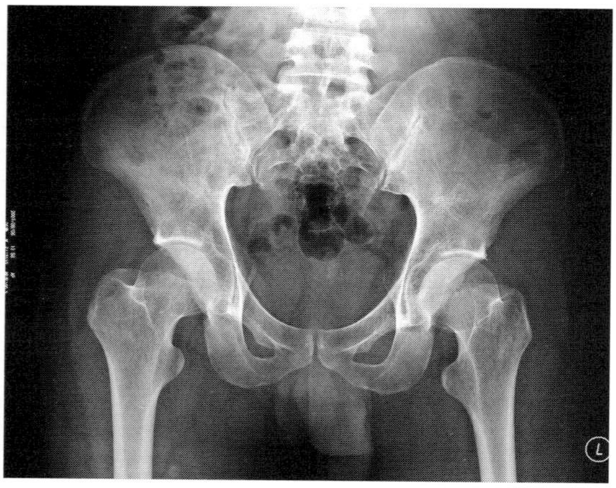

右第5肋骨　　図Ⅱ-⑫-B-11-1　リンパ管腫　　骨盤正面

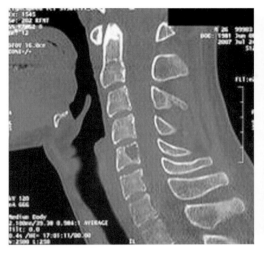
頚椎CT

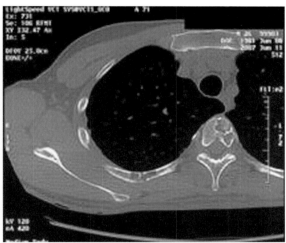
肋骨CT

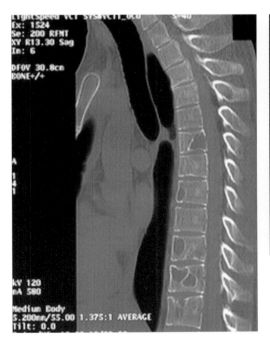
胸椎CT

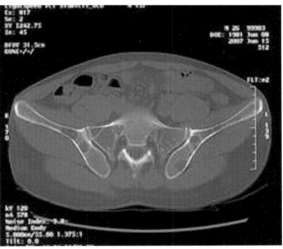
骨盤CT

12. 好酸性肉芽腫(eosinophilic granuloma)

好発部位は頭蓋骨，肋骨，骨盤，脊椎および長管骨である．単発性あるいは多発性で，長管骨では，偏在性の限局した囊腫状の骨透明巣としてみられ，皮質骨の膨隆非薄化，骨膜反応を伴うことも多い．

右大腿骨近位部に辺縁の硬化を伴わない骨透亮像があり，骨皮質は紡錘状に肥厚し骨膜反応もみられる(図Ⅱ-⑫-B-12-1a)．2ヶ月半後，左上腕骨近位骨幹端に骨溶解性が強い病巣が現れ，同部は殆ど吸収破壊され外側には骨膜反応もみられた(図Ⅱ-⑫-B-12-1b)が，ステロイド投与により病変は沈静化した(図Ⅱ-⑫-B-12-1c)．

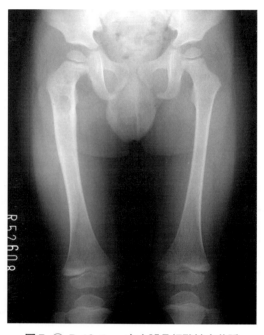

図Ⅱ-⑫-B-12-1a　右大腿骨好酸性肉芽腫

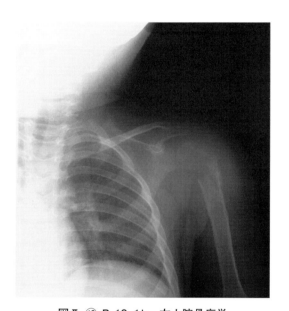

図Ⅱ-⑫-B-12-1b　左上腕骨病巣

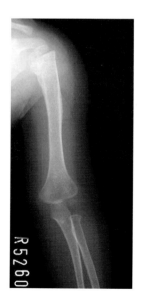

図Ⅱ-⑫-B-12-1c　ステロイド治療後上腕骨病巣

13. 血管腫（hemangioma）

第12胸椎の椎体に縦の線状陰影を示す粗な骨梁構造を認め，すだれ状にみえる（すだれ様骨梁）．椎体の扁平化や辺縁不整はない（図Ⅱ-⑫-B-13-1）．血管腫は，しばしば椎体に発生するが無症状であることが多く，椎体が圧潰されることは極めて稀である．血管腫により，椎骨が膨大することはなく，Paget病との鑑別点ともなる．縦の線状陰影により転移性腫瘍との鑑別も可能である（図Ⅰ-3-14参照：p70）．

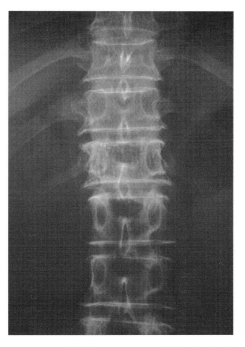 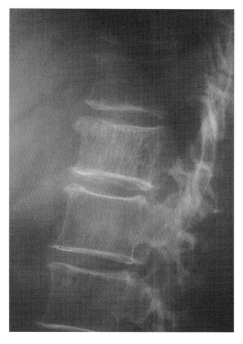

正面像　　　図Ⅱ-⑫-B-13-1　第12胸椎血管腫　　　側面像

14. 神経線維腫症（neurofibromatosis）

骨格異常を半数に認める．長管骨の弯曲，脊椎側弯，後側弯，椎体後方のscallopingが特徴的である．

図Ⅱ-⑫-B-14-1では腰椎が後弯し，第5腰椎後方にscalloping様像がみられる．左寛骨臼は大きく変形し，左閉鎖孔は拡大し，股関節は外上方へ脱臼している．また左下腿は大きく弯曲し，第1，2中足骨基部に骨性癒合がみられる．

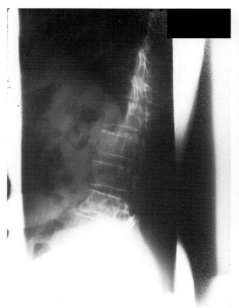
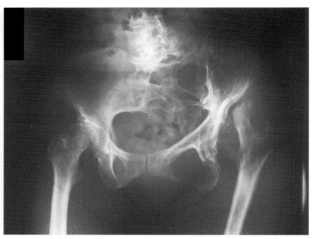

左股関節の破壊性病変と骨盤変形を認める． 骨盤正面

図Ⅱ-⑫-B-14-1　神経線維腫症
　　　　　　　　腰椎側面

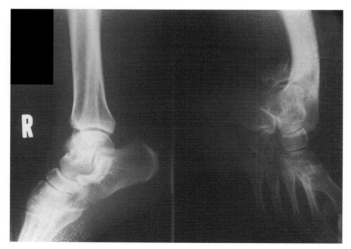

左下腿から足部にかけての変形が著明である．

15. 黄色肉芽腫症（xantogranulomatosis）

　基本的に関節軟骨の破壊は起こさない．しかし，関節近傍の骨内浸食，圧痕として結果的に関節障害を起こすことがある．また腱鞘内，関節内への浸潤により，RA様変形や腱断裂も起こる．軟部組織の腫瘤陰影に注目．右橈骨遠位端，左示指中手骨骨頭に腫瘍による骨破壊が著明で，他にも多数の骨浸潤がみられる（図Ⅱ-⑫-B-15-1a）．

　肘，膝，足関節にも骨内嚢腫状陰影がみられる（図Ⅱ-⑫-B-15-1b）．最近頚椎，特に環椎，軸椎に骨浸潤し，環椎骨折を起こした（図Ⅱ-⑫-B-15-1c）．

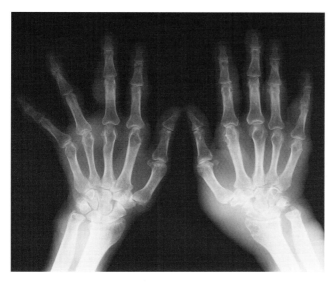

図Ⅱ-⑫-B-15-1a　黄色肉芽腫症
両手正面像

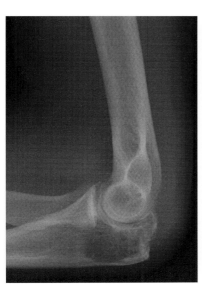

右肘側面

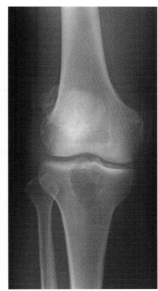

右脛骨

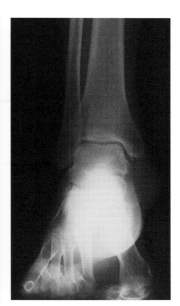

右足関節内外踝

図Ⅱ-⑫-B-15-1b　黄色肉芽腫による骨浸潤

《Xantogranulomatosis》　黄色肉芽腫症

　50年前に "Xantogranulomatosis" の英文報告はあるが，長管骨の骨幹部に大きな腫瘍浸潤があり，明らかに今回提示した筆者のRA類似症状を呈する症例とは異なっているが，数誌に掲載を拒否された．

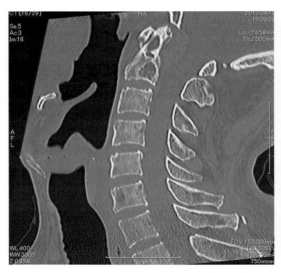
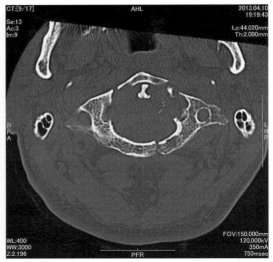

図Ⅱ-⑫-B-15-1c　頚椎CT
軸椎，歯突起への浸潤が強いが，腫瘍はC6椎体，C6, 7棘突起にも浸潤している．多発性環椎骨折がみられる．

M．悪性腫瘍

1．骨肉腫

骨に原発する悪性腫瘍の中では最も多い．中之島リウマチセミナーのレントゲンクイズに出題された症例でも最も多い部類である．通常は，長管骨の骨幹端部に多く，特に膝周辺が最多．典型例では骨幹部に斑紋状の硬化巣があり，骨の小棘が骨皮質から周辺の軟部組織へと延び，その辺縁部には骨膜反応が著明な部分（コッドマン三角）が認められる．溶骨性病巣との移行層は通常広く不規則である．この所見は常に悪性の疑いを起こさせる．

しかし実症例では，所見が揃わなかったり，部位もまちまちである．

この症例では第1, 3腰椎に骨硬化病巣が目立ち，骨透亮像は第1腰椎に僅かに認める程度である．側面像で椎体が僅かに膨隆しているが，骨膜反応はみられない（図Ⅱ-⑫-M-1-1）．

左寛骨例でも骨硬化像が目立つ．仙腸関節は健常である．寛骨臼近位部の内外側に骨膜反応がみられる（図Ⅱ-⑫-M-1-2）．

左大腿骨小転子下の内側骨皮質に辺縁不整と僅かな透亮像がみられる．内外骨膜反応を認める（図Ⅱ-⑫-M-1-3）．

右大腿骨頚部から大転子にかけて溶骨性病巣の中に斑紋状の硬化巣があり，内側骨頭下に鮮明な硬化病巣を認める（図Ⅱ-⑫-M-1-4）．

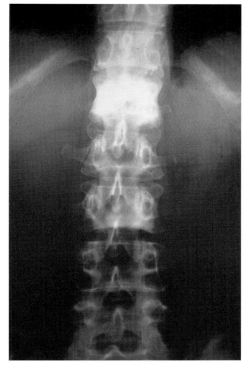
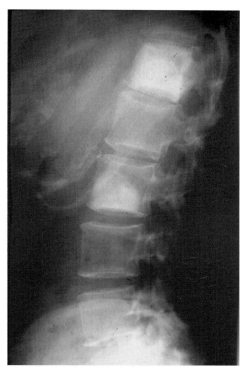

正面　　　図Ⅱ-⑫-M-1-1　骨肉腫①　　　側面
第1, 3腰椎発症例.

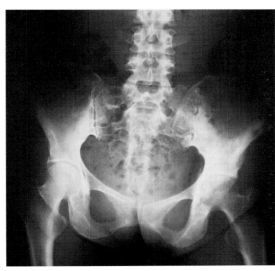
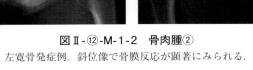

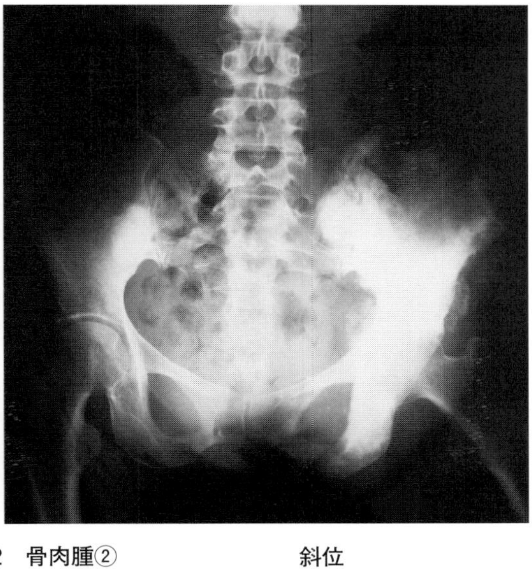

正面　　　図Ⅱ-⑫-M-1-2　骨肉腫②　　　斜位
左寛骨発症例. 斜位像で骨膜反応が顕著にみられる.

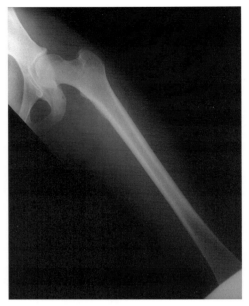

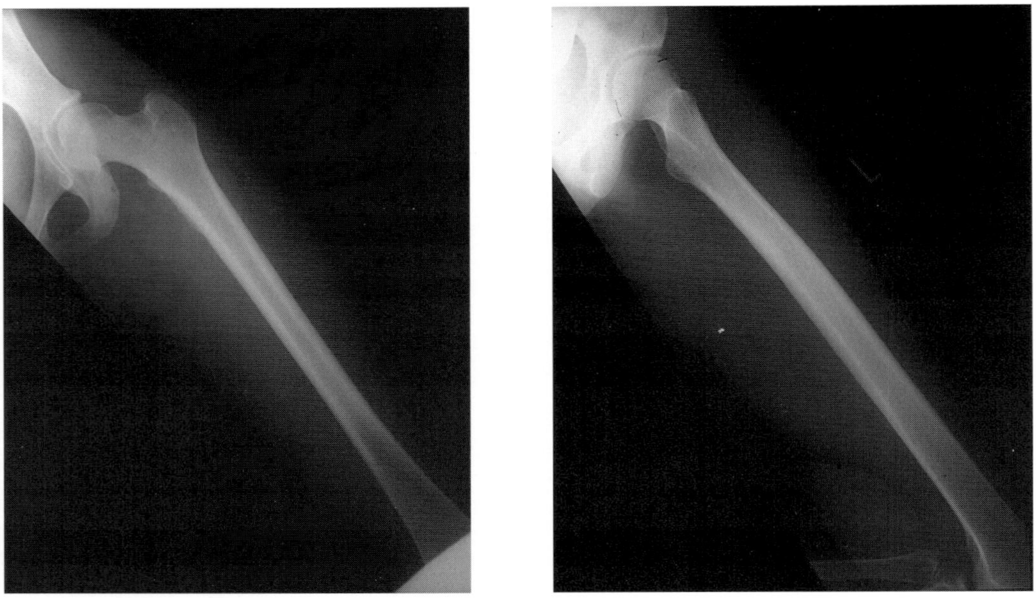

正面　　　図Ⅱ-⑫-M-1-3　骨肉腫③　　側面
左大腿骨小転子下発症例.

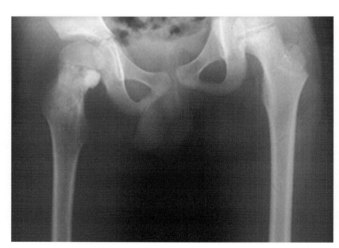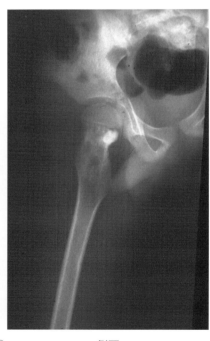

正面　　　図Ⅱ-⑫-M-1-4　骨肉腫④　　側面
右大腿骨頚部発症例.

右大腿骨遠位骨幹部の病変である（図Ⅱ-⑫-M-1-5）．病変の遠位付近には骨皮質の著しい菲薄化を伴う溶骨性病変が存在する．溶骨性部分の周囲との境界は不鮮明で不規則である．また，溶骨部位の近位側には骨硬化性変化を伴う病変を認める．骨膜反応は認めない．

　右大腿骨遠位骨幹から骨幹端に雲状の骨硬化像が顕著である．骨膜反応はみられない（図Ⅱ-⑫-M-1-6）．

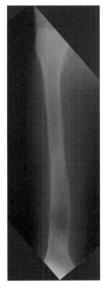 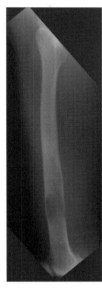

正面　　図Ⅱ-⑫-M-1-5　骨肉腫⑤　　側面
左大腿骨遠位骨幹部発症例．

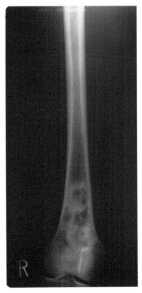 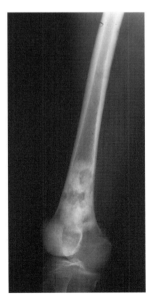

正面　　図Ⅱ-⑫-M-1-6　骨肉腫⑥　　斜位
右大腿骨遠位骨幹〜骨幹端部発症例．

右大腿骨遠位骨幹から骨幹端部にかけて境界不鮮明な透明巣と内側皮質骨に鶏卵大の骨硬化像を認める．側面像で骨硬化病巣はさらに強調され，後側寄りに一塊となっていることがわかる．内後側面で骨皮質を破壊し骨膜反応が起こっている（図Ⅱ-⑫-M-1-7）．

　右大腿骨遠位骨幹端に骨硬化像を通してうっすらと骨透亮像が認められる．境界は不鮮明で，外側皮質骨は溶骨し骨膜反応を認める．骨膜反応は後側にも認められる（図Ⅱ-⑫-M-1-8）．

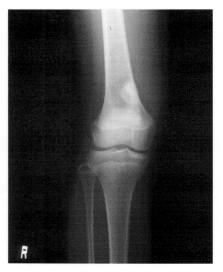

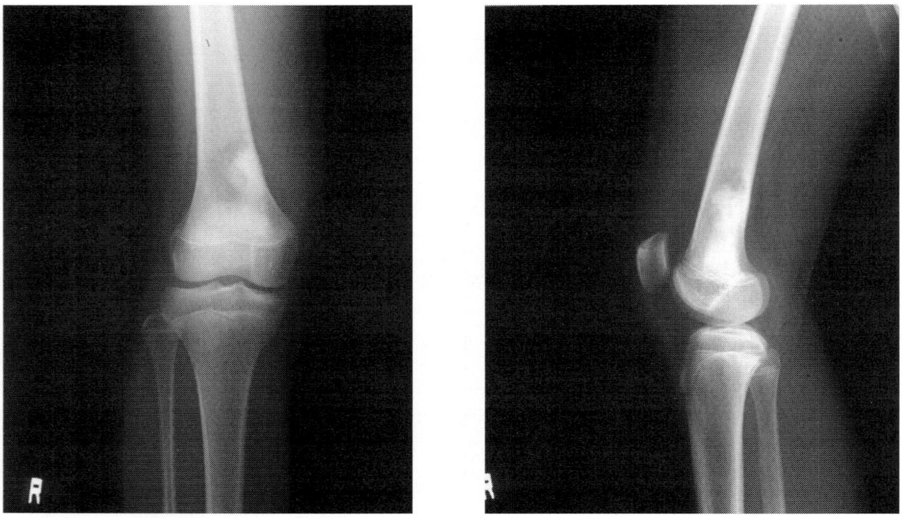

正面　　　　　　図Ⅱ-⑫-M-1-7　骨肉腫⑦　　　　側面
右大腿骨遠位骨幹端部発症例．

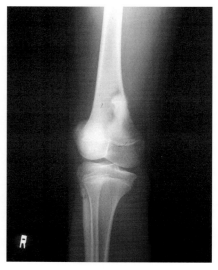

斜位

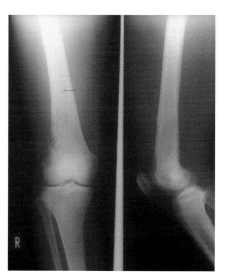

図Ⅱ-⑫-M-1-8　骨肉腫⑧
右大腿骨遠位骨幹端部発症例．旺盛な骨膜反応がみられる．

2. 軟骨肉腫

大部分が中心部骨格に起こり，特に骨盤，大腿骨，上腕骨の近位端に多い．骨髄腔中に発生した腫瘍は分葉状で，骨皮質の内側面に境界鮮明な浅い圧迫浸食像を示すことがある．時間がたてば，初めて病変塊中に特異的な石灰化巣が現れる．

同様にゆっくりと，罹患骨の側面に整然とした規則的な骨膜反応も起こってくる．結果として，しばしば骨髄内に拡大性の透明分葉状の部分的に石灰化した病変を示す．

この症例では正面像で左大腿骨内顆に「ウズラ卵」大の骨透亮像を認める．骨皮質内側面は境界鮮明であるが，表面に軽い不整がみられる．骨膜反応も僅かながら認める．透明巣内には不規則斑状の石灰化陰影がある．側面像で骨幹端部に境界のぼやけた骨硬化層に囲まれた透亮像を認める（**図Ⅱ-⑫-M-2-1**）．**CT**像では内顆の約1/3を占める骨透亮像があり，内部に斑状の石灰化陰影を有する．海綿骨との境界は不規則である．

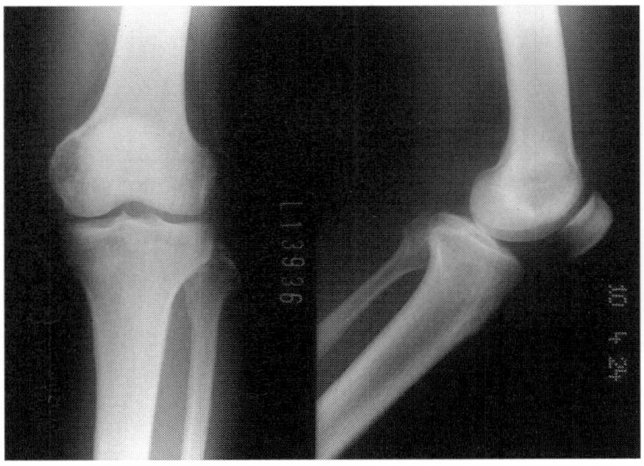

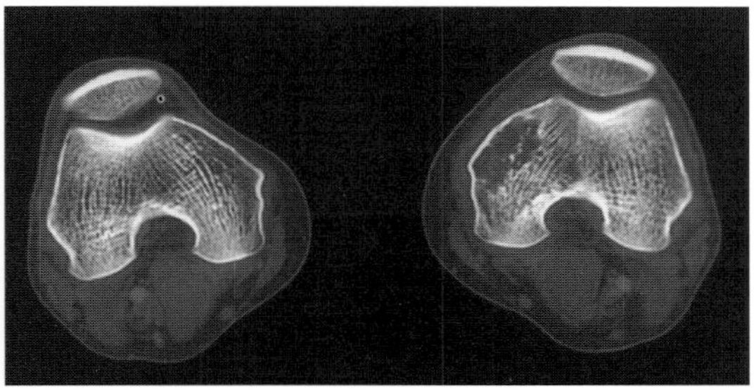

CT

図Ⅱ-⑫-M-2-1　軟骨肉腫①
左大腿骨内顆発症例．

他症例で正面像で右大腿骨外顆部骨幹端から骨端にかけて小指頭大の骨透亮像を認めた．境界は鮮明であるが皮質骨は菲薄化している．骨膜反応はみられない．側面像で，骨透亮像は境界鮮明で骨端線をまたいでいるのがわかる（**図Ⅱ-⑫-M-2-2**）．

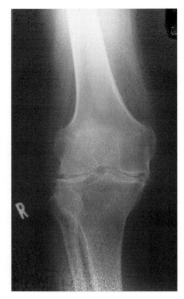 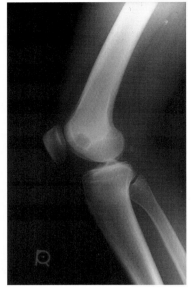

正面　　　図Ⅱ-⑫-M-2-2　軟骨肉腫②　　　側面
右大腿骨外顆発症例．

3. 滑膜肉腫

関節内発症は稀で，由来組織不明の悪性軟部腫瘍．進行は緩徐だが予後は非常に悪い．

側面像で右大腿骨遠位端，脛骨近位端が大きくえぐり取られたような溶骨性変化を呈する．境界は明瞭である（図Ⅱ-⑫-M-3-1）．

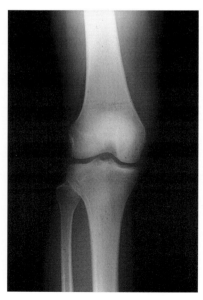 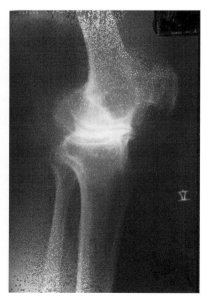

正面　　　図Ⅱ-⑫-M-3-1　滑膜肉腫　　　側面
一見，関節裂隙不整と軟骨下骨の硬化が目立つが，膝関節前面中央部に大きな溶骨性病変を認める．

4. 骨髄異形成症候群

全体的に骨量が減少し，嚢胞状陰影が散在している．関節裂隙は保たれている．病初期は，骨髄異形成症候群，最終的には慢性骨髄単球性白血病と診断された（**図Ⅱ-⑫-M-4-1**）．

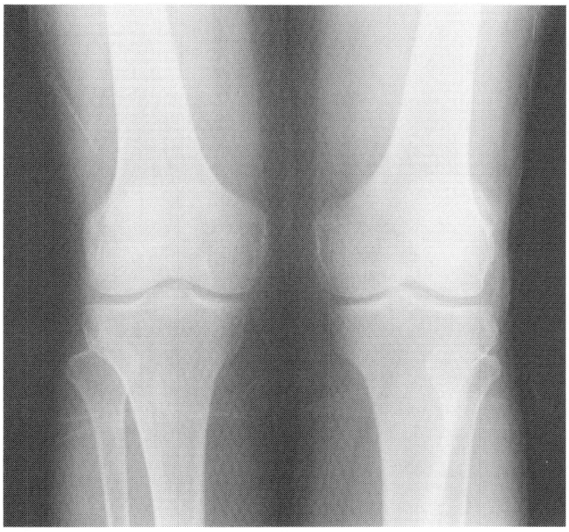

両膝正面

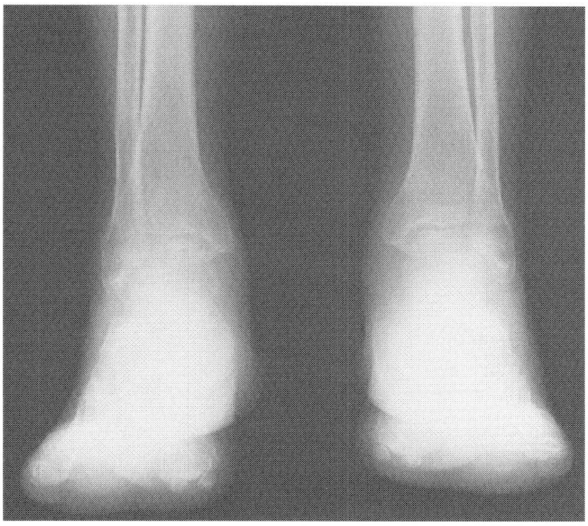

両足関節正面

図Ⅱ-⑫-M-4-1　骨髄異形成症候群

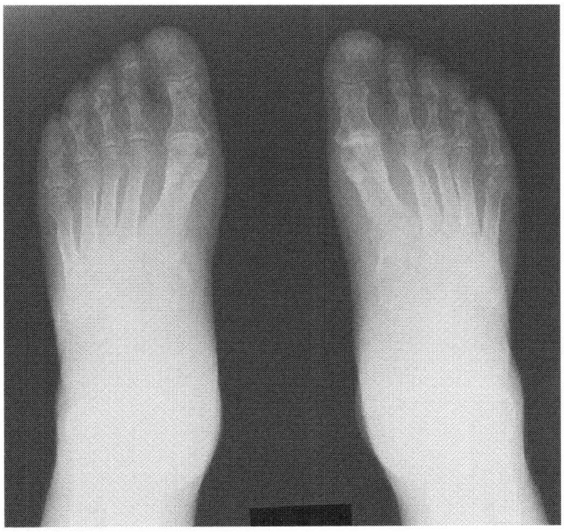

両足正面

5. リンパ腫

A. 非ホジキンリンパ腫

第1,2腰椎椎体全体にびまん性の骨硬化像がみられるが軽症である．椎体の変形はない（図Ⅱ-⑫-M-5-1）．椎体の変形なく，椎間板も正常で，1椎体または2椎体のみがびまん性の硬化像を示す場合，ivory vertebraといわれ，リンパ腫を疑う必要がある（図Ⅰ-3-14参照：p70）．

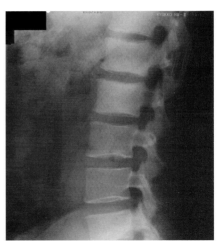

図Ⅱ-⑫-M-5-1　非ホジキンリンパ腫

B. Diffuse large B-cell リンパ腫

四肢末端の溶骨性病変として発症した極めて珍しい悪性リンパ腫である．リンパ節の腫脹はないため，骨原発と考えられる．全体として溶骨性変化が目立つが，ところどころ骨硬化像が混ざり，特異的な像を示す．溶骨性変化が強い部位では指骨が殆ど消失している（図Ⅱ-⑫-M-5-2）．趾骨も同様である．

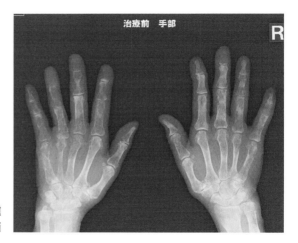

図Ⅱ-⑫-M-5-2　diffuse large B-cell リンパ腫
両手正面

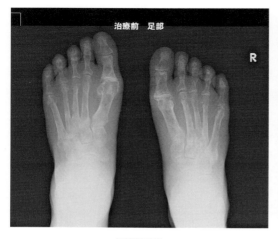

両足正面

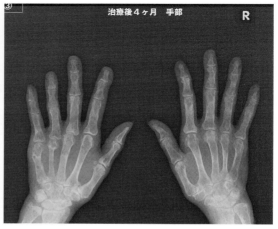

化学療法4ヶ月後
骨吸収像が大幅に改善している．

6. 多発性骨髄腫

右鎖骨，上腕骨に多発性の嚢胞状陰影を認め，殆ど全髄腔を占める．骨皮質は菲薄化し，近位5分の1付近で病的骨折を起こしている．骨膜反応はみられない（図Ⅱ-⑫-M-6-1）．坐骨，大腿骨も同様の所見で，大腿骨の内側皮質骨に典型的な虫喰い像がみられる．

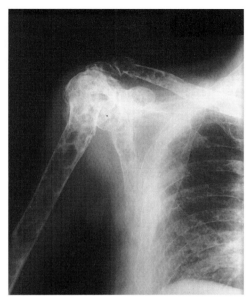
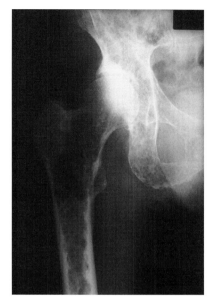

右肩，上腕骨　　　　図Ⅱ-⑫-M-6-1　多発性骨髄腫　　　　右骨盤〜大腿骨

T．転移性骨腫瘍

骨悪性腫瘍の中で，癌転移が最多を占める．骨転移を起こす腫瘍の中で，最も多いものは乳癌，前立腺癌，肺癌である．次いで大腸癌，胃癌，膀胱癌が続く．

骨転移の組織学的分類
　Ⅰ．骨溶解型（osteolytic type）‥胃癌，甲状腺癌，肺癌など
　Ⅱ．造骨型（osteoblastic type）‥乳癌，前立腺癌，髄膜腫など
　Ⅲ．混合型（mixted type）‥‥乳癌，前立腺癌，神経芽細胞腫など
　Ⅳ．骨梁間型（intertrabecular type）‥乳癌など

1．グラビッツ腫瘍

右寛骨臼上方に楕円形の骨透亮像がみえる．境界は比較的鮮明であるが骨硬化は伴わない．臼蓋の一部に破綻がみられる．右股関節症がみられるが，腫瘍転移とは直接の関係はなく，点在する軟部組織の石灰化陰影からみて腫瘍性あるいは腎性骨軟化症によるものと思われる（図Ⅱ-⑫-T-1-1）．

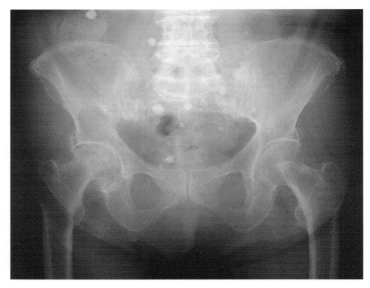

図Ⅱ-⑫-T-1-1　グラビッツ腫瘍
右寛骨臼蓋上方の骨透亮像.

2. 前立腺癌

　前立腺癌は，骨硬化性の転移では最も多い．骨破壊性病変は殆ど無く，起こるとすれば高齢者である．

　この症例では両側寛骨の全域にわたり，びまん性に比較的境界明瞭な斑紋状または顆粒状の骨硬化像が認められる．両恥骨上枝には骨折があるが骨膜反応無く，病的骨折と考えられる（図Ⅱ-⑫-T-2-1）.

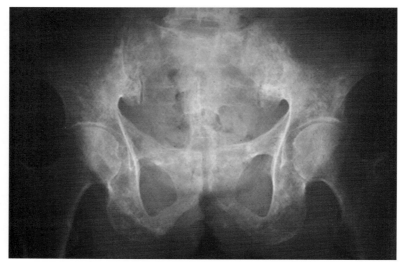

図Ⅱ-⑫-T-2-1　前立腺癌①
両側寛骨転位例.

右寛骨臼内側から下方にかけて高度の骨硬化がみられる．骨融解像はなく，房状の骨増殖が骨盤内にまではみ出している（図Ⅱ-⑫-T-2-2）．

右坐骨に斑状骨硬化像がみられ，一部は腸骨，恥骨へ広がっている（図Ⅱ-⑫-T-2-3）．

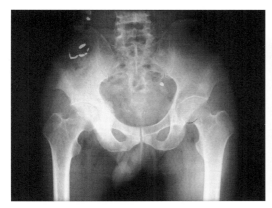
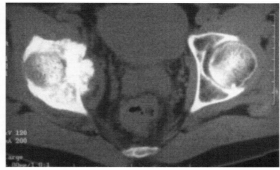

単純XP　　　　　　　　図Ⅱ-⑫-T-2-2　前立腺癌②　　　　　　　　CT
右寛骨転移例．旺盛な骨増殖反応がみられる．

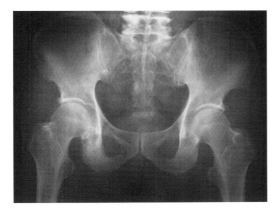

図Ⅱ-⑫-T-2-3　前立腺癌③
右坐骨転移早期例．

3. 卵巣癌

第3，4腰椎の左椎弓から椎体にかけて高度の骨融解がみられる（図Ⅱ-⑫-T-3-1）．

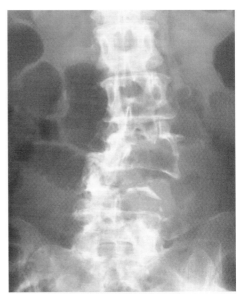

図Ⅱ-⑫-T-3-1　卵巣癌

4. 乳　癌

骨融解が前面に出ることも多い．左鎖骨転移で病的骨折を起こした例（図Ⅱ-⑫-T-4-1），右上腕骨の骨頭下に巨大な溶骨性変化を示した例（図Ⅱ-⑫-T-4-2），右大腿骨頚部から大転子，小転子にまで骨透亮像を呈し病的骨折を起こした例（図Ⅱ-⑫-T-4-3）である．

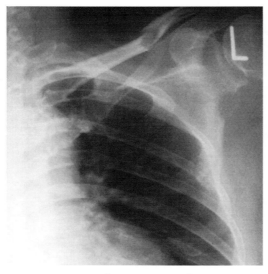

図Ⅱ-⑫-T-4-1　乳癌①
左鎖骨病的骨折．

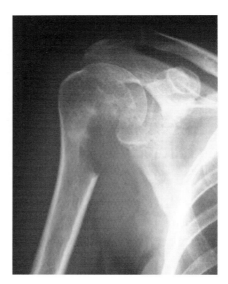

図Ⅱ-⑫-T-4-2　乳癌②
右上腕骨．

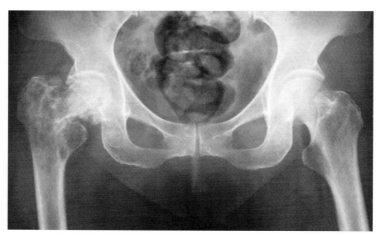

図Ⅱ-⑫-T-4-3　乳癌③
右大腿骨頚部病的骨折．

２ヶ月の間に腰椎が急速に破壊された例である（**図Ⅱ-⑫-T-4-4**）．

左大腿骨頚部内側に骨硬化像が強く病的骨折を起こし，人工骨頭手術を受けた例である（**図Ⅱ-⑫-T-4-5**）．

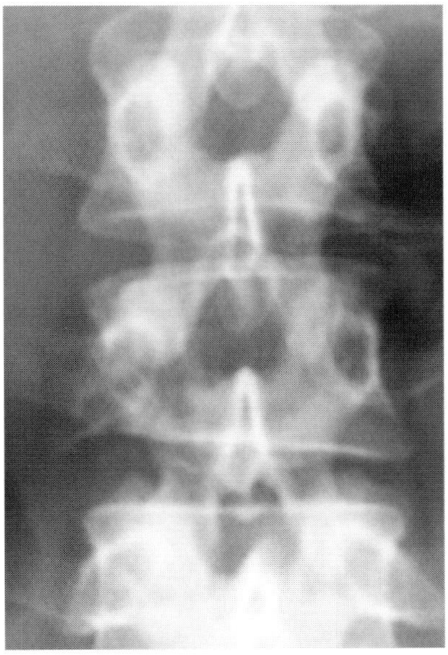

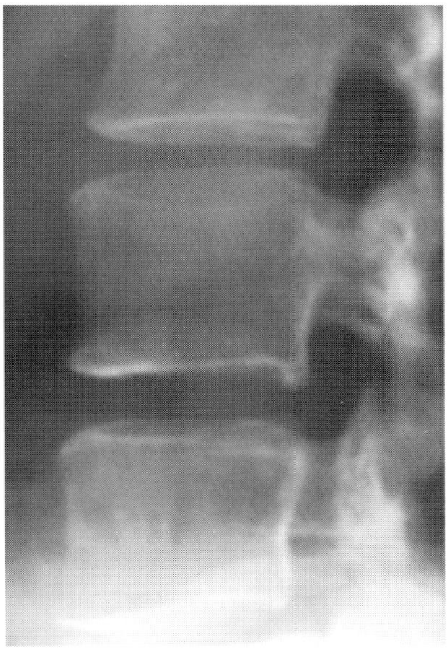

①5月22日　腰椎正面　　**図Ⅱ-⑫-T-4-4　乳癌④**　　**腰椎側面**

腰椎急速破壊例.

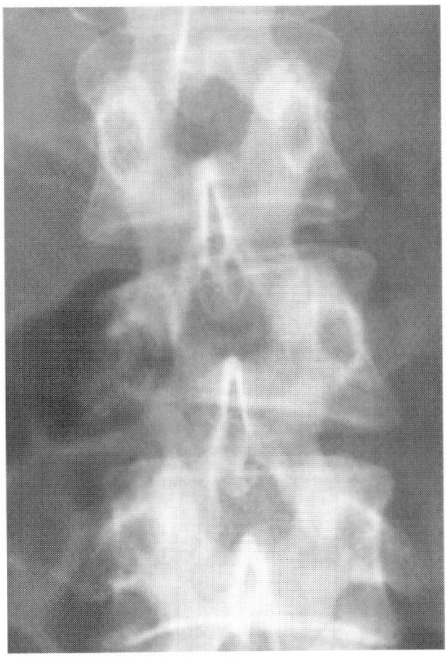

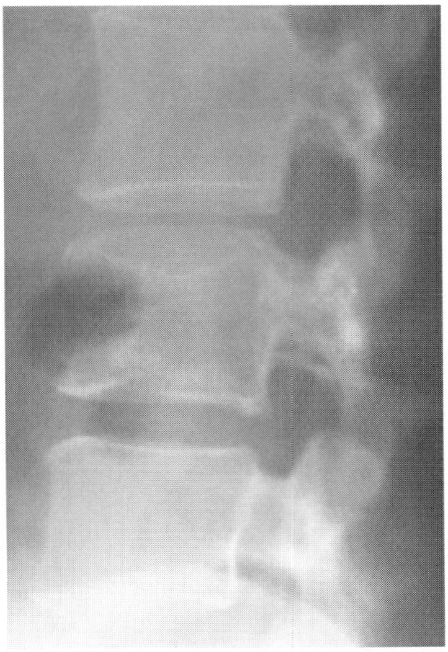

②5月30日　腰椎正面　　**腰椎側面**

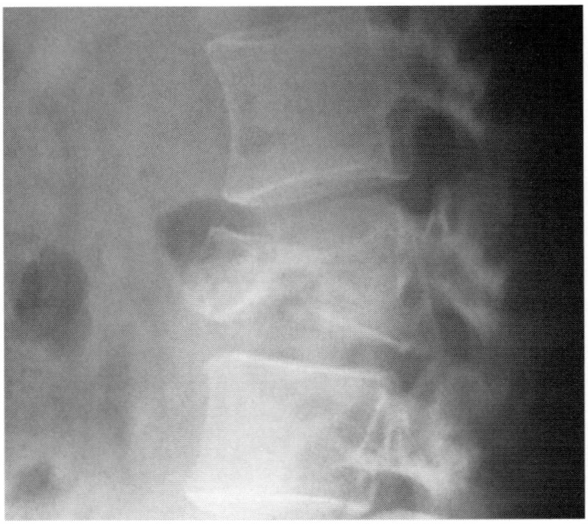

③6月12日　腰椎側面

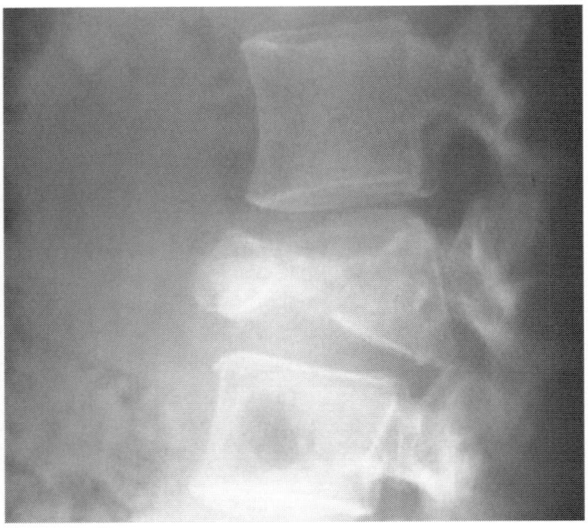

④7月18日　腰椎側面

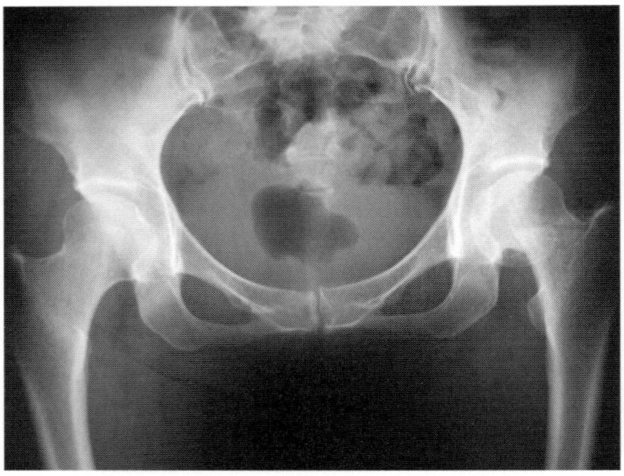

左大腿骨頚部病的骨折

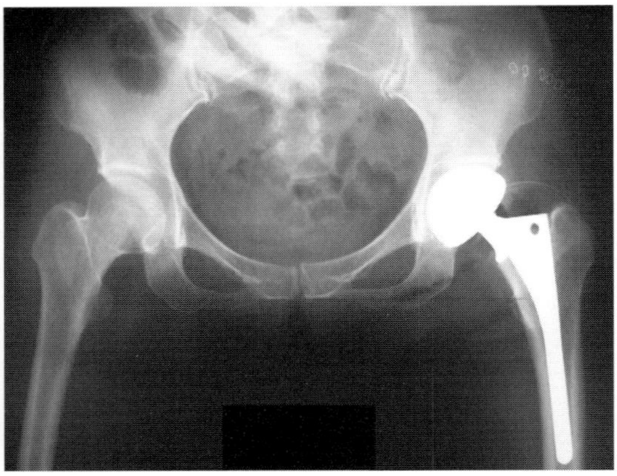

人工骨頭術後

図Ⅱ-⑫-T-4-5　乳癌⑤

乳癌転移に対しソレドロン酸投与中に右大腿骨骨幹部非定型的骨折を起こした例である（**図Ⅱ-⑫-T-4-6**）．

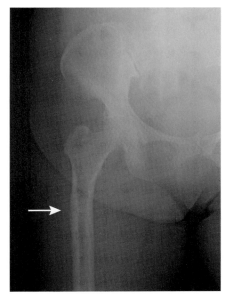

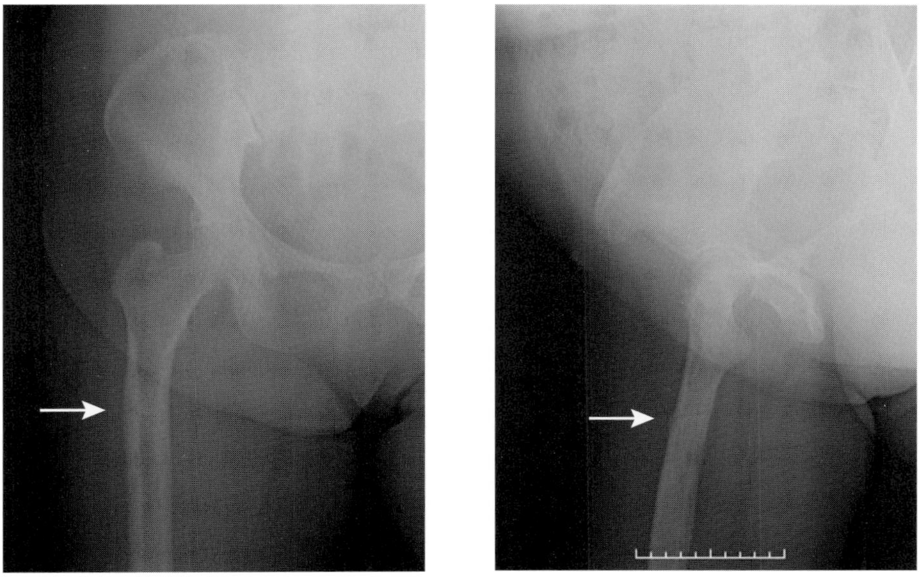

正面　　　図Ⅱ-⑫-T-4-6　乳癌⑥　　側面
右大腿骨非定型的骨折例．

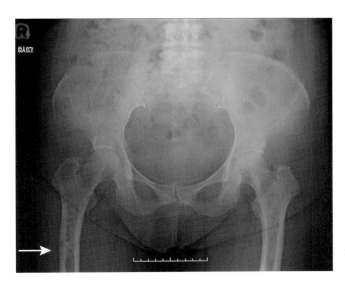

角度を変えた撮影で骨折が明らかとなった．

5. 食道癌

右大腿骨小転子のやや遠位骨幹部に骨透亮像を認める．骨皮質への浸潤も明らかで，1ヶ月後に病的骨折を起こした（**図Ⅱ-⑫-T-5-1**）．

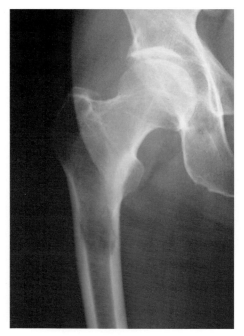
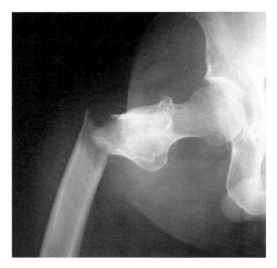

1ヶ月後　病的骨折.

図Ⅱ-⑫-T-5-1　食道癌
右大腿骨小転子下転移.

O. 腫瘍類似疾患

1. 多中心性細網組織球症（MRH）

手病変が目立つが，骨吸収破壊は脊椎，関節のいずれの部位でも起こりうる．

早期例である．DIP関節，PIP関節，MP関節に同時に骨浸食像があり，MP関節では関節面全体に不整がある．且つ左母指IP関節では関節面の半分を占める骨融解像がみられる．両側第5趾の中足骨頭では大きな骨融解が始まろうとしている（図Ⅱ-⑫-O-1-1）．

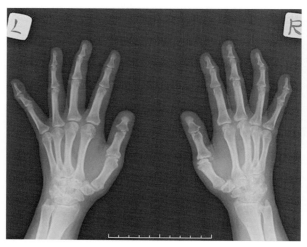
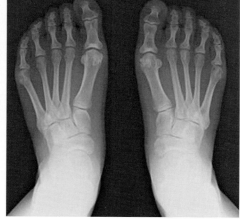

手の変化　　図Ⅱ-⑫-O-1-1　MRH①　　足の変化
早期例.

右肩関節正面像では，上腕骨頭の外側辺縁および鎖骨遠位端に骨浸食像を認める（図Ⅱ-⑫-O-1-2）．手の正面像ではDIP関節を中心に骨融解性の変化が著明に認められ，手関節にも骨融解性病変が及んでいる．指の軟部組織が全体に腫脹し指炎様である．足部はMTP関節のみならずIP関節などに，程度は軽いが広範に骨浸食像が認められる．

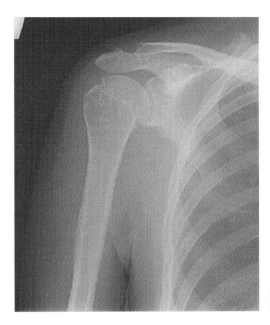

図Ⅱ-⑫-O-1-2　MRH②
肩関節病変

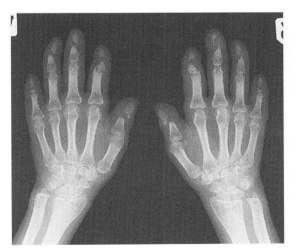

手の変化

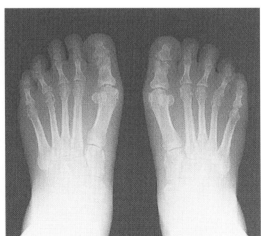

足の変化

MRH 手では末梢優位に骨融解が進み，末節骨が完全に吸収破壊されている割には中手骨，手関節は破壊が軽度である（**図Ⅱ-⑫-O-1-3**）．ちなみに爪は残っている．

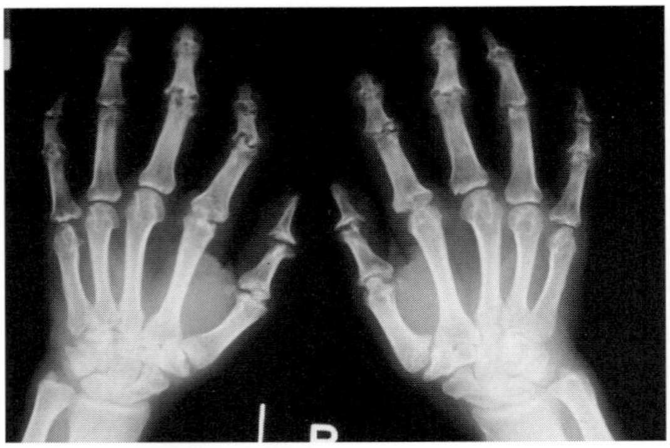

①1989年3月

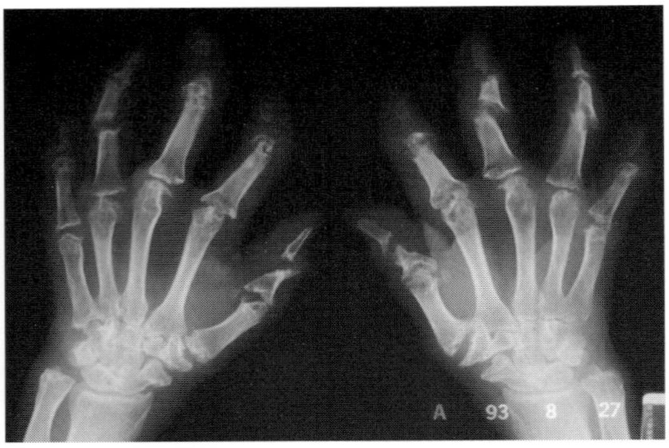

②1993年8月

図Ⅱ-⑫-O-1-3　MRH③における指骨破壊の進展

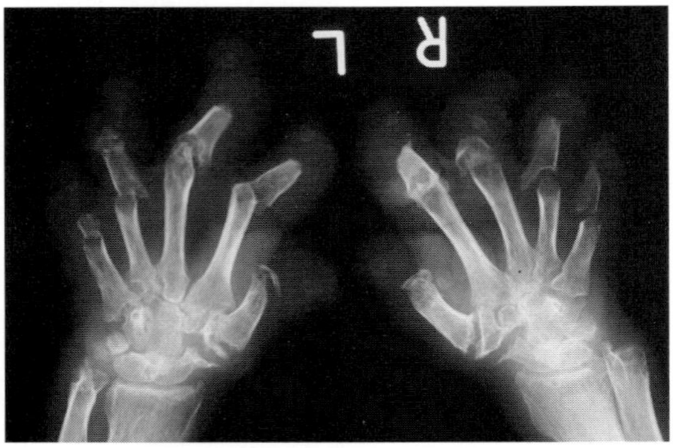

③1999年3月　爪は残っている．

指関節に著明な吸収性骨破壊があり，軟部組織陰影から指の短縮，皮膚のたるみが窺われ，いわゆるオペラグラス手を形成していることがわかる（**図Ⅱ-⑫-O-1-4**）．左寛骨臼，大腿骨頭にも甚大な骨吸収破壊が及び，骨頭は上方へ脱臼転位し転子間骨折を併発している．

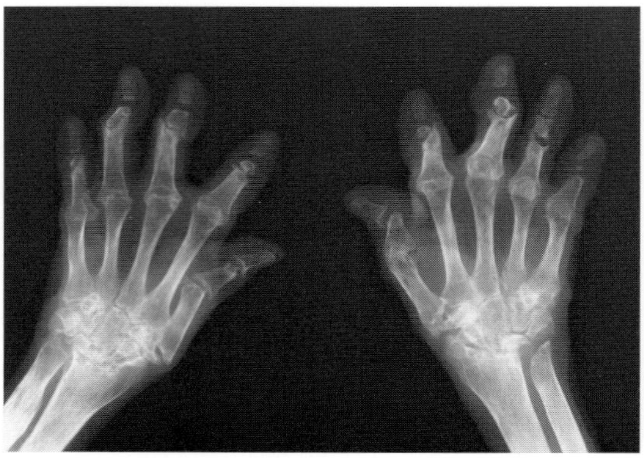

図Ⅱ-⑫-O-1-4　MRH④
手病変

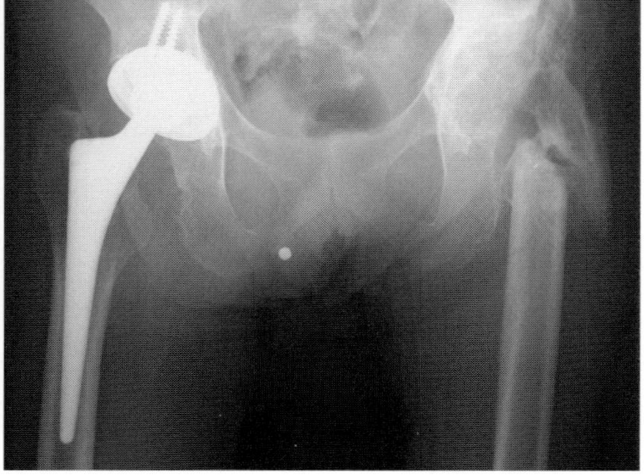

股関節病変

2. Fibroblastic rheumatism（FR）

ときに，MRH 様変化を呈する．

この症例では初診時（発症 4 年）多指の DIP, PIP, MP 関節に骨浸食像を認めるが，PsA と異なり骨増殖性変化はみられない（図Ⅱ-⑫-O-2-1a）．右母指 IP 関節，示指 MP 関節，左中指 PIP 関節，小指 MP 関節に特有（MRH とは共通）の蚕食像を認める．両側第1CM 関節にも骨浸食像がある．MRH との鑑別点は両側中指，右小指の硬化指と屈曲拘縮である．趾の変化は指に比較すると穏やかであるが，母趾 IP 関節に特有の骨融解像を認める（図Ⅱ-⑫-O-2-1b）．5 年後には手指の骨融解が進む一方で，指の硬化，屈曲拘縮も進んでいる．趾も少し骨融解が進んでいるが，指に比べると非常に軽度である．この症例は肩関節も罹患し，拘縮が強い（図Ⅱ-⑫-O-2-1c）．

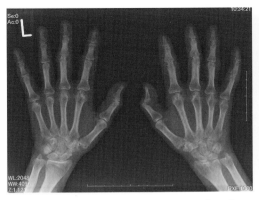
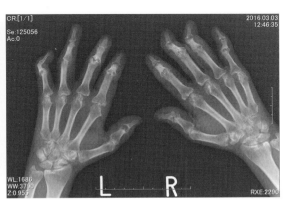

図Ⅱ-⑫-O-2-1a　FR①における手病変の進展
　①2011年3月3日　初診時（発症4年）．
②2016年3月3日　5年後．

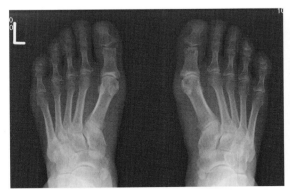
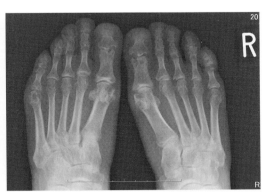

図Ⅱ-⑫-O-2-1b　FR①における足病変の進展
　①2011年3月3日　初診時（発症4年）．
②2016年3月3日　5年後．

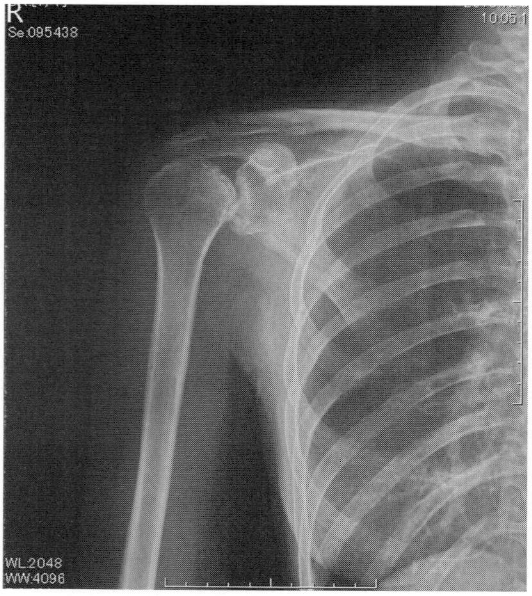

2016年3月3日　右肩関節正面.

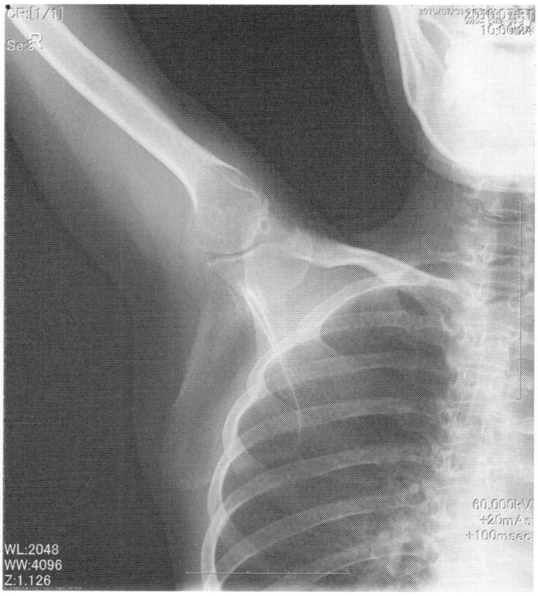

図Ⅱ-⑫-O-2-1c　FR①の肩病変　　右肩最大外転.

本邦第1報告例である．発症2年半後に既に右母指IP関節，中指DIP，PIP関節および左示指DIP関節にムチランス変化を生じている．骨増殖反応は軽度であり，軟部陰影は全体に凹凸に乏しく右中指は屈曲している（**図Ⅱ-⑫-O-2-2a**）．1年後には指硬化とPIP関節の屈曲拘縮が急速に進行した．足に関しては初診時，右小趾PIP関節，左第2趾DIP関節に典型像がみられる（**図Ⅱ-⑫-O-2-2b**）が，進行は緩徐である．

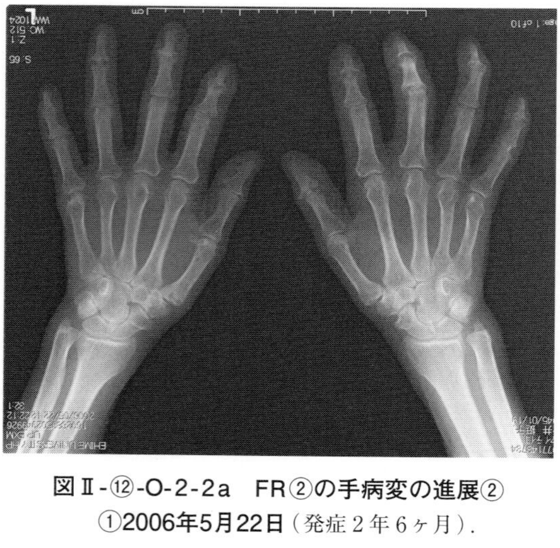

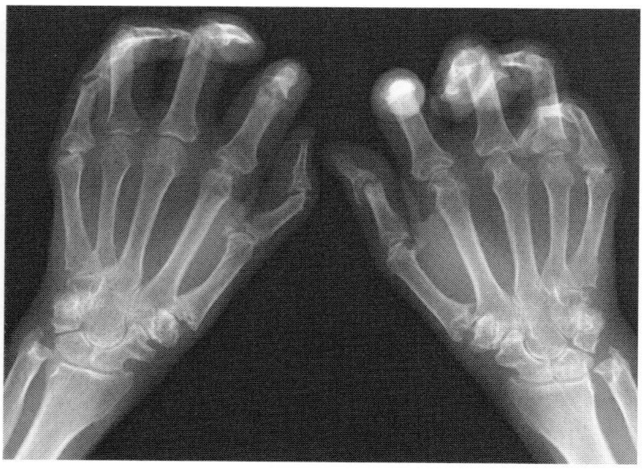

②2007年9月7日　1年3ヶ月後.

図Ⅱ-⑫-O-2-2a　FR②の手病変の進展②
①2006年5月22日（発症2年6ヶ月）.

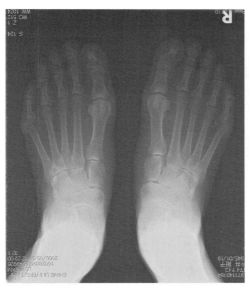

図Ⅱ-⑫-O-2-2b　FR②の足病変の進展
①2006年5月22日（発症2年6ヶ月）.

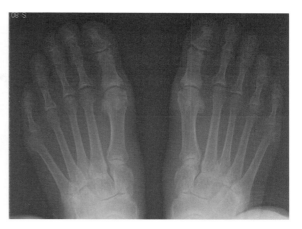

②2007年9月7日　1年3ヶ月後.

3. サルコイドーシス

　軟部組織の腫脹を呈する指炎を伴うことがあり，高度の場合には同部の骨吸収や骨変形が観察される．指趾に骨嚢胞像，初期は網目状，格子状の骨稜異常や骨融解性，ときには骨硬化性病変を示す．

　この症例では右中指PIP関節の中節骨，基節骨骨幹端にレース状，網目状の骨病変がみられる（図Ⅱ-⑫-O-3-1）．

　他症例では両側多指の基節骨頚部に嚢胞状陰影を認め，右母指中手骨頚部には内軟骨腫様病巣，基部にはレース状陰影がみられる（図Ⅱ-⑫-O-3-2a）．部位も病変も稀であるが，左大腿骨頚部から骨頭にかけ，さらに腸骨にまで骨硬化性病変が及んでいる．腸骨近位には大きな溶骨性嚢胞状陰影がみられる（図Ⅱ-⑫-O-3-2b）．左距骨，踵骨に薄い骨硬化層に囲まれた透亮像がみられ，脛骨後側の皮質骨の内面が不整であり骨梁も粗である（図Ⅱ-⑫-O-3-2c）．

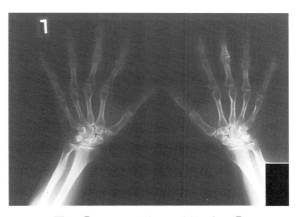

図Ⅱ-⑫-O-3-1　サルコイドーシス①
手の変化．

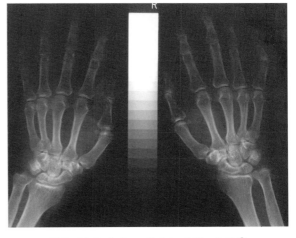

図Ⅱ-⑫-O-3-2a　サルコイドーシス②
手の変化．

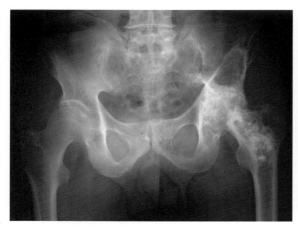

図Ⅱ-⑫-O-3-2b　サルコイドーシス②
左股関節の破壊性病変.

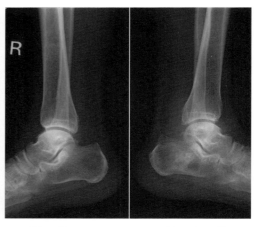

図Ⅱ-⑫-O-3-2c　サルコイドーシス②
左足関節周辺の骨変化.

　右母趾中足骨骨頭にレース状陰影を認める（図Ⅱ-⑫-O-3-3）．14年後で少し進行はみられるが他趾も含め関節破壊は軽度にとどまっている．

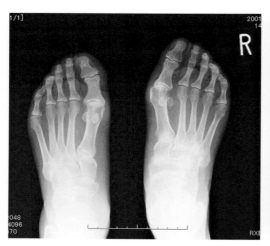
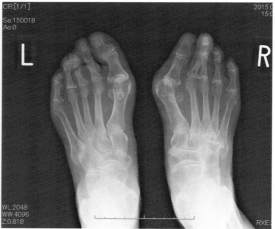

図Ⅱ-⑫-O-3-3　サルコイドーシス③　足病変の進展
①2001年5月21日　両足正面.　　　　　　　　　②2015年8月24日　両足正面.

両下腿骨の骨膜増殖を呈した症例である（図Ⅱ-⑫-O-3-4）．

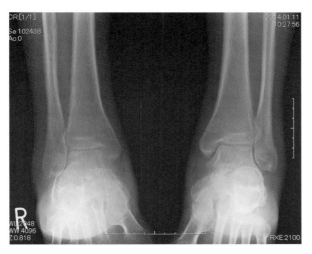

図Ⅱ-⑫-O-3-4　サルコイドーシス④
両側下腿骨の骨膜増殖．

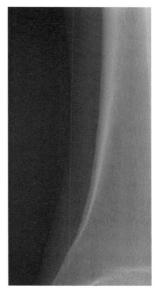

拡大図

4. 色素性絨毛結節性滑膜炎（PVS）

膝関節，股関節，足関節に多くみられるが，腱鞘や滑液包などからの報告もある．

この症例では正面像で右股関節の関節裂隙は狭小化し，寛骨臼の内上方，内側，下方に卵円状の大きな骨浸食像が複数個存在する．境界は明瞭で辺縁は硬化している．同様の骨浸食像が大腿骨頚部や骨頭にもみられる．しかし全体として骨萎縮は強くない．側面像でも境界明瞭な多嚢胞状陰影を認める（図Ⅱ-⑫-O-4-1）．

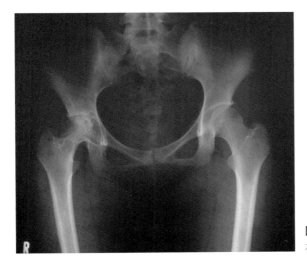

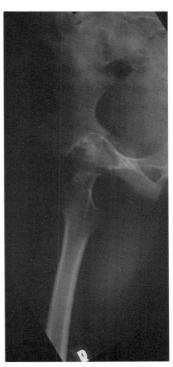

側面像

図Ⅱ-⑫-O-4-1　PVS①
右股関節例．

右股関節の大腿骨頭と臼蓋の両側に骨硬化像を伴った骨溶解がみられる．よくみると表面は多房状になっている．さらに多房性の骨透亮像を臼蓋上方に認める（図Ⅱ-⑫-O-4-2）．

右膝内側の狭小化が進行し，軟骨下骨の硬化もみられるが，表面は不整になっている．大腿骨内顆，脛骨内顆の海綿骨内に大きな骨透亮像があり，大腿骨側は房状になっているのが確認できる．側面像では脛骨側でむしろ硬化像の広がりが目立つ（図Ⅱ-⑫-O-4-3）．

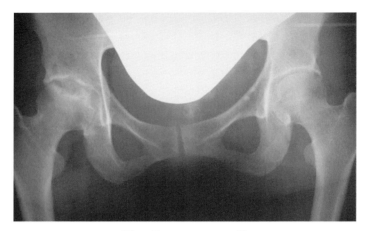

図Ⅱ-⑫-O-4-2　PVS②
右股関節例.

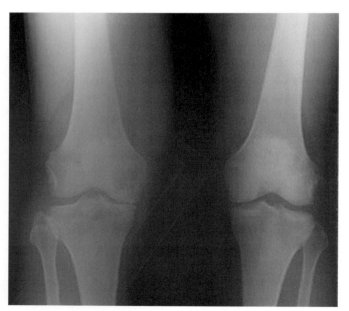

正面

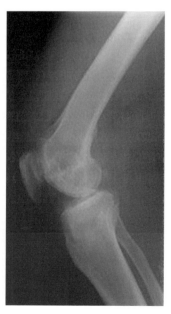

側面

図Ⅱ-⑫-O-4-3　PVS③
右膝関節例.

⑬ 感染症

1. 一般細菌

A. 右大腿骨髄炎

右大腿骨骨幹部中央の骨髄腔に円形の骨透亮像があり，皮質骨も少し侵食されている．同部位に全周性に骨膜性反応が認められる．骨膜反応は強く，広範囲にわたる（図Ⅱ-⑬-1-1）．

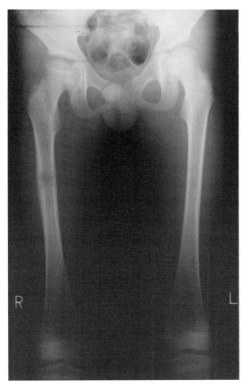

図Ⅱ-⑬-1-1　右大腿骨骨髄炎

B. 左脛腓骨慢性骨髄炎

骨硬化と骨膜性骨増殖が強く，陰影は不規則で，一部に骨欠損もみられるが，もうろう像はない．骨膜反応は広範囲に及び，輪郭も明瞭である．脛骨幅の増大，骨間膜の骨性癒合がみられる（図Ⅱ-⑬-1-2）．

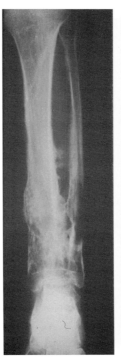
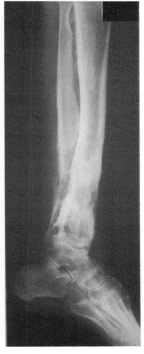

図Ⅱ-⑬-1-2　左下腿骨慢性骨髄炎

C. 左化膿性仙腸関節炎

左仙腸関節下端の骨萎縮と腸骨辺縁のもうろう化，およびそれに続く軟部組織の腫脹が認められる（→）（図Ⅱ-⑬-1-3）．

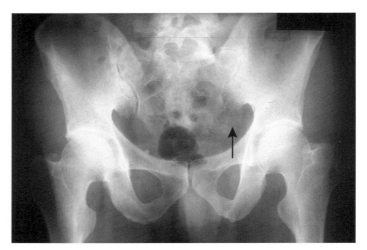

図Ⅱ-⑬-1-3　左化膿性仙腸関節炎

D. 左手関節化膿性関節炎（緑膿菌感染症）

左手根骨はほぼ一塊となっているが，橈骨，尺骨と関節する面は不整で毛羽立った様な骨融解性変化を示す．右手に比べて手関節以下の全ての骨に骨萎縮が強い．右手 MP 関節は以前の感染により強直している（図Ⅱ-⑬-1-4）．

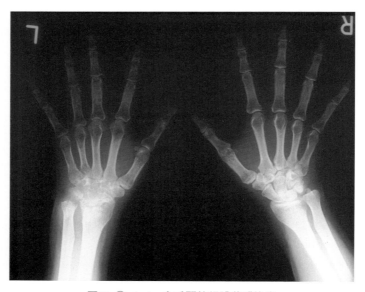

図Ⅱ-⑬-1-4　左手関節緑膿菌感染症

2. 結核菌

カリエス：第3,4胸椎椎間腔の狭小化,椎体上下縁の不規則化,辺縁に骨硬化を伴う椎体の斑点状透明巣を認める.骨新生は少ない(図Ⅱ-⑬-2-1a).断層撮影で上下椎体の透明巣と軟部組織の腫脹が明らかである(図Ⅱ-⑬-2-1b).椎間に石灰沈着がみられる.

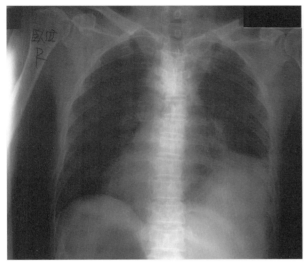

図Ⅱ-⑬-2-1a　カリエス
第3,4胸椎カリエス.

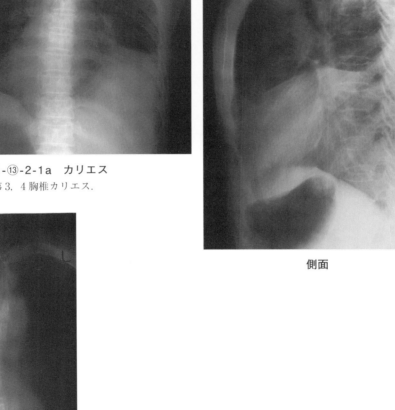

側面

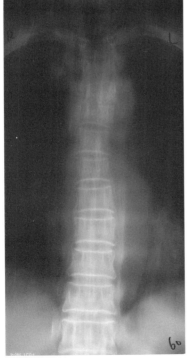

図Ⅱ-⑬-2-1b　断層撮影

関節結核：左肘関節面は拡大し大きな不整が目立つ．上腕骨滑車に高度の骨吸収を認める．全体に高度の骨萎縮があり，骨膜反応などの骨増殖性変化に乏しい（図Ⅱ-⑬-2-2a）．関節造影の側面像で関節裂隙の著明な狭小化と，前方への関節と交通した大きな滑液包が描出されている．滑液包は多嚢性に拡大して斑点状の陰影を示し，増殖した滑膜像を呈している（図Ⅱ-⑬-2-2b）．

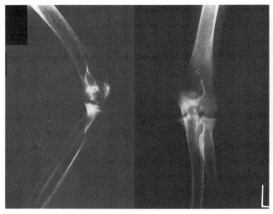

図Ⅱ-⑬-2-2a　関節結核①
左肘関節例．

図Ⅱ-⑬-2-2b　関節造影

図Ⅱ-⑬-2-3の5月17日の正面像では，左膝内側の中等度の関節裂隙狭小化以外に，大腿骨内顆および脛骨内顆内側の骨エロージョンと大腿骨内外顆の大きな骨萎縮像を認める．骨萎縮は側面像でより明瞭となり，脛骨側にも及んでいることがわかる．さらに関節面軟骨下骨の不整が認められる．2週間後には病変は大腿骨，脛骨の顆間部に及び，2ヶ月後には関節面全体が破壊され不整が著しい．骨萎縮もさらに広範にわたり強くなっている．急激な進行から骨腫瘍より感染が疑われる．他の細菌に比べ骨萎縮が広範囲に及び骨膜反応などの骨増殖性変化に乏しい．腐骨形成を疑わせる所見もみられる（→）．5月17日の側面像をよく見れば，すでに腐骨形成は始まっていたのかも知れない．

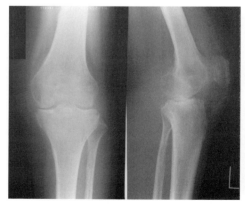

図Ⅱ-⑬-2-3　関節結核②の左膝破壊急速進行
①1980年5月17日

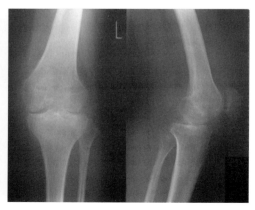

②1980年6月4日

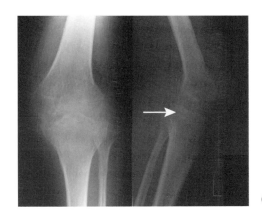

③1980年7月23日

　多関節に結核感染をきたした例で橈骨近位部に限局性の骨萎縮があり，骨梁欠損，皮質骨の菲薄化を認める（**図Ⅱ-⑬-2-4a**）．1年後には同部屈側皮質骨の欠損が生じているが，反応性の骨膜増殖や関節裂隙の狭小化はみられない．橈骨浸食縁と腫脹した軟部組織中に小腐骨片を認める．同症例の右膝関節にも大腿骨外顆部，脛骨関節端外側，腓骨骨頭に限局性の骨浸食像を認めるが，骨膜反応はなく関節裂隙は正常である（**図Ⅱ-⑬-2-4b**）．

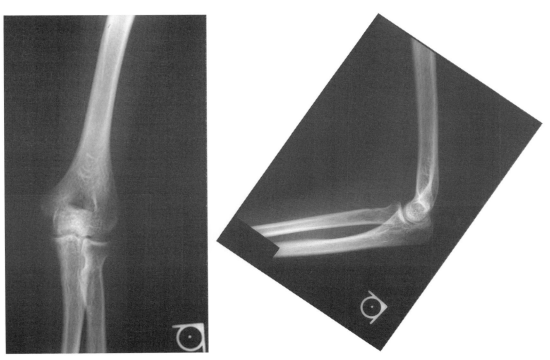

右肘正面　　　　図Ⅱ-⑬-2-4a　関節結核③　多関節例　　　　側面

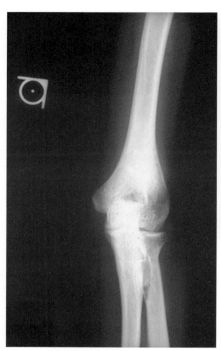

正面

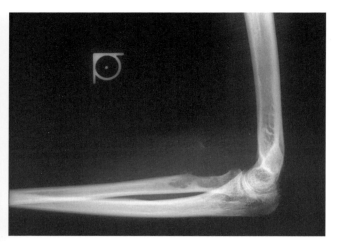

側面

1年後.

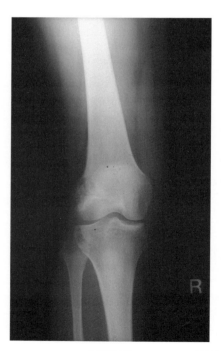

右膝正面

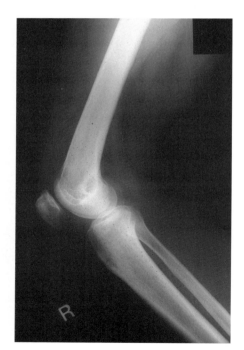

側面

図II-⑬-2-4b

足関節でも同様で経過が非常に早い（図Ⅱ-⑬-2-5）．この症例では脛骨の骨膜反応を認める．

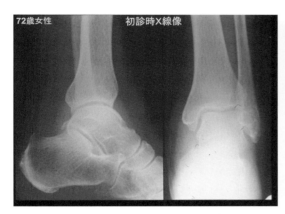
初診時

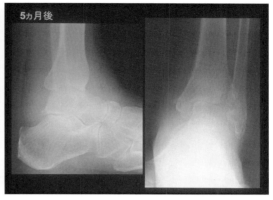
5ヶ月後

図Ⅱ-⑬-2-5　関節結核④　左足関節例

3．真　菌

A．クリプトコッカス骨髄炎

右恥骨上枝に大きな骨融解像があり，皮質骨の内面は不整で浸食され断裂している．骨膜反応は明らかでない（図Ⅱ-⑬-3-1）．

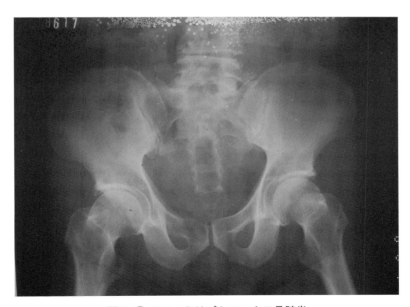

図Ⅱ-⑬-3-1　クリプトコッカス骨髄炎

B. アスペルギルス脊椎炎

第2腰椎の椎体上半分が融解し，その病変は椎間板を超えて第1腰椎に及んでいる．それよりは少し軽症ではあるが第4腰椎の椎体下方から第5腰椎上方に同様の病巣を認める．一方，骨融解像の周囲は骨硬化像が著明で，軽度骨増殖性変化もみられる（図Ⅱ-⑬-3-2）．

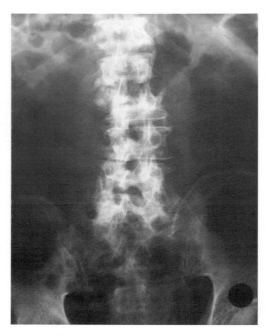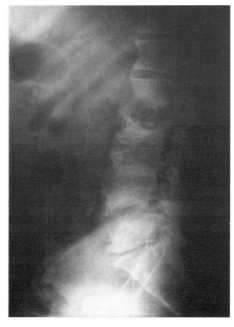

正面　　　　　　　　図Ⅱ-⑬-3-2　アスペルギルス脊椎炎　　　　　　　　側面

4．ウィルス

A．C型肝炎ウィルス関連骨関節症（骨硬化症）

Engelmann病と異なり，皮質骨の内面，外面ともに表面は滑らかで，何よりも手指，趾の長管骨にも顕著な骨皮質の肥厚がみられる（図Ⅱ-⑬-4-1）．全ての指骨の骨皮質の著明な肥厚が認められるが，横幅の増大はない．上腕骨，前腕骨，骨盤，大腿骨，下腿骨，趾骨にも同様の所見がみられるが，大腿骨，趾骨に関しては骨幅の増大も伴い，特に右大腿骨に著明である．

《C型肝炎ウィルス関連骨関節症》

成書には記載がないが，筆者の症例で英文誌に投稿したところ査読者に指摘され，HCV陽性であったため以後《C型肝炎ウィルス関連骨関節症》としている．しかしその後も同様の所見を呈する症例には遭遇していない．Engelmann病と異なり，皮質骨の内面，外面ともに表面は滑らかで，何よりも手指，趾の長管骨にも顕著な骨皮質の肥厚がみられる．

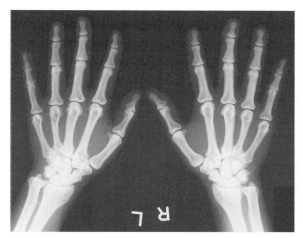

図Ⅱ-⑬-4-1 C型肝炎ウィルス関連骨関節症
両手正面

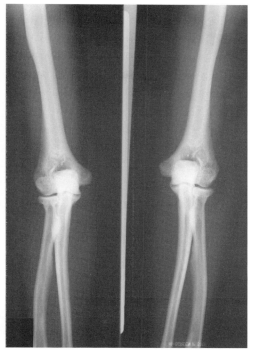

両肘関節正面

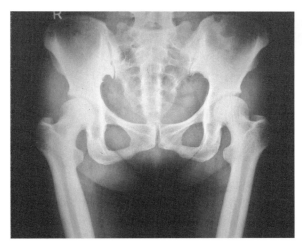

両股関節正面

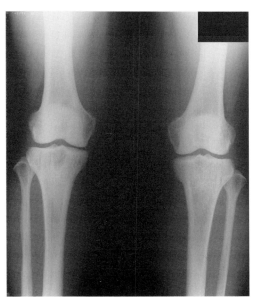

両膝関節正面

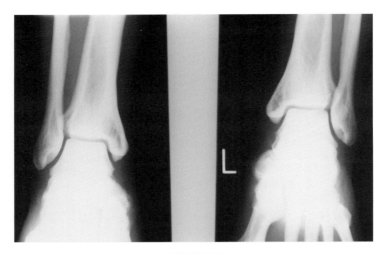

両足関節正面

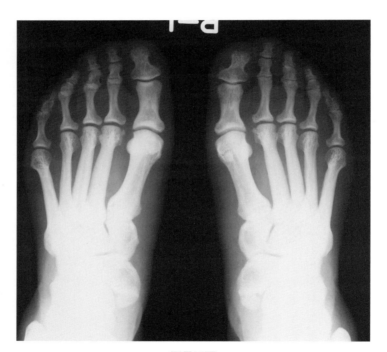

両足正面

⑭ 外傷など

1. 疲労骨折，陳旧性骨折

ソフトボールの選手で第7頸椎棘突起にみられた疲労骨折である（**図Ⅱ-⑭-1-1**）．1ヶ月後には骨折片の転位が明らかである．

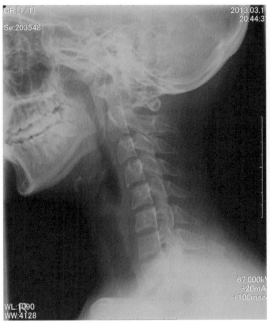

図Ⅱ-⑭-1-1　第7頸椎棘突起疲労骨折
2013年3月17日

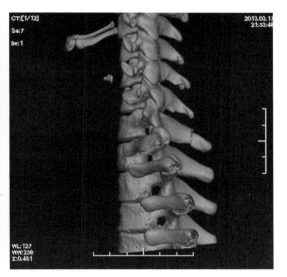

CT

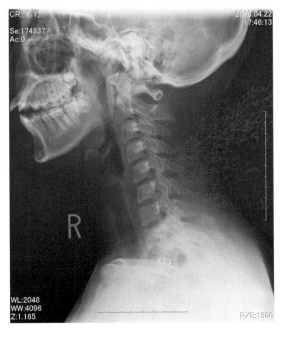

2013年4月22日

RAにおける典型的骨盤骨折で，左恥骨上枝に骨折を認める（**図Ⅱ-⑭-1-2**）．主訴は「股関節痛」であることが多い．この症例（**図Ⅱ-⑭-1-3**）では，右恥骨上下枝の骨折は比較的新しく，転位がみられる．下枝では骨吸収，骨増殖という修復像もみられる．左恥骨上下枝は骨折後の反応性の雲状増殖性変化が強い．稀に寛骨臼骨折も起こる（**図Ⅱ-⑭-1-4**）．通常は中心性脱臼が進み，臼底の骨幅がもう少し菲薄化した時点で起こることが多い．

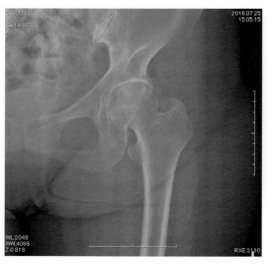

図Ⅱ-⑭-1-2　左恥骨上枝疲労骨折

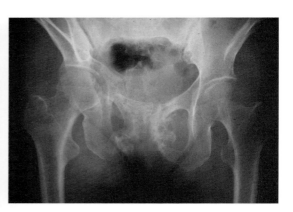

図Ⅱ-⑭-1-3　陳旧性両側恥骨上下枝骨折

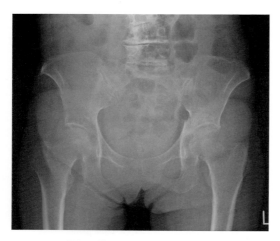

図Ⅱ-⑭-1-4　左寛骨臼骨折

多骨折例である．右恥骨上下肢，左寛骨臼，左大腿骨頸部に陳旧性骨折を認める（図Ⅱ-⑭-1-5）．左仙腸関節にも変化がみられる．

骨折に伴う骨膜反応から骨肥厚，骨硬化へと典型的な骨折治癒経過をたどった症例である（図Ⅱ-⑭-1-6）．（骨肉腫との鑑別が必要）

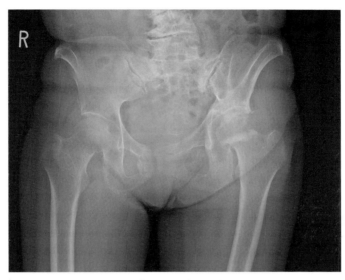

図Ⅱ-⑭-1-5 多発骨折例
左仙腸関節にも変化が及んでいる．

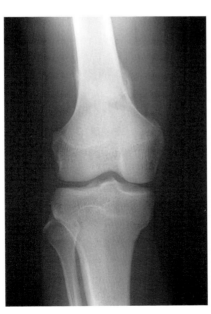 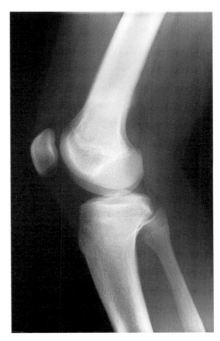

正面　　　　　　図Ⅱ-⑭-1-6　疲労骨折治癒機転　　　　　側面
①2007年6月13日

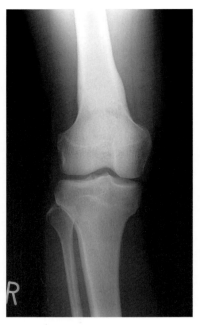
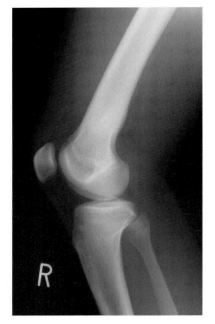

正面　　②2007年9月12日　　側面

バレーボール選手．初回の疲労骨折が治癒しないまま，再度同部位の疲労骨折を生じ，変わった所見を呈している．左脛骨に shin splints 発症（**図Ⅱ-⑭-1-7**）．脛骨の前皮質骨が硬化，肥厚していて，その部に骨折線を認める．

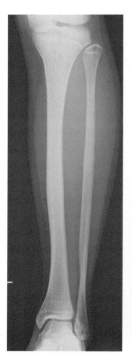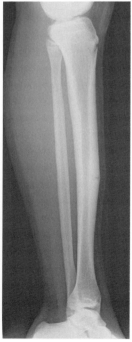

図Ⅱ-⑭-1-7　繰り返す脛骨疲労骨折

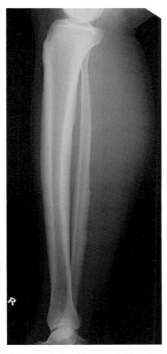

この症例では脛骨の骨皮質は前後とも，さらに腓骨の後方骨皮質も硬化，肥厚している（図Ⅱ-⑭-1-8）．

左前上腸骨棘陳旧性剥離骨折である（図Ⅱ-⑭-1-9）．左腸骨の外方に少し離れて帯状の骨化像が見える．

RA患者では骨脆弱性と相まって，疲労骨折がよくみられる．RAの項にまとめてある．

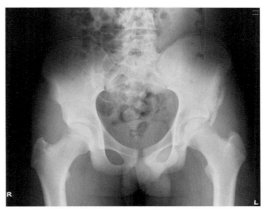

図Ⅱ-⑭-1-8　脛腓骨皮質骨肥厚　　　　図Ⅱ-⑭-1-9　左前上腸骨棘剥離骨折

2. 血　腫

左腸骨の殆どを占める骨融解像がみられる．境界は明瞭で浸潤影はなく，また骨膜反応もない（図Ⅱ-⑭-2-1）．

右寛骨臼を取り囲むような大きな骨欠損がみられる．人工関節はソケット共々脱転している．THA後血腫である（図Ⅱ-⑭-2-2）．

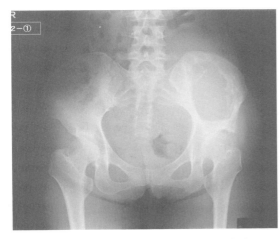
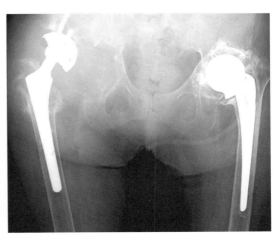

図Ⅱ-⑭-2-1　血腫による左腸骨骨吸収像　　　　図Ⅱ-⑭-2-2　右THR後血腫

⑮ その他

1. Chrcot 関節

　脊髄癆の患者で血液梅毒反応陽性である．左股部痛は殆ど認めない．左大腿骨頭が消失し，頸部は鋭角的に骨欠損し，軟部組織に骨・軟骨破壊片が散在している（図Ⅱ-⑮-1-1）．

　左足関節で，腓骨の末端，外踝は消失し周囲軟部組織に破片が散乱している．脛骨は遠位骨幹端で水平に剪断された様な像を呈する．側面像では左側は距骨も消失し，骨破壊は右側踵骨にも及んでいる．左ショパール関節にも骨破壊がみられるが，前足部は健常である．軟部組織の石灰化陰影は左母趾まで続いている（図Ⅱ-⑮-1-2）．

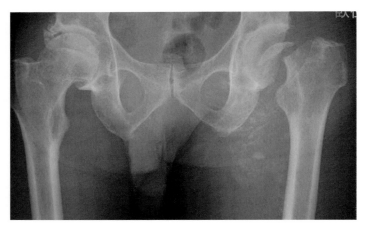

図Ⅱ-⑮-1-1　Charcot関節①
左股関節例

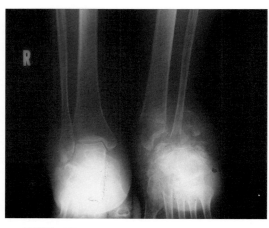
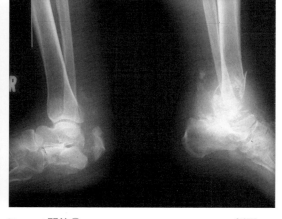

足関節正面　　　　　図Ⅱ-⑮-1-2　Charcot関節②　　　　　側面
　足関節正面では左足関節の破壊が顕著であるが，側面像で右踵骨にも破壊が及んでいることがわかる．

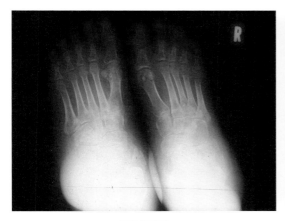
両足正面

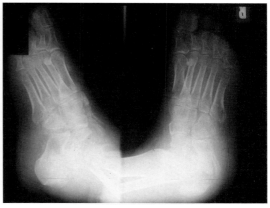
両足斜位

2. 恥骨融解

　骨盤は左右非対称の奇怪な変形を示し，左仙腸関節部も変形している．恥骨には左右上下枝とも不規則な骨融解像があり，その内部に骨化ないし石灰化を伴っている（図Ⅱ-⑮-2-1a）．CTでは腸骨は内側に偏位し，仙腸関節は骨折を伴う脱臼を示す．恥骨枝は骨融解部によって骨の連続性が絶たれている．6年前のXPでは，軽度の臼蓋形成不全以外，正常であった（図Ⅱ-⑮-2-1b）．

　他症例で，10ヶ月の間に右恥骨はほぼ全体，左恥骨は恥骨結合周辺が消失したが，1年半後には恥骨結合部以外は修復され歩行可能となっている（図Ⅱ-⑮-2-2）．この症例では骨盤輪の変形は起こっていない．

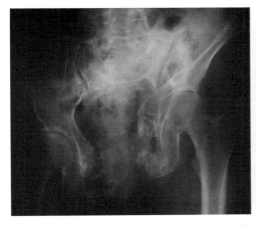
骨盤正面

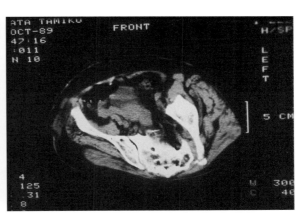
CT

図Ⅱ-⑮-2-1a　恥骨融解①

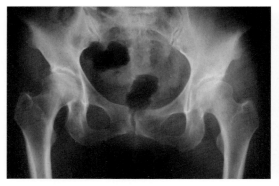

図Ⅱ-⑮-2-1b　同症例の6年前のXP

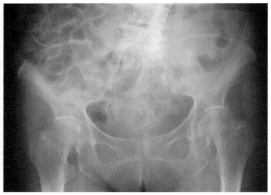

図Ⅱ-⑮-2-2　恥骨融解②の進展
①2001年2月1日　骨盤輪はほぼ正常.

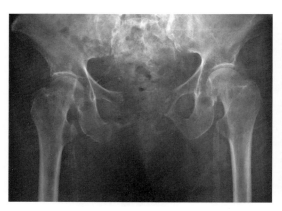

②2001年12月9日

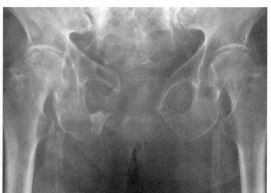

③2003年5月26日
歩行可能である.

3. RSD (CRPS 〈complex regional pain syndrome〉 type I)

　右手の手関節から DIP 関節にわたる全ての関節において関節近傍の高度の骨萎縮を認める．またこれらの関節近傍に斑状の骨透亮像も認めるが，関節裂隙の狭小化や骨ビランはない．軟部陰影も異常をみない（図Ⅱ-⑮-3-1）．同症例の膝，足は左側に軽度の骨萎縮像を認めるのみである．

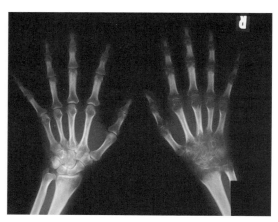

図Ⅱ-⑮-3-1　RSD①
両手正面

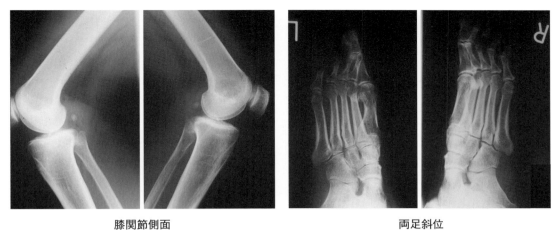

膝関節側面　　　　　　　　両足斜位

他症例で左足に強い疼痛を訴えた．XP上は左足全体に軽度の軟部組織の腫脹がみられ，左外側足根骨を中心に軽度の骨萎縮と骨梁の粗雑化を認める（図Ⅱ-⑮-3-2）．

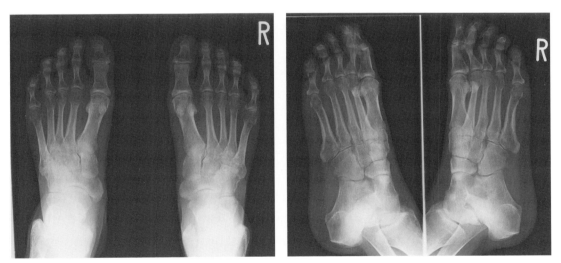

足正面　　　　図Ⅱ-⑮-3-2　RSD②　　　足斜位

4. リンパ浮腫

左右ともに軟部組織の腫脹が強いが,特に右側に著しい.右足関節の内踝は骨折の変形治癒跡で,距腿関節からリスフラン関節まで骨性に強直している.MTP関節の過伸展,外反変形も高度である.一方,左側は凹足,MTP関節過伸展はあるもののほぼ正常である(図Ⅱ-⑮-4-1).

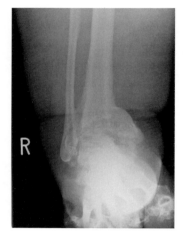
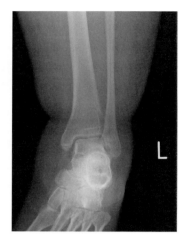

図Ⅱ-⑮-4-1 リンパ浮腫
両足関節正面

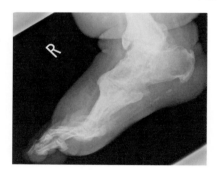
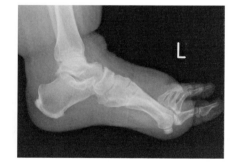

両足関節側面

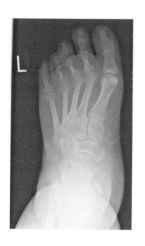
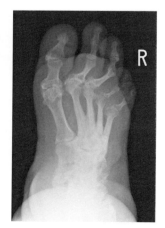

両足正面

5. 小空洞症

手指軟部組織の腫脹があり，特に左母指，環指に著明である．左母指基節骨，左中指基節骨，左環指基節骨，中節骨の骨幹部の小円形透亮像，骨幹部皮質骨の辺縁浸食像を認める．右母趾，第4趾，左第3趾，第5趾基節骨にも同様の所見を認める．（図Ⅱ-⑮-5-1）．

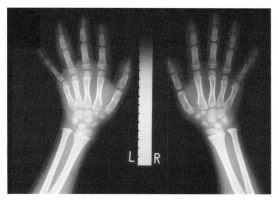

図Ⅱ-⑮-5-1 小空洞症
初診時両手正面

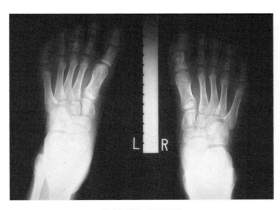

初診時両足正面

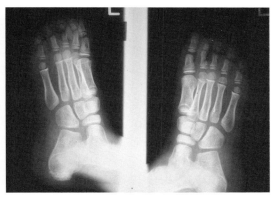

初診時両足斜位

5週後では軟部組織の腫脹は軽快しているものの，左母指，中指，環指の基節骨，および環指中節骨は膨化し，骨幹部の硬化，さらに骨幹端の帯状の骨透亮像が目立つ．右環指末節骨，小指中節骨にも軽度ながら同所見がある．同様の所見は右第1，4趾基節骨，左第3，5趾基節骨にも認められるが，手に比べると軽度である（図Ⅱ-⑮-5-2）．

11週後には軟部組織の腫脹は左手母指〜環指に僅かに残すのみとなり，可動域も良好となった．両手指骨の変化は修復が進んでいる（図Ⅱ-⑮-5-3）．

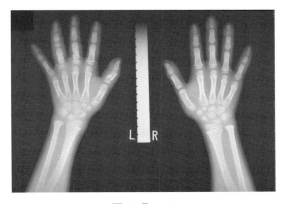

図Ⅱ-⑮-5-2
5週後両手正面

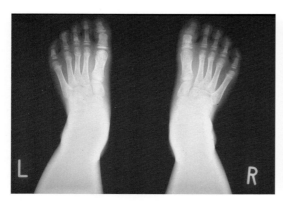 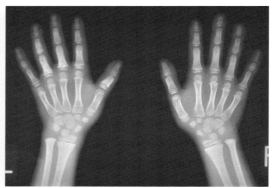

5週後両足正面

図Ⅱ-⑮-5-3
11週後両手正面

6. hypermobility 症候群

関節の過度運動性のために関節に障害をきたす．

両側母指 MP 関節の屈曲角度が通常を超えている（図Ⅱ-⑮-6-1a）．両膝関節障害のため，両側の下腿骨に骨萎縮をきたしている（図Ⅱ-⑮-6-1b）．

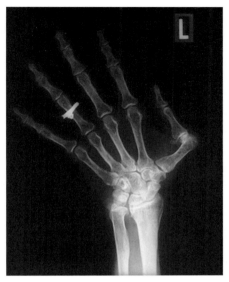
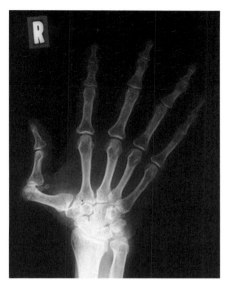

図Ⅱ-⑮-6-1a　hypermobility 症候群
両手母指中手骨の過外転，MP 関節の過屈曲がみられる．

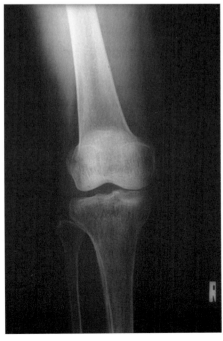
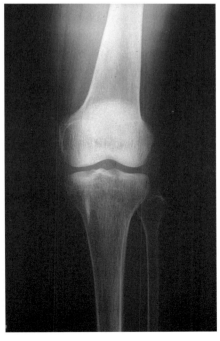

図Ⅱ-⑮-6-1b　hypermobility 症候群
両膝にも過剰可動による OA 変化がみられる．

7. 透析性脊椎炎

脊椎隅角の靱帯付着部へのアミロイド沈着による付着部炎に始まり，次第に脊椎不安定性，椎体破壊へと進行し，ときに脊髄圧迫症状をきたす（図Ⅱ-⑮-7-1a）．腎性骨軟化症と呼応して両膝脛骨内顆部に大きな骨吸収を生じ，関節機能が破綻している（図Ⅱ-⑮-7-1b）．

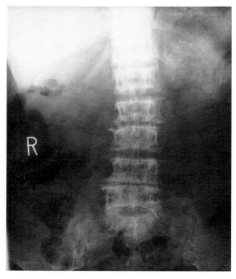
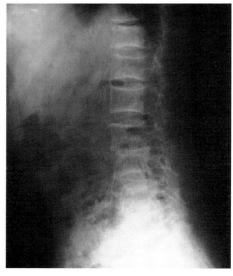

正面　　　図Ⅱ-⑮-7-1a　透析性脊椎炎①　腰椎　　　側面

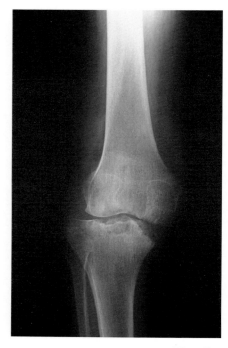
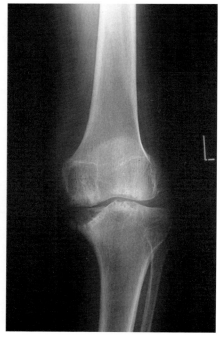

図Ⅱ-⑮-7-1b　両膝病変
両側脛骨内顆の骨吸収が著しい．

第4, 5, 6頚椎に不安定性, 椎体破壊が生じ, 頚髄症状も出てきたため頚椎固定術を施行した症例である (図Ⅱ-⑮-7-2). 骨癒合は良好であるが, 術後巨大骨化をきたした (図Ⅱ-⑦-1参照：p218).

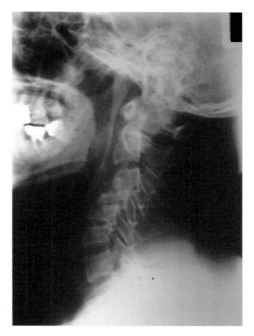

図Ⅱ-⑮-7-2　透析性脊椎炎②
透析患者では骨軟化症から脊椎圧潰や動揺性を生じやすい.

8. 肺性肥厚性骨関節症 (図Ⅰ-1-24参照：p22)

両側母指中手骨の皮質骨尺側に沿って淡い骨増殖像がみられる. さらに橈骨遠位端, 尺骨遠位端で明らかである (図Ⅱ-⑮-8-1). 拡大すると, 増殖骨の表面は不整である.
骨膜性骨増殖は大腿骨, 下腿骨, 中足骨にも認める.

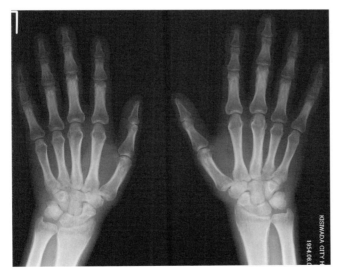

図Ⅱ-⑮-8-1　肺性肥厚性骨関節症
両手正面

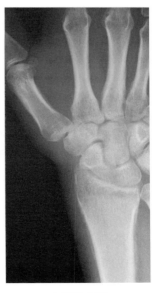

右手拡大図

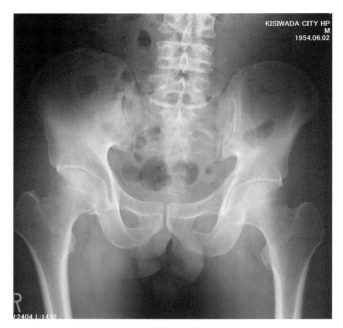

両側大腿骨

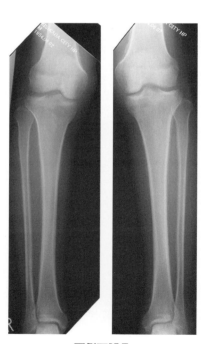

両側下腿骨

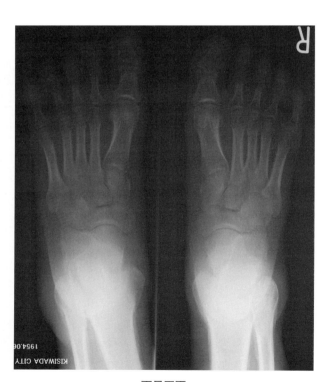

両足正面

9. 再発性多発性軟骨炎

両側骨頭ともに軽度扁平化がみられる．左大腿骨頭および小転子は全体的に骨透亮性が増し，骨頭では粗な骨梁，多数の小豆大の囊胞状陰影が目立つ．左股関節の関節裂隙は消失しているが，臼蓋側には骨硬化像のみで囊胞状陰影はみられない．関節包付着部に沿って骨硬化像が認められる（図Ⅱ-⑮-9-1）．

4年後には左大腿骨頭は荷重部が圧潰され骨硬化性を増し，外上方へ偏位している．圧潰部の外方，内下方に嘴状骨が形成されている．寛骨臼周辺に骨萎縮が進行し，臼蓋の辺縁不整，骨硬化，囊胞状陰影がみられる．右股関節にも軽度の関節裂隙の狭小化と囊胞状陰影を認める．

さらに3年後であるが，左側に人工股関節置換術を施行した．右股関節の関節裂隙狭小化が進行し，骨頭全体に多数の囊胞状陰影を生じていて，7年前の左股関節の状態に近い．

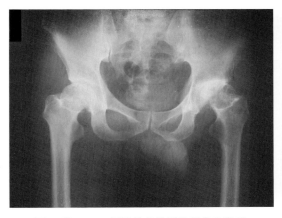
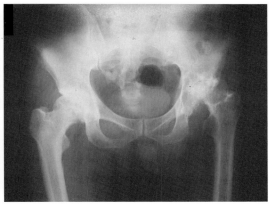

図Ⅱ-⑮-9-1　再発性多発性軟骨炎の進展
初診時　両股関節正面

4年後

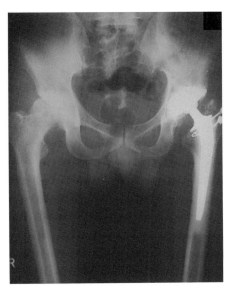

7年後　左THA施行

参考文献

1. 伊藤勝陽　監訳：骨関節画像診断入門 第3版. "Fundamentals of Skeletal Radiology. 3rd. edition. Clyde A. Helms", エルゼビア・ジャパン, 東京, 2005.
2. 七川歓次　監修：リウマチ病Ｘ線診断Q&A. 永井書店, 大阪, 2000.
3. Jack Edeiken and Philip J Hodes：Roentgen Diagnosis of Diseases of Bone, The Williams & Wilkins Co. Baltimore, 1967.
4. 真角昭吾, 立石昭夫, 林浩一郎：整形外科Ｘ線診断アトラス. 南江堂, 東京, 1997.
5. 富田勝郎　監訳：整形外科放射線診断学. "Orthopedic Radiology. A practical approach. 2nd. edition. Adam Greenspan", 南江堂, 東京, 1994.
6. 荻野幹夫　訳：整形外科診断法. "Orthopaedic Diagnosis. HA Sisson, RO Murray, and HBS Kemp", シュプリンガー・フェアラーク, 東京, 1987.

索　引

欧　文

A
Acromegaly（→先端巨大症）
acro-osteolysis（→先端骨融解）
ADI（環椎歯突起間距離）　44, 48
AS（→強直性脊椎炎）
ASH（→強直性脊椎骨増殖症）
AS 様 XP 像
　潰瘍性大腸炎　191

C
carpal tarsal osteolysis　228
Chrcot 関節　312
condensans ilii（→腸骨硬化症）
CPPD 結晶沈着
　ヘモクロマトーシス　245
CREST 症候群　35, 158
CT
　黄色肉芽腫症　272
　骨巨細胞腫　264
　骨軟骨炎　227
　大腿骨頭壊死　223
　リンパ管腫　266
C 型肝炎関連骨関節症　304
　足　116
　手　22

D
Diffuse large B-cell リンパ腫　24, 280
DIP 関節
　Jo-1 症候群　156
　MRH　288, 289
　PsA　174
　痛風　205
　ヘバーデン結節　18, 197
DISH　66

E
EOA　7
　gull-wing deformity　199
eosinophilic granuloma　268

F
Fibroblastic rheumatism（FR）　291
FR
　足　111
　指炎　119
　手　10
Freiberg 病　121, 224

G
GOA　201
Gorham 病（大量骨融解症）　266
Grawitz 腫瘍転移　81, 281
gull-wing deformity（→カモメの翼変形）

H
Hadju-Cheney 症候群（特発性先端骨融解症）　4, 229
hemangioma（→血管腫）
hypermobility 症候群　319

I
infantil cortical hyperostosis　229
ivory vertebra（→象牙椎体）

J
JIA（→若年性特発性関節炎）
Jo-1 症候群　156

K
Kashin-Beck 病　239
　MP 関節 OA　20
　関節裂隙拡大　27
　足関節 OA　110

Kienbeck 病　26, 225
Klippel-Feil 症候群　233
　C2, 3 の癒合　57

M
Maffucci 症候群　260
Marfan 症候群　236
melorheostosis（→流蝋骨症）
Morquio 病　231
MP 関節の腫脹　32
MRA　142
MRH（→多中心性細網組織球症）
MRH 様変化（FR）　291

N
neurofibromatosis（→神経線維腫症）
nidus　257

O
OA（→骨関節炎）
Ollier 病　259
osteopoikilosis（→骨斑紋症）

P
Paget 病　240
　額縁椎体　70
　骨盤　79
parasyndesmophyte
　PsA　177
　胸椎　163
　頸椎　53
　腰椎　66
pencil-in-cup 像
　足　181
　手　174
PIP 関節の腫脹　32
polyenthesitis　193
polyenthesopathy　90, 193
PsA（→乾癬性関節炎）

R
RA（→関節リウマチ）
RDC　95
Romanus lesion　69
RSD
　　CRPS〈complex regio-nal pain syndrome〉type I　314
　　足　117
　　手　23
rugger jersey appearance
　　胸椎　255

S
SAPHO　183
　　頸椎骨（髄）炎様変化　58
　　頸椎骨増殖性変化　51
　　趾骨融解像　111
　　腰椎骨硬化性病変　72
　　腰椎骨増殖性変化　67
SAPHO 様の像
　　JIA 頸椎　147
scalloping 様像
　　神経線維腫症　269
Schmorl 結節　76
SED tarda　235
shin splints　310
Sjögren 症候群（SS）　154
　　先端骨融解　4
SpA（→脊椎関節炎）
SS
　　歯突起先端骨融解　46, 58
SSc（→強皮症）
syndesmophyte
　　AS 胸椎　163
　　AS 頸椎　53
　　AS 腰椎　64, 164
　　PsA 脊椎　177

T
tapering
　　SSc　4

W
Werner 症候群　233
　　足　120
　　手　25

X
xantogranulomatosis（→黄色肉芽腫症）

和　文

あ
アキレス腱付着部炎
　　AS　173
　　PsA　181
　　RA　138
悪性腫瘍の骨転移
　　腰椎　69
足
　　正常 XP　107
足指　238, 259, 291
アスペルギルス脊椎炎　71, 304
アトピー性皮膚炎
　　頸椎 SAPHO 様骨増殖性変化　51
網目状骨病変
　　サルコイドーシス　293
淡い骨増殖性病変
　　PsA　174
泡状，不定形の骨硬化像
　　Diffuse large B-cell リンパ腫　24

い
易骨折性
　　骨形成不全症　236
　　骨軟化症　83
異所性骨化　219
一次性
　　膝 OA　204
　　股 OA　203

う
薄い硬化性辺縁
　　軟骨芽細胞腫，肘　261
渦巻き状の煙
　　骨梗塞　226
羽毛状の骨増殖性変化
　　PsA, 足　181

え
壊死様骨頭破壊　244
遠位橈尺関節脱臼　38
円形の骨透亮像
　　骨髄炎, 大腿骨　297

お
黄色靱帯骨化症　63, 67, 221
黄色肉芽腫症　270
大きな骨吸収
　　透析性脊椎炎　320
大きな骨浸食像
　　PVS, 股関節　295
大きな骨融解像
　　MRH, FR, 手　10
　　MRH, 手　288
オクロノーシス　243
　　椎間板石灰化　72
おたふく風邪　59
オットー骨盤
　　JIA　149
　　PsA　179
　　RA, 股関節　91
帯状の骨化像
　　前上腸骨棘陳旧性剥離骨折　311
帯状の骨透亮像
　　RA, 大腿骨頭壊死　223
オペラグラス手
　　MRH　290

か
下位頸椎の変化　49
塊状石灰沈着
　　腫瘍状石灰沈着症　216
外上方への亜脱臼
　　JIA, 大腿骨頭　92
外側の傷害
　　RA, 膝　204
海綿骨内病変
　　骨硬化像, 骨斑紋症　219
　　骨透亮像, PVS, 脛骨　296
　　嚢胞状陰影　13
潰瘍性大腸炎　191
下顎骨
　　infantil cortical hyperostosis　229

額縁椎体
　Paget　70, 240
下腿骨
　C型肝炎関連骨関節症　304
　クル病　246
　サルコイドーシス　295
　神経線維腫症　269
　肺性肥厚性骨関節症　321
褐色腫　255
滑膜骨軟骨腫症
　MP関節　262
　股関節変化　262
　膝関節　261
滑膜肉腫　278
化膿性仙腸関節炎　85, 298
カモメの翼変形
　EOA　199
　PsA　5
カリエス　299
寛解
　JIA, 胸椎　151
寛骨臼骨折
　RA　144, 308
環軸関節
　狭小化　46
　正常　44
環軸椎亜脱臼
　AS　162
　JIA　147
　Marfan症候群　236
　PsA　177
　RA　48
桿状中手骨
　成人Fanconi症候群　248
関節強直
　RA　133
関節結核　300
　多関節　301
関節周囲石灰化症　120, 215
関節周囲の腫脹
　RA, 痛風　119
関節造影
　関節結核　300
関節破壊
　オクロノーシス, 股関節　244
　痛風　205
関節包付着部炎
　AS, 股関節　96
関節面の欠損

関節面の不整
　化膿性関節炎, 手関節　298
　ヘモクロマトーシス, MP関節　245
　無腐性骨壊死, 肩, 膝　224
　離断性骨軟骨炎　227
関節リウマチ　131
　MTP関節　114
　炎症性骨萎縮　23
　下位頸椎病変　50
　関節腫脹　33
　関節裂隙狭小化　27
　環椎垂直脱臼　49
　環椎前方脱臼　48
　基節の腫脹　32
　頸椎開口正面像　46
　股関節病変　91
　歯突起の骨吸収　47
　脆弱性骨折　82, 308
　足関節病変　107
　大腿骨頭壊死　223
　恥骨融解　84
　手関節　16
　膝関節病変　204
　ムチランス　8
関節裂隙拡大
　Kashin-Beck病, MP関節　239
　MP関節　27
　PIP関節　27
　先端巨大症, MTP関節　118
関節裂隙狭小化
　CM関節　29
　MP関節　27
　OA, 股関節　94
　PIP関節　27
　RA, 距舟関節　118
　RA, 股関節　91
　RA, 舟第1中足関節　118
　RA, 足関節　107
　距骨下関節　107
　距舟関節　107
　手関節　30
　膝OA　204
　ヘモクロマトーシス, MP関節　245
関節裂隙消失
　オクロノーシス, 指　244

離断性骨軟骨炎　227
再発性多発性軟骨炎　323
関節裂隙変化　27
乾癬性関節炎
　DIP関節　5
　MP関節　8
　趾　111
　股関節　101
　骨増殖像　20
　手関節　16
　手の病変　174
完全脱臼
　Jo-1症候群, 母指　156
環椎歯突起間距離　44
鑑別診断
　手の好発部位　4

き ―――――――――――
臼蓋形成不全
　JIA　92, 149
　股OA　203
臼蓋の破壊
　RDC　225
急激な吸収破壊
　軟骨石灰化症, 肩, 股　210
急激な進行
　関節結核, 膝　300
吸収破壊
　Gorham病, 下腿, 足　266
　MRH, 手, 股　290
急速な破壊性変化
　RDC　95
急速破壊
　乳癌転移, 腰椎　285
急速破壊型股関節症（RDC）　225
臼底の骨盤内突出
　RA　135
境界
　明瞭＞PVS　295
　　滑膜肉腫　278
　　血腫　311
　　骨梗塞　226
　明瞭な骨浸食像　205
　不鮮明＞骨肉腫　275, 276
強直
　AS, 胸椎　163
　AS, 股関節　96
　AS, 恥骨結合　88
　AS, 腰椎　164

329

AS, 腰椎後方関節　74
PsA, 頚椎　177
SAPHO, 頚椎　185
SAPHO, 仙腸関節　188
SSc, PIP 関節　157
強直性脊椎炎
　Romanus lesion　69
　syndesmophyte　64
　棘間靱帯骨化　68
　頚椎　160
　頚椎後方関節　160
　後方関節強直　55
　仙腸関節炎の grade　85
　大腿骨頭ヘルメット様変化　96
　椎体方形化　69
強直性脊椎骨増殖症
　頚椎　55
　腰椎　66, 195
胸椎の正常化
　JIA　151
強皮症　157
　関節周囲石灰沈着　35
　先端骨融解　4
　手関節破壊　16
胸腰椎
　polyenthesitis　193
　副甲状腺機能亢進症　255
胸腰椎の扁平化
　Morquio 病　231
棘間靱帯骨化　68
　AS, 胸椎　163
　頚椎　57
棘間靱帯骨化症　221
棘上筋腱
　石灰沈着性腱炎, HA 結晶沈着　217
棘上靱帯の骨化　68
棘突起の骨融解　58
距骨下関節
　RA, 狭小化　107
距骨の傾き
　RA　107
距舟関節
　RA, 狭小化　107
巨大骨透亮像
　骨巨細胞腫, 膝　264, 265
巨大な溶骨性変化
　乳癌転移, 肩　284

魚椎変形
　クル病　246

く

隅角部の変化
　AS, 腰椎　167
くちばし状突出
　Morquio 病, 椎体　231
雲状陰影
　軟骨石灰化症　208
くも指
　Marfan 症候群　236
　性腺機能低下症　256
グラビッツ腫瘍　281
クリプトコッカス骨髄炎
　骨盤　81, 303
クル病　246

け

脛骨
　infantil cortical hyperostosis　229
　関節結核　301
　サルコイドーシス　293
　疲労骨折, shin splints　310
脛骨近位
　骨巨細胞腫　265
脛骨近位端
　滑膜肉腫　278
脛骨内顆部
　尿細管アシドーシス, ルーザー改変層　247
脛骨幅の増大
　慢性骨髄炎　297
経産婦
　恥骨結合　88
頚椎
　正常 XP　44
頚椎棘突起
　疲労骨折　307
頚椎固定術
　透析性脊椎炎　321
頚椎椎間板
　軟骨石灰化症　208
頚椎の強直
　RA　138
頚椎変化
　JIA　147
経年変化

AS, 腰椎隅角部　167
AS, 腰椎前隅角部　167, 168
JIA の股関節　151
JIA の手　147
PsA, 股関節　180
PsA, 仙腸関節炎　179
PsA, ムチランス病変　175
RDC　225, 226
SAPHO, 頚椎骨(髄)炎　186
SAPHO, 前胸部　184
SAPHO, 仙腸関節炎　189
syndesmophyte　54
関節結核　300
骨折後大腿骨頭壊死　100
骨軟化症, 恥骨骨折　248
再発性多発性軟骨炎　100, 323
恥骨融解　84, 314
特発性大腿骨頭壊死　222
乳癌骨転移, 腰椎　285
輪状靱帯の骨化　64
脛腓関節
　PVS　261
脛腓骨
　慢性骨髄炎　297
頚肋　59
劇的改善
　腫瘍性骨軟化症　249
血管腫
　Maffucci 症候群　260
　腰椎　75, 269
血腫
　THA 後　311
　骨盤　311
月状骨
　Kienbeck 病　26, 225
結節性(nodal)OA(NOA)　197
血友病　237
限局性骨増殖症
　胸椎, 腰椎　195
　腰椎　66
限局性の骨硬化
　polyenthesitis　193

こ

濃い雲状の陰影
　HA 結晶沈着症　213
硬化
　ヘモクロマトーシス, 手

245
無腐性骨壊死, 膝 224
硬化指
　FR 291
　MRA 142
硬化性病変
　SAPHO, 骨 (髄) 炎, 腰椎 72
硬化性変化
　polyenthesitis 193
硬化像
　Kienbeck 病 225
　オクロノーシス, 頚椎 243
硬化増殖像
　infantil cortical hyperostosis 229
好酸球肉芽腫 268
後縦靱帯骨化症 53
　AS 162
甲状腺機能亢進症
　骨増殖性変化, PIP 関節 18, 254
高身長
　性腺機能低下症 256
高度の骨萎縮
　RSD 314
高度の軟部腫脹
　リンパ浮腫 316
好発部位
　手 4
広範囲の骨萎縮
　RSD 23
広範囲の骨膜反応
　慢性骨髄炎 297
後方関節強直 55
　AS, 頚椎 160
　JIA, 頚椎 147
後弯
　SED tarda, 腰椎 235
　Marfan 症候群, 頚椎 236
　神経線維腫症, 腰椎 269
股関節炎
　PsA 179
股関節強直
　JIA 149
骨萎縮
　RA, 手 23
　RSD 117
　RSD, 足 315

RSD, 手 23
Werner 症候群 233
化膿性関節炎, 手 298
関節結核, 膝 300
関節結核, 肘 300, 301
クル病 246
骨塩減少 236
骨形成不全症 236
再発性多発性軟骨炎 100
低リン血症性骨軟化症 251
骨萎縮像
　腫瘍性骨軟化症 249
骨壊死 26
　無腐性骨壊死, 肩, 膝 224
骨化性筋炎 219
骨関節炎
　EOA 7
　Kashin-Beck 病 239
　股関節 94
　先端巨大症 252
　早期股関節 OA 225
　ブシャール結節 18
　ヘバーデン結節 18
骨関節炎 (変形性関節症)
　指 5
骨幹部
　手 22
骨間膜の骨性癒合
　脛腓骨慢性骨髄炎 297
骨吸収
　SAPHO, 前胸部 183
　関節結核, 肘 300
骨吸収性病変
　EOA, 手 199
骨吸収性変化
　PsA, 頚椎 177
　SAPHO, 肋骨 184
骨吸収像
　PsA, 手 20
骨吸収破壊
　MRH, 手, 股関節 290
骨棘形成
　AS, 頚椎 162
　AS, 腰椎 164
　OA, 股関節 94
　OA, 膝関節 204
　RA, 頚椎 51
　RA, 腰椎 63
　再発性多発性軟骨炎, 股関節 100

骨棘様骨増殖像
　ASH, 腰椎 195
骨巨細胞腫 264
骨形成不全症 236
骨硬化 24
　OA, 手 5
　Paget 病, 骨盤 79
　SAPHO, 骨 (髄) 炎, 前胸部 183
　Werner 症候群, 手 25
　脛腓骨慢性骨髄炎 297
　骨梗塞, 膝 226
　骨折治癒経過, 大腿骨 309
　骨斑紋症, 膝 219
骨硬化性病変
　サルコイドーシス, 骨盤 293
骨硬化性変化
　骨肉腫, 大腿骨 275
　骨肉腫, 腰椎 71
骨硬化像
　Diffuse large B-cell リンパ腫, 手 24
　PsA, 骨盤 179
　SAPHO, 骨 (髄) 炎, 頚椎 58
　Werner 症候群, 手 233
　アスペルギルス脊椎炎 71, 304
　前立腺癌転移, 骨盤 282
　大腿骨頭壊死 222
　痛風, 手 205
　乳癌転移, 大腿骨 285
　ヘモクロマトーシス, 手 25
　流蝋骨症 238
骨硬化帯
　Kienbeck 病 225
骨硬化病巣
　骨肉腫, 腰椎 272
骨梗塞 226
骨浸食像
　EOA, 手 199
　FR, 手 291
　MRH, 足 289
　MRH, 肩 289
　MRH, 手 288
　PsA, 足 115
　多発性付着部炎 193
　痛風, 足 114

骨髄異形成症候群　279
骨（髄）炎像
　　SAPHO, 頚椎　186
　　SAPHO, 鎖骨　183
　　SAPHO, 上腕骨　189
　　SAPHO, 大腿骨　189
骨性強直
　　AS, 股関節　171
　　JIA, 手　146
骨折
　　黄色肉芽腫症, 環椎　270
骨折後変形治癒
　　尿細管アシドーシス, 肋骨　247
骨折後弯曲
　　クル病, 下腿骨　246
骨増殖
　　PsA, 恥骨結合　179
　　アスペルギルス脊椎炎　71
骨増殖性病変
　　PsA, 手　174
骨増殖性変化
　　ASH, 頚椎　53
　　ASH, 腰椎　66
　　EOA, 手　7
　　Kashin-Beck 病, 手　239
　　OA, 手　5
　　PsA, 足　115
　　PsA, 頚椎　177
　　SAPHO, 頚椎　185
　　SAPHO, 腰椎　187
　　頚椎　51
　　甲状腺機能亢進症, 手　18
　　先端巨大症, 足　115
骨増殖性変化に乏しい
　　関節結核, 膝　300
骨増殖像
　　Paget 病, 骨盤　79
　　骨斑紋症, 膝　219
　　先端巨大症, Kashin-Beck 病,
　　　ヘモクロマトーシス, 手
　　　20
骨増殖反応
　　EOA, 手　199
骨増殖病変
　　SAPHO, 前胸部　183
骨粗鬆症
　　RA, 骨盤　82
骨端肥大

甲状腺機能亢進症, 手　254
骨透亮性
　　再発性多発性軟骨炎, 股関節　323
骨透亮像
　　Grawitz 腫瘍転移, 骨盤　281
　　Kienbeck 病　225
　　PVS, 骨盤, 膝　296
　　SAPHO, 頚椎　58
　　好酸球肉芽腫　268
　　骨肉腫, 膝　276
　　食道癌転移, 大腿骨　287
　　大腿骨頭壊死　222
　　軟骨芽細胞腫, 上腕骨　261
　　軟骨肉腫, 膝　277
　　乳癌転移, 骨盤　284
　　尿細管アシドーシス, 骨盤　247
　　リンパ管腫　266
骨内嚢腫状陰影
　　黄色肉芽腫症　270
骨軟化症　245
骨軟骨腫症（外骨腫）　257
骨肉腫　272
　　骨肉腫, 腰椎　71
　　骨膜反応＞骨盤　80
骨幅の増大
　　C 型肝炎関連骨関節症, 大腿骨　304
　　成人 Fanconi 症候群, 手　248
骨盤
　　正常 XP　79
骨盤内突出（→オットー骨盤）
骨斑紋症　219
骨肥厚
　　infantil cortical hyperostosis　229
　　骨折, 大腿骨　309
骨皮質浸食像
　　副甲状腺機能亢進症, 手　15
骨皮質の硬化
　　Paget 病, 骨盤　241
骨皮質の破壊
　　骨肉腫, 大腿骨　276
骨皮質の肥厚
　　C 型肝炎関連骨関節症　304
　　C 型肝炎関連骨関節症, 手　22
骨皮質の辺縁不整

骨肉腫, 大腿骨　272
骨膜下血腫
　　血友病, 大腿骨　237
骨膜下骨吸収
　　副甲状腺機能亢進症, 手　255
骨膜下出血
　　骨化性筋炎, 大腿骨　220
骨膜性骨新生
　　infantil cortical hyperostosis　229
　　血友病, 大腿骨　237
骨膜性骨増殖
　　脛腓骨慢性骨髄炎　297
　　肺性肥厚性骨関節症　321
　　肺性肥厚性骨関節症, 足　116
　　肺性肥厚性骨関節症, 手　22
骨膜性増殖
　　成人 Fanconi 症候群, 手　248
骨膜増殖
　　基節骨遠位骨幹端　254
　　サルコイドーシス, 下腿骨　295
骨膜反応
　　骨折, 大腿骨　309
　　骨肉腫, 骨盤　272
　　骨肉腫, 大腿骨　276
骨融解
　　carpal tarsal osteolysis　228
　　FR, 足　111
　　Hadju-Cheney 症候群　229
　　JIA, 坐骨枝, 大転子　151
　　Jo-1 症候群, 手　156
　　MRH, 足　111
　　MRH, 手　289
　　Paget 病, 骨盤　79
　　PsA, pencil-in-cup　174
　　PsA, 足　111
　　RA, 足　114
　　SAPHO, 足　111
　　化膿性関節炎, 手関節　298
　　膠原病, 末節骨　4
　　付着部炎, Romanus lesion　69
　　卵巣癌転移, 腰椎　283
骨融解像
　　AS, 恥骨結合　88
　　EOA　7
　　FR, 足　291
　　Grawitz 腫瘍転移, 骨盤　81

332　索　引

RA, PsA, MRH, SSc, 手関節 16
悪性腫瘍の骨転移, 腰椎 69
アスペルギルス脊椎炎 304
クリプトコッカス骨髄炎, 骨盤 81, 303
血腫, 骨盤 311
骨溶解
 好酸球肉芽腫 268
骨梁欠損
 関節結核 301
骨梁の粗雑化
 RSD, 足 315

さ
再骨折
 疲労骨折, 脛骨 310
再発性多発性軟骨炎 323
 股関節 100
鎖骨
 多発性骨髄腫 281
 乳癌転移, 病的骨折 284
坐骨
 多発性骨髄腫 281
坐骨結節
 polyenthesitis, 骨硬化像 193
左右非対称
 恥骨融解, 骨盤 313
サルコイドーシス 293
蚕食像
 FR, 手 291

し
指炎
 MRH 289
 PsA 176
 SpA 32
趾炎 119
指関節（→ゆびかんせつ）
色素性絨毛結節性滑膜炎（PVS） 295
膝蓋骨
 Gorham 病 266
膝関節（→ひざかんせつ）
膝関節（半月板）（→ひざかんせつ）
膝脛骨内顆部（→ひざけいこつないかぶ）

歯突起
 骨吸収 RA 46
 先端吸収 SS 154
 偏位 RA 46
尺側偏位
 DM, DIP 関節 156
若年性特発性関節炎 146
 MTP 関節 114
 頚椎後方関節の強直 55
 股関節変化 92
尺骨
 腫瘍性骨軟化症, 病的骨折 249
シャルコー関節様の骨関節破壊
 RA, MUD 135
手関節（→てかんせつ）
手関節（三角軟骨複合体）（→てかんせつ）
手関節化膿性関節炎（緑膿菌感染症）（→てかんせつ）
手指（→てゆび）
腫脹
 基節全体 32
術後巨大骨化
 透析性脊椎炎 321
腫瘍状石灰沈着症 216
腫瘍性骨軟化症 249
小円形透亮像
 小空洞症 317
小空洞症 317
 手 13
 指炎 32
 趾炎 119
踵骨破壊
 Werner 症候群 233
静脈石
 Maffucci 症候群 260
上腕骨
 多発性骨髄腫 281
上腕骨外顆
 離断性骨軟骨炎 227
上腕骨骨頭
 無腐性骨壊死 224
神経線維腫症 269
浸食性（erosive）OA（EOA） 197
腎性骨軟化症 320
腎透析
 透析性脊椎炎 218

す
垂直脱臼
 RA 48
すだれ状骨梁
 血管腫, 腰椎 70, 75, 269
スペード様形状
 先端巨大症, 手 18, 252
スペード様変化
 先端巨大症, 足 115
辷り症
 腰椎 63
スリガラス様陰影
 線維性骨異形成, 肋骨 263

せ
脆弱骨折
 骨盤 82
成人 Fanconi 症候群 248
成人 RA タイプ
 JIA, 股関節 92
性腺機能低下症 256
成長障害
 JIA, 手 146
脊索遺残 76
脊柱管狭窄症
 AS, 頚椎 162
脊椎関節炎
 parasyndesmophyte 53
 後方関節強直 55
 指炎 32
 趾炎 119
 仙腸関節炎 85
 付着部炎 90
脊椎関節炎様変化
 RA 138
脊椎不安定性
 透析性脊椎炎 320
脊椎分離症
 腰椎 63, 74
石灰化陰影の集簇
 滑膜骨軟骨腫症, 股関節 262
石灰化像
 滑膜骨軟骨腫症 261
石灰沈着
 CREST 症候群 35, 120, 158
 HA 結晶沈着症 213
 SSc 157
 Werner 症候群 233
 ヶ, アキレス腱周囲 233

Werner 症候群，足　120
　足　120
　関節周囲石灰化症　35, 120
　手　35
　軟骨芽細胞腫，腫瘍内部
　　261
　軟骨石灰化症　35, 120
　軟骨石灰化症，恥骨結合　88
　副甲状腺機能亢進症，仙腸関
　　節　255
石灰沈着性腱炎　217
線維性骨異形成　263
前胸部病変
　SAPHO　183
線条陰影
　Paget 病，骨盤　241
線条影
　Paget 病，骨盤　79
前上腸骨棘陳旧性剥離骨折　311
全身性（generalized）OA（GOA）
　197
剪断
　EOA, 手　199
先端巨大症　252
　足　115
　手　18, 20, 27
先端骨融解
　CREST 症候群　158
　PsA　176
　SS　154
　SSc　157
仙腸関節炎
　AS　166
　JIA　149
　PsA　178
　SAPHO　188
　炎症性腸炎　191
仙腸関節炎の grade　85
　AS　169
仙腸関節下端の骨萎縮
　化膿性仙腸関節炎　298
仙腸関節強直
　PsA　177
　RA　138
先天異常　228
　Klippel-Feil 症候群　57
前腕骨
　腫瘍性骨軟化症　249

そ ─────────
象牙椎体
　リンパ腫　70, 280
足指（→あしゆび）
足底筋膜付着部
　骨棘形成　107
　骨融解像　107
足底筋膜付着部炎　173
足関節
　正常 XP　107
足根骨
　正常 XP　107
粗な骨梁
　サルコイドーシス　293
ソレドロン酸　287

た ─────────
第1CM 関節　29
　OA, RA, PsA, MRH　10
　OA 変化　201
第1肋骨
　SAPHO　184
第2中足骨骨頭
　Freiberg 病　224
第4, 5CM 関節
　RA　29
第4中足骨骨折
　RA, 疲労骨折　144
大腿骨　304
　C 型肝炎関連骨関節症　304
　infantil cortical hyperostosis
　　229
　MRH　290
　クル病　246
　好酸球肉芽腫　268
　骨肉腫　272, 275, 276
　サルコイドーシス　293
　腫瘍性骨軟化症　249
　食道癌転移　287
　多発性骨髄腫　281
　低リン血症性骨軟化症　251
　軟骨肉腫　277
　乳癌転移　284, 285, 287
　肺性肥厚性骨関節症　321
大腿骨遠位端
　滑膜肉腫　278
大腿骨外顆部
　骨巨細胞腫　264
大腿骨頚部

Morquio 病　231
RA, 疲労骨折　309
大腿骨頚部内側骨折
　大腿骨頭壊死　99
大腿骨小転子
　類骨骨腫　257
大腿骨髄炎　297
大腿骨頭
　AS　171
　特発性大腿骨頭壊死　222
　軟骨石灰化症　210
大腿骨頭壊死　99
大腿骨頭消失
　Charcot 関節　312
　RDC　225
　腫瘍性骨軟化症　249
大腿骨頭の吸収破壊
　RA　135
大腿骨頭の形状異常
　JIA　149
大腿骨頭の骨萎縮
　単純性股関節炎　98
大腿骨頭の融解
　RA　91
大腿骨頭破壊
　大腿骨頭壊死　222
大腿骨内顆
　離断性骨軟骨炎　227
竹節状脊椎
　AS　64
多中心性細網組織球症　288
　趾　111
　指炎　10
　手関節　16
縦の線状陰影　269
多嚢胞状陰影
　PVS　295
多発性骨髄腫　281
多発性椎間板炎
　PsA, 胸椎　177
　RA　138
多発性の石灰化巣
　Maffucci 症候群　260
多発性の囊胞状陰影
　多発性骨髄腫　281
多発性付着部炎　193, 194
多発性付着部症　194
多房性の骨透亮像
　PVS　296

単純性股関節炎　98

ち

恥骨
　Paget 病　241
　クリプトコッカス骨髄炎　303
　前立腺癌骨転移　283
　恥骨融解　313
恥骨結合
　AS　88
　PsA　179
　軟骨石灰化症　208
恥骨結合炎
　AS　169
恥骨結合の骨性癒合
　AS　88, 171
　オクロノーシス　244
恥骨結合のずれ
　RA　88
恥骨骨折
　腫瘍性骨軟化症　249
　尿細管アシドーシス　247
恥骨上下枝の骨折
　RA　144, 308, 309
恥骨消失
　恥骨融解　313
恥骨上枝の骨折
　RA　308
恥骨の疲労骨折
　RA　144
恥骨融解　313
恥骨融解症
　RA　84
肘関節（→ひじかんせつ）
中足骨
　carpal tarsal osteolysis　228
　Maffucci 症候群　236
　肺性肥厚性骨関節症　321
中足骨頭
　MRH　288
長管骨の骨（髄）炎像
　SAPHO　189
腸骨硬化症　87, 194
腸ベーチェット病　191

つ

椎間関節の狭小化，強直
　AS　74
椎間の狭小化　63, 243

椎間の石灰化
　SED tarda　235
椎間の石灰沈着
　カリエス　299
椎間の不整
　オクロノーシス　243
椎間板炎
　感染性　72
　リウマチ性疾患　72
椎間板の石灰化
　オクロノーシス　72, 243
椎間板の斑紋状骨化
　SAPHO　187
椎間板の変化　72
椎弓根の骨融解
　悪性腫瘍の骨転移　69
椎体
　額縁状　70
椎体縁の硬化像
　オクロノーシス　243
椎体横径の前方への増加
　先端巨大症　252
椎体横径の増加
　SAPHO　185
椎体前縁のくちばし状突出
　Morquio 病　231
椎体前後径の拡大
　オクロノーシス　243
椎体前方の強直
　AS　160
椎体前方の骨性癒合
　オクロノーシス　243
椎体の硬化像　58
　オクロノーシス　243
椎体の骨吸収
　MUD　49
椎体の骨増殖性変化　51
椎体の成長障害
　JIA　147
椎体の斑点状透明巣
　カリエス　299
椎体の融解
　carpal tarsal osteolysis　228
椎体破壊
　透析性脊椎炎　頚椎　321
　透析性脊椎炎　腰椎　320
椎体病変の特徴　70
　額縁椎体　240
　すだれ状骨梁　75, 269

象牙椎体　280
　ラグビーのジャージ縞　70
椎体方形化　69
　AS, 胸椎　163
　AS, 腰椎　166
椎体方形化像
　PsA　177
痛風
　足　114, 119
　手　13
痛風結節　205
粒状透亮像
　滑膜骨軟骨腫症　262
粒状の小さな濃い陰影
　HA 結晶沈着症　213
強い骨膜反応
　骨髄炎　297

て

手
　正常 XP　3
低身長　231, 235
低リン血症性骨軟化症　251
手関節　16, 30, 133, 210, 236, 289
手関節（三角軟骨複合体）
　軟骨石灰化症　208
手関節化膿性関節炎（緑膿菌感染症）　298
滴が垂れたロウソク様の XP　238
手の OA　197
手指　201, 254
転移性腫瘍　281
　Grawitz 腫瘍　281
　食道癌　287
　前立腺癌　282
　前立腺癌＞骨盤　79
　乳癌　284
　乳癌＞腰椎　69
　肺癌＞腰椎　69
　卵巣癌　283

と

頭蓋骨の肥厚
　先端巨大症　252
橈骨
　infantil cortical hyperostosis　229
　関節結核　301

腫瘍性骨軟化症　249
橈骨遠位端
　　肺性肥厚性骨関節症　321
透析性脊椎炎　320
動揺性
　　下位頸椎　49
特徴的な椎体周辺の骨化像　63
特発性大腿骨頭壊死　222

な

内外骨膜反応
　　骨肉腫，大腿骨　272
内軟骨腫症　259, 260
内反変形
　　Morquio 病，大腿骨頸部　231
内弯増強
　　クル病，大腿骨　246
軟骨下骨の硬化
　　OA，股関節　94
　　OA，膝　204
　　PVS，膝　296
　　RA，股関節　223
軟骨芽細胞腫　261
軟骨石灰化症　208
　　足　120
　　足関節　110
　　手　35
軟部陰影の拡張
　　単純性股関節炎　98
軟部腫脹
　　足　119
　　滑膜骨軟骨腫症　262
　　手　32
軟部組織の腫脹
　　RSD　315
　　化膿性仙腸関節炎　298
　　小空洞症　317
軟部組織の腫瘤陰影
　　黄色肉芽腫症　270

に

二次性多発性 OA
　　軟骨石灰化症　210
二次性の変形性関節症　110
二次性の変形性股関節症　94,
　　203
尿細管アシドーシス　247
尿酸結晶沈着症（痛風）　205
尿酸結晶の沈着

　　足　114

の

囊腫陰影
　　手　16
囊腫状陰影
　　副甲状腺機能亢進　255
囊腫状変化
　　RA，足　118
囊胞状陰影
　　OA，股関節　94
　　OA，膝　204
　　黄色肉芽腫症，手　13
　　骨髄異形成症候群　279
　　再発性多発性軟骨炎，股関節
　　　100, 323
　　副甲状腺機能亢進症，手　15
　　離断性骨軟骨炎，膝　227

は

肺性肥厚性骨関節症　321
　　足　116
　　手　22
ハイドロキシアパタイト（HA）
　　結晶沈着症　213
廃用性骨萎縮
　　SSc　157
ばち指
　　成人 Fanconi 症候群　248
斑状骨硬化像
　　前立腺癌骨転移　283
斑状の石灰化陰影
　　軟骨肉腫　277
反応性の骨形成
　　骨膜下出血　220
斑紋状
　　骨斑紋症　219
　　前立腺癌骨転移　282
斑紋状結節状硬化像
　　前立腺癌骨転移　80
斑紋状の硬化巣
　　骨肉腫　272
斑紋状の骨化像
　　SAPHO，腰椎　187

ひ

皮下結節　10
腓骨
　　Gorham 病　266

関節結核　301
流蝋骨症　238
膝 OA　204
膝関節　135, 201, 224, 235, 237
膝関節（半月板）
　　軟骨石灰化症　208
膝脛骨内顆部
　　透析性脊椎炎　320
肘関節　132, 300
皮質骨の増殖
　　SAPHO　189
皮質骨の菲薄化
　　関節結核　301
　　骨形成不全症　236
　　軟骨肉腫　277
非常に早い経過
　　関節結核　303
非対称性
　　RA　139
非定型的骨折
　　乳癌転移　287
非定型例
　　RA　138
皮内骨化像
　　皮膚骨腫　263
皮膚骨腫　263
皮膚腫瘤　10
非ホジキンリンパ腫　75, 280
びまん性の骨硬化像
　　非ホジキンリンパ腫　280
病的骨折
　　前立腺癌骨転移，恥骨　282
　　乳癌骨転移，鎖骨　284
　　乳癌骨転移，大腿骨　284, 285,
　　　287
疲労骨折　144
　　頸椎棘突起　307
ピロリン酸カルシウム（CPPD）
　　結晶沈着症　208

ふ

不規則な骨硬化
　　骨梗塞　226
　　骨斑紋症　219
不規則な骨融解像
　　恥骨融解　313
副甲状腺（上皮小体）機能亢進
　　症
　　手　15

副甲状腺機能亢進症　255
腐骨
　　関節結核　300, 301
房状骨透亮像
　　PVS　296
房状の骨増殖
　　前立腺癌骨転移, 骨盤　283
ブシャール結節　18, 197
　　OA + RA　144
付着部炎　69, 90
　　AS　173
　　AS, 股関節関節包　96
　　PsA　178
付着部の骨増殖
　　SAPHO　188
付着部病変
　　AS, 恥骨　169
部分癒合
　　Klippel-Feil 症候群, 頚椎　233
不良肢位拘縮
　　AS, 股関節　96, 171
分節状
　　腫瘍性石灰沈着症　216

へ ─────────
併発　142
　　硬化指　142, 291
　　ムチランス型関節炎　142
ヘバーデン結節　18, 197
　　OA + RA　144
ヘモクロマトーシス　245
　　手　20, 25
ヘルメット様変化（変形）
　　AS, 大腿骨頭　96, 171
辺縁の硬化
　　PVS, 骨浸食像　295
　　オクロノーシス, 関節　244
　　椎間板炎　72
辺縁不整
　　オクロノーシス, 関節　244
　　椎間板炎　72
変形性股関節症
　　一次性　203
　　二次性　203
変形性腰椎症　63
片側性
　　RA　139
片側例
　　SAPHO, 仙腸関節炎　188

扁平腰椎
　　SED tarda　235

ほ ─────────
傍骨性骨軟骨異型増殖
　　手　37
紡錘状の肥厚
　　好酸球肉芽腫, 骨皮質　268
膨隆性の陰影
　　Ollier 病　259
母趾 MTP 関節
　　痛風　205

ま ─────────
末節骨の吸収破壊
　　SSc　157
慢性骨髄炎　297

み ─────────
脈管増殖
　　Gorham 病　266

む ─────────
虫喰い像
　　多発性骨髄腫　281
ムチランス型
　　RA, 頚椎　48
ムチランス型関節炎　142
ムチランス型関節変形
　　RA　131
ムチランス変化
　　EOA　7
　　FR, 手　292
　　JIA, 股関節　149
　　JIA, 手　146
　　PsA, 手　174
ムチランス様変化
　　痛風, 手　205
無腐性壊死　99

や ─────────
やせ型高身長
　　Marfan 症候群　236

ゆ ─────────
癒合椎
　　Morquio 病　231
指関節　244
指硬化

FR　292

よ ─────────
溶骨性病巣
　　骨肉腫, 大腿骨　272, 275
溶骨性変化
　　Diffuse large B-cell リンパ腫　24, 280
　　滑膜肉腫, 膝　278
　　腫瘍性骨軟化症, 手　249
　　乳癌骨転移　284
腰椎
　　正常 XP　62

ら ─────────
ラクダの瘤状隆起
　　SED tarda　235
卵巣癌　283

り ─────────
離断性関節炎
　　SSc　157
離断性骨軟骨炎　227
流蝋骨症　238
輪状靭帯
　　頚椎　53
　　腰椎　64
リンパ管腫　266
リンパ浮腫　122, 316

る ─────────
類骨骨腫　257
ルーザー改変層
　　クル病　246
　　腫瘍性骨軟化症　249
　　低リン血症性骨軟化症　251
　　尿細管アシドーシス　247
ルシュカ関節　51

れ ─────────
レース状陰影
　　サルコイドーシス, 足　294
　　サルコイドーシス, 手　293

ろ ─────────
肋骨
　　線維性骨異形成　263
　　尿細管アシドーシス　247
　　リンパ管腫　266

わ

若木骨折
　示指　38

主なリウマチ性疾患による手の好発部位とその変化

疾患		末節骨	DIP関節	中節骨	PIP関節	基節骨	MP関節	中手骨	CM関節	手関節	橈尺骨
関節リウマチ(RA)							L C O		L C	L C O	O
若年性特発性関節炎(JIA)							L C O		L C	L C O	O
その他の膠原病	シェーグレン症候群(SS)	L									
	皮膚筋炎(DM(Jo-1 synd))	L	L								
	強皮症(SSc)	L Ca	Ca		O					Ca O	
	CREST症候群	L Ca	Ca								
脊椎関節炎(SpA)	強直性脊椎炎(AS)										
	乾癬性関節炎(PsA)	L	L P		L P		L P		L P	L P	
	SAPHO症候群										
変形性関節症(OA、骨関節炎)			L P		L P				L		
結晶性関節炎、石灰化	尿酸結晶		C		C						
	ピロリン酸カルシウム結晶	Ca								Ca	
	ハイドロキシアパタイト結晶		Ca							Ca	
	関節周囲石灰化症				Ca					Ca	
骨化異常、骨増殖	傍骨性骨軟骨異型増殖					P					
	Kienbeck病									S	
骨壊死、骨端症	carpal tarsal osteolysis	L								L	
	Hadju-Cheney syndrome	L									
骨系統疾患	infantil cortical hyperostosis	S		S	O	S	O	S	O	O	
	Morquio病			O	O	O	O	O			
	Klippel-Feil症候群										
	Werner症候群	S		S		S				S	
	Marfan症候群							L			
	Kashin-Beck病			O		O	O	O			
代謝性疾患	オクロノーシス										
	ヘモクロマトーシス		P		P		P O / P				
内分泌性疾患	成人ファンコニー症候群					O			O	O	
	腫瘍性骨軟化症							O / L			
	先端巨大症	P	P		P		P	P			
	甲状腺機能亢進症		P	O	P						
	副甲状腺機能亢進症		C		C		C				
	性腺機能低下症			O		O		O			
腫瘍性疾患 良性腫瘍	Ollier病			L O		L O		L O			
	Maffucci症候群			L Ca		L Ca					
	滑膜骨軟骨腫症										
	黄色肉芽腫症				C						
悪性腫瘍	Diffuse large B-cellリンパ腫			L S	L S	L S	L S	L S	L	L S	
腫瘍類似疾患	多中心性細網組織球症(MRH)		L		L				L	L	
	線維芽球性リウマチズム(FR)		L		L				L	L	
感染症	サルコイドーシス		L S		L S		L S			L S	
	一般細菌						L			L S	
	結核菌									L	
外傷など	C型肝炎関連骨関節症			P		P		P			
	骨折(若木骨折)					O					

その他の疾患	遠位橈尺関節脱臼						O
	反射性交感神経性ジストロフィー (RSD)		O		O		O
	小空洞症	C		C			
	hypermobility症候群				O	O	
	肺性肥厚性骨関節症				P		P

C: cyst　骨嚢胞
Ca: calcium deposit　石灰沈着
L: osteo-lysis　骨融解性変化
P: osteo-proliferation　骨増殖性変化
S: sclerosis　骨硬化
O: others　その他の変化

主なリウマチ性疾患と本書掲載部位

疾患		肩関節	肘関節	手	頚椎	胸椎	腰椎	骨盤	股関節	膝関節	足関節	足	前胸部	その他
関節リウマチ		○	○	○	○							○		○
若年性特発性関節炎			○	○	○						○	○		
その他の膠原病	SS			○								○		
	DM(Jo-1 synd)			○										
	SSc			○										
	CREST症候群			○						○				○
脊椎関節炎	強直性脊椎炎				○	○	○	○	○					
	乾癬性関節炎			○	○	○	○	○	○		○	○		
	SAPHO症候群			○	○	○	○	○					○	
	炎症性腸炎			○	○	○	○	○						
	付着部炎					○		○						
	condensans ilii							○						
	ASH						○							
	限局性骨増殖症						○							
変形性関節症(骨関節症)				○					○	○		○		
結晶性関節炎、石灰化	尿酸結晶			○						○	○	○		
	ピロリン酸カルシウム結晶		○	○	○			○	○	○	○	○		
	ハイドロキシアパタイト結晶	○	○	○					○	○		○		
	関節周囲石灰化症	○		○					○					
	石灰沈着性腱炎	○												
骨化異常、骨増殖	透析性脊椎炎				○					○				
	骨斑紋症									○				
	骨化性筋炎									○				
	異所性骨化								○					
	靭帯骨化症					○	○							
	傍骨性骨軟骨異型増殖			○										
骨壊死、骨端症	無腐性骨壊死	○							○					
	大腿骨頭壊死								○					
	Freiberg病											○		
	Kienbeck病			○										
	RDC								○					
	骨梗塞									○				
	離断性骨軟骨炎									○				
骨系統疾患	carpal tarsal osteolysis			○		○						○		
	Hadju-Cheney syndrome			○			○					○		

分類	疾患名											
	infantil cortical hyperostosis											○
	Morquio病			○	○	○						
	Klippel-Feil症候群				○							
	Werner症候群			○		○	○					○
	SED tarda						○					
	骨形成不全症			○	○			○				
	Marfan症候群						○				○	
	血友病											
	流蝋骨症						○	○				○
代謝性疾患	Kashin-Beck病	○			○							
	Paget病			○	○			○				○
	オクロノーシス	○		○	○							
	ヘモクロマトーシス											
骨軟化症	クル病				○			○				
	尿細管アシドーシス			○								
	成人ファンコニー症候群			○		○		○				
	腫瘍性骨軟化症			○				○				○
	低リン血症性骨軟化症			○								
内分泌性疾患	先端巨大症	○		○				○				
	甲状腺機能亢進症			○	○					○		
	副甲状腺機能亢進症			○	○					○		
	性腺機能低下症			○								
腫瘍性疾患 良性腫瘍	類骨骨腫											
	骨軟骨腫症						○	○				
	Ollier病			○								
	Maffucci症候群			○		○					○	
	軟骨芽細胞腫		○									
	滑膜骨軟腫症				○							
	皮膚骨腫			○				○				
	線維性骨異形成症							○				○
	骨巨細胞腫					○						○
	Gorham病									○		
	リンパ管腫				○	○						
	好酸性肉芽腫	○			○							
	血管腫					○						
	神経線維腫症		○									○
	黄色肉芽腫症							○		○	○	○
悪性腫瘍	骨肉腫			○				○		○	○	○
	軟骨肉腫							○		○		○
	滑膜肉腫									○		○

分類	疾患	1	2	3	4	5	6	7	8	9	10	11
	骨髄異形成症候群											○
	非ホジキンリンパ腫									○	○	
	Diffuse large B-cellリンパ腫		○									
	多発性骨髄腫									○		○
	Grawitz腫瘍					○	○					
転移性腫瘍	前立腺癌											○
	卵巣癌					○						
	乳癌					○	○				○	
	食道癌						○					
腫瘍類似疾患	MRH			○						○		
	FR			○						○		
	サルコイドーシス			○				○		○		
	色素性絨毛結節性滑膜炎						○					
感染症	一般細菌			○		○			○			
	結核菌		○				○		○			
	真菌			○			○					
	C型肝炎関連骨関節症		○	○		○						
外傷など	疲労骨折				○			○	○			
	血腫							○				
	骨折(若木骨折)			○								
	遠位橈尺関節脱臼			○								
その他の疾患	Charcot関節			○			○			○		
	恥骨融解			○								
	RSD										○	○
	リンパ浮腫			○							○	○
	小空洞症								○			○
	hypermobility症候群						○		○			
	透析性関節症			○								
	肺性肥厚性骨関節症											
	再発性多発性軟骨炎			○		○						○

おわりに

　七川歓次先生のご尊命中にこの本の企画は始まっている．中之島リウマチセミナーのX線クイズが第20回を超えた時点で，「リウマチ病　X線診断」の第2弾を発行しようという構想の基に招集がかかった．その後，種々のいきさつで結局，筆者単独での執筆となってしまい，発行が大幅に遅れ七川先生のお目にかけることができなかったことは残念ですが，本書の発刊をもってお許し頂きたく思います．

　資料の散逸，筆者のXP読解力の不足，生来の遅筆により発行が大幅に遅れたにも関わらず，辛抱強く支援し続けて頂いたロイ・コンの馬場久志様に深く感謝致します．また辛抱強くつきあって戴いた洋學社の吉田收一様にも感謝致します．

　この本が皆様のリウマチ診療の場で役立つことを切に願っています．

　最後に貴重なXPを提供して頂いた諸先生方，ならびに患者の皆様に改めてお礼申し上げます．

　XP提供および協力者各位（敬称略）
　七川歓次，小松原良雄，前田 晃，吉川秀樹，西林保朗，後藤 眞，後藤仁志，福田眞輔，武仲喜孝，西岡淳一，内田淳正，井上康二，真塚健夫，乾 健太郎，三木健司，下村英二，前川 徹，志水正敏，久保俊一，安井夏生，松峯昭彦，上好昭孝，八田和大，橋本 淳，圓尾宗司，寺本道雄，木村友厚，冨田哲也，牛山敏夫，松本圭司，児玉成人，阿部修治，上野征夫，辻本正記，行岡正雄，渡部昌平
　（リストに記載漏れがある場合は，申し訳ございません）

2017年12月30日
村田 紀和

村田流 リウマチ性疾患の読影法
―手，頚椎，腰椎，骨盤，足の XP から―

2017 年 12 月 30 日　初版第 1 刷発行

著　者	村田　紀和
発行者	吉田　收一
印刷所	株式会社シナノパブリッシングプレス
発行所	株式会社洋學社
	〒658-0032
	神戸市東灘区向洋町中 6 丁目 9 番地
	神戸ファッションマート 5 階 NE-10
	TEL　078-857-2326
	FAX　078-857-2327
	URL　http://www.yougakusha.co.jp

Printed in japan　　©MURATA norikazu, 2017

ISBN978-4-908296-09-3

・本書の複製権・翻訳権・上映権・譲渡権・公衆送信権（送信可能化権を含む）は株式会社洋學社が保有します．
・ JCOPY ＜(社)出版者著作権管理機構　委託出版物＞
本書の無断複製は著作権法上での例外を除き禁じられています．複製される場合には，その都度事前に(社)出版者著作出版権管理機構(電話 03-3513-6969, FAX 03-3513-6979, e-mail:info@jcopy.or.jp)の許諾を得て下さい．